U0320437

帝国黯然谢幕

1918—1919年大流感与英国

尼尔·约翰逊（Niall Johnson）著

阿德莱德·朱莹 (Adelaide Ying Zhu) 译

上海财经大学出版社

图书在版编目（CIP）数据

帝国黯然谢幕：1918—1919 年大流感与英国/（澳）尼尔·约翰逊（Niall Johnson）著；阿德莱德·朱莹（Adelaide Ying Zhu）译.—上海：上海财经大学出版社，2021.6

书名原文：Britain and the 1918—19 Influenza Pandemic：A dark epilogue

ISBN 978-7-5642-3712-7/F. 3712

Ⅰ.①帝…　Ⅱ.①尼…②阿…　Ⅲ.①流行性感冒-历史-英国　Ⅳ.①R511.7-095.61

中国版本图书馆 CIP 数据核字（2021）第 011196 号

☐ 责任编辑　邱　仿
☐ 书籍设计　苏子轩

帝国黯然谢幕

1918—1919 年大流感与英国

尼尔·约翰逊（Niall Johnson）　　　　著

阿德莱德·朱莹（Adelaide Ying Zhu）　译

上海财经大学出版社出版发行

（上海市中山北一路 369 号　邮编 200083）

网　　址:http://www.sufep.com

电子邮箱:webmaster @ sufep.com

全国新华书店经销

上海颛辉印刷厂有限公司印刷装订

2021 年 6 月第 1 版　2021 年 6 月第 1 次印刷

890mm×1240mm　1/32　12.5 印张(插页:2)　281 千字

定价:98.00 元

图字:09-2020-

Britain and the 1918—19

A Dark Ep

Niall Joh

ISBN：978041

2021 年中文版前言

1918 年与 2020 年

时隔百年,出现在 1918 年和 2020 年的两场疫情之间有许多相似之处。在这两次疫情中,一种高度传染性的新型病毒在全球传播,病例数和死亡人数都迅速增加。关于隔离的有效性的争论,关于口罩的使用的争论,一系列建议的治疗方法,从潜在的、有用的到危险的,以及由此带来的对日常生活的广泛改变,都是这两个事件的共同之处。然而,21 世纪的这场疫情并非 20 世纪那场疫情的重演,它有自己的发展轨迹。

我们正亲历的疫情给我们的生活带来的变化是如此广泛。虽然变化的实际性质因地而异,但许多相同的问题仍在辩论中,包括是否戴口罩,是否采取不同级别的隔离或不同人群的隔离,是否限制集会、公共交通和商业,是否关闭学校,等等。

目前,全球存在许多未确诊的急性呼吸道 II 型冠状病毒感染者患病和死亡病例,病例数和死亡人数可能被低估——正如 1918 年大流感的情况一样,我们可能永远无法真正全面地了解那场大流感。对于这两次疫情,总死亡人数很难确定。在本书中,我列出了是如何估计 1918 年大流感的死亡率在 5 000 万到 1 亿人之间,还列举了一些造成这种不准确的原因。同样,21 世纪的这场疫情的许多死亡病例很可能没被计入本次新冠死亡病例,为了获得最终统计数字,将需要使用"附加病死"参量法。这方面已经有人在做相应的工作。对这两次全球性的疫情的追根溯源可能需要不断地科学探究。

然而,2020 年开始的这场急性呼吸道 II 型冠状病毒疫情不是 1918 年开始的 H1N1 病毒流感大流行的重演。新病毒和它的基因组序列在疾病首次被发现的几周内就被鉴定出来了。仅在一年内,为研发疫苗所做的各种努力就初现成效——预防中度至严重疾病的疫苗研制成功。令人乐观的数据尽管表明第一代疫苗在某种程度上阻止了病毒的传播,但在撰写本文时,这一点仍未尽然,正如这些疫苗在未来应对新变异毒株的有效性是未知的一样。

这是一种新病毒,人类对其几乎没有或干脆没有免疫力,疫苗需要一段时间才能在全球范围内分发和接种。事实上,尽管识别致病病毒和开发大量有效疫苗的速度惊人,但疫苗生产、运送和接种的后勤工作是一项艰巨的任务。如果我们的防疫完全依赖需要冷链运输的疫苗,这项任务就绝对艰巨。据估计,可能需要数年的时间为希望接种疫苗的个体都接种上疫苗,与此同时,我们将面临更多对当前疫苗产生抗药性的变异毒株出现的风险。疫情大流行揭示了许多有关我们的社会以及我们如何生活的信息。这种冠状病毒会成为地方性疾病,并且成为我们必须要接受的东西吗?这种冠状病毒可能需要我们像对待流感一样,继续监控主要的病毒变种并调整疫苗吗?我们的生活会重新回到疫情之前的状态吗?抑或这将成为改变的原因或机会?是否对每个人都有好处?我们是有机会解决一些令人关注的问题,还是我们放弃这个机会,并有可能进一步加剧这些问题和不平等现象?

记录和分析以往的流行病(如 1918 年大流感疫情)如何在人类社会中传播及其直接和后续的影响,将有助于我们对未来的流行疫情做好准备,与病毒抗争,以及在疫情中生存。

尼尔·约翰逊

2006 年英文版前言

　　本书借鉴了包括医学、历史和地理在内的许多学科的研究方法和文献，并采用了多学科交叉的研究方法。作为一部历史著作，本书描述和呈现的是群像——一部大众的历史，而不是勾勒和凸显某一历史人物的一部个人传记。它是一部社会史，正如哈佛大学医学教授查尔斯·罗森伯格（Charles E. Rosenberg）所说，医学史的每一个方面都具有社会性（Rosenberg，1992：307）。

　　对流行病的研究常常集中在其罕见性、无规则性和戏剧性上。而社会和经济史学研究流行病对社会的影响，会贯穿历史地展示医疗因素的重要性以及该流行病对社会组织结构的影响。这种研究焦点的转移可以让人们对于疾病给社会带来的影响和改变做更深层次的思考。在此之前大流感疫情没有被社会或经济历史学家研究，很大程度上是因为人们认为疫情没有表现出这些社会层面的问题，它太容易广泛传播而通常不够致命（Rosenberg，1992：110－111）。鉴于这种疾病的"普通性"，历史学家通常对它视而不见，希望这本书与阿尔弗雷德·克罗斯拜（Affred Grosby）（Crosby，1989）、霍华德·菲利普斯（Howard Phillips）（Phillips，1990a）和杰弗瑞·雷斯（Geoffrey Rice）（Rice，1988）等人的作品，一样让人们对一种疾病所产生的社会问题引起重视。

　　本书既不属于纯粹的历史范畴也不属于纯粹的地理范畴，

随着对事件的展开,拓宽了多元的信息,跨越多重边界。哲学家米歇尔·福柯(Michel Foucault)(Foucault,1976)说:"对一种流行病的分析并不涉及对这种疾病的一般形式的认识,而是重新发现特定过程中某一特定的时间节点和空间上某一特定地点,以及作为一种流行病的历史特性,在处理时有必要利用一种复杂的观察方法。作为一种综合现象,要求从多视角观察;作为一个独特的过程,必须从其特殊性、偶然性和不可预测性对其加以描述。"本书正是以多视角,寻求对 1918—1919 年全球大流感复杂的历史和地理空间的细致入微和融会贯通的认识。

尼尔·约翰逊

致　谢

　　本书的诞生有赖于众多人的付出和贡献,这其中最突出的是我的博士课题研究指导老师——剑桥大学耶稣学院杰瑞·凯恩斯(Gerry Kearns)博士,本书源于我的博士论文,杰瑞广泛的知识丰富了本书的内容。

　　专门收藏历史与医学资料的维康图书馆(Wellcome Library)、公共记录办公室(现国家档案馆)、大英图书馆、澳大利亚国家档案馆、南非国家档案馆以及许多其他档案馆和图书馆的职员为我在撰写本书查找资料和研究过程中提供了无价的信息资源。剑桥大学、麦考瑞大学[Macquarie University,尤其是凯文·麦克拉肯(Kevin McCracken)博士]和多伦多大学等机构的工作人员为我提供了顺畅的多家学术机构资料查录渠道,确保了研究的顺利完成。

　　我同时感谢所有以各种不同方式为本书做出贡献的人,包括与我一同研究大流感的研究人员,我们充分地交换信息,畅谈观点;还有我的朋友和同事同样提供了令人感激的帮助,这里特别要提到特里斯坦·克莱顿(Tristan Clayton)、艾玛·西蒙(Emma Simone)、马克·拉塞尔(Mark Russell)博士和凯瑟琳·史密斯(C. A. Smith)。

尼尔·约翰逊

目　录

第一章

无名杀手悄然而至

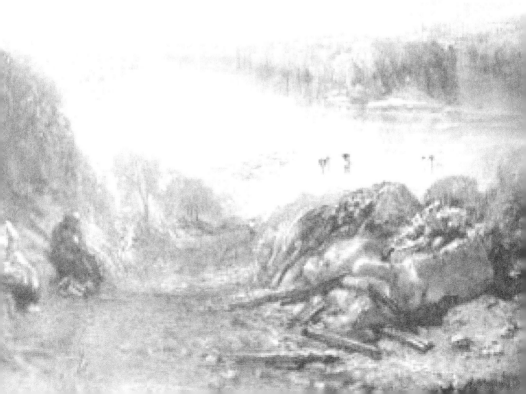

美国医学史专家、哈佛大学教授查尔斯·罗森伯格说:"没有什么人类危机比流行病更令人震惊、令人时刻关注的。"

流感,不是疾病的疾病——可能无碍,也可能致命……心肺症状只是流感的并发症;神经系统疾病则是后遗症。

患了流感,可治愈,还是可自愈?

　　自从希波克拉底(Hippocrates)最早描述流感样疾病以来,流感已经致数十亿人感染,并导致数百万人死亡。[1]其实作为一种高度传染性疾病,流感通常只会让人病上几天,并且病死率很低。然而,在大流行期间,它会遍及各个地方,导致大多数人感染,当流感"像山洪暴发一样"来袭时,高发病率则会导致死亡率大幅上升(Stöhr,2005:407)。在美国(Crosby,1993:807)和澳大利亚(AIHW,2004:45),与肺炎一样,流感仍然是十大死亡原因之一。在1918年这两种呼吸道感染通常被统计在一起,两者相互作用而且正是肺炎的并发症造成了数千万人的死亡。目前在英国,平均每年流感死亡人数大约在12 000人。在1999年的第一周,就有超过3 000英国人死于流感(BBC,1999g),医院不得不雇佣冷藏卡车作为临时停尸房(BBC,1999c),但并未被官方列入流行病。而1989—1990年的冬天,一场流感夺去了大约29 000名英国人的性命(Radford,1995),即使在非流行年份,流感每年也可能造成重大影响。如英国,因患流感而请假的病人每人每年平均约3个工作日,大约占因病缺勤的10%(BBC,1999d);在美国,平均每年约有36 000人死于流感,有20多万人住院(CDC,2004),经济损失达710亿至1 670亿美元(WHO,2003)。世卫组织估算,流感每年在全球造成"300万至500万严重疾病病例并导致25万至50万人死亡"(WHO,2003)。然而,所有这一切,都无法与一场大流感造成的损失相比。许多专家认为,人类经历一场大流感是不可避免的。事实上,在2005年初,英国政府清楚地认识到,大流感比恐怖主义更可怕,特别是在直接受影响的人数和对社会的破坏方面(Hall & Sample,2005)。

　　罗森伯格认为,"没有什么人类危机比流行病更令人震惊",

仅仅从黄热病、霍乱和鼠疫等疾病的流行就可见一斑。这种流行病的规模如此之大,性质如此可怕,以至于"大多数医生和历史学家倾向于把它们视为某种异类,某种人类社会之外的东西,与之抗争"(Rosenberg,1992:110)。流感是一种我们非常熟悉的疾病,很少被认为对健康构成主要威胁,更不会被认为是致命的威胁。本书分析了1918—1919年的全球大流感,展示了这场人类历史上最大规模的流行性疾病是如何暴发的,并预警流感对人类仍然是一个威胁。本书描述英国在那场大流感的经历,而鉴于其全球流行性,因此对全球的流行给出必要的细节上的陈述,在强调普遍性的同时,对英国和其他地方的经历做了比较;并对1918年那场大流感的经历中的相似性和预兆加以讨论,以及它们在未来流感大流行中如何发挥作用,这种思考不是区域性的,而是囊括了时间和空间维度的考量,对未来提供有价值的借鉴。[2]

1918—1919年的大流感使英国发生了深刻变化,特别是英国在世界上的地位。当时大英帝国势力达到顶峰,成为全球超级大国,同时也出现了分裂的迹象。例如,经历了漫长残酷的南非战争后,南非以失败告终。[3]在第一次世界大战中,在节节败退的情况下,英国取得了一场空洞而昂贵的胜利。[4]英国国内的政治和社会秩序也发生了很大变化,劳埃德·乔治(Lloyd George)政府的改革,使国家这一机制在英国人的生活中发挥更大的作用。[5]而一个国家从一种自由放任的制度到一个更强调实行干涉主义的制度,这种变化绝不是一个平稳的过渡,在20世纪后期,其作为一个福利国家也根本没有做到位。当时国家卫生部并不存在,公共卫生在很大程度上是地方当局及其卫生部的职责。地方政府委员会作为国家政府的公共卫生机构,不过是一个咨询机构,并不是提供服务的机构。随后1918年大流感带来了不同寻常的冲击。

杀手"芳名"——流感

人类对流感的认识有几个世纪之久,而在对疾病的分类中,对流感的分类基本上没有改变。这表明,人类对于一种疾病的性质和症状早就认识到了,但是对那一始终存在的致病有机体,即流感病毒,却是直到1933年才被破解(Smith *et al.*,1993)。流感具有普遍性,所有的年龄不分男女都容易患上这种疾病。在流感流行期间,15%~40%未接种疫苗的人会受到感染,而在流感大流行的情况下,这个数字会显著升高。流感是一种"似是而非"的疾病:普遍的情况是患病的后果不重,纠缠不清但又无大碍,然而,它也会成为一种致命的疾病(Riordan,1986:Ⅲ)。流感通常通过飞沫在人际传播。这些呼吸道分泌物飞沫被感染者呼出,被另一个人吸入。飞沫的大小不一,其中最小的飞沫悬浮在空气中长达一小时之久。病毒脱落量、人员的邻近性、空间的拥挤程度和环境条件等因素都会影响病毒传播的效率。此外,一些患病者可能是超级传播者,传播大量含有飞沫的病毒。

症状与确诊

流感的诸多症状相对容易确定,但因为其中许多症状与其他疾病包括普通感冒相似,这也使诊断变得困难。但是流感到底是什么?我们每个人都有自己的认识理解,都曾在某个阶段患过这种病。这种疾病的临床描述是什么呢? 在不复杂的流感中,最初的症状出现在感染后 2～4 天,症状包括头痛、寒颤和干咳,并伴有突然发热。在成人中,经常会出现四肢肌肉和背部的不适——酸痛感。可能出现鼻腔刺激,有分泌物,也可能出现失眠和头晕。有些病人在经历 24 小时后,症状会迅速消失。但对另一些人来说,这种疾病的病程可能会延长,高热持续 5 天之久,并伴有虚弱和/或断断续续的咳嗽。在某些情况下,持续的虚弱或精神抑郁可能需要更长的康复期。在流感的临床特征中,体温 38℃ ～ 40℃,这是流感与普通感冒最典型的区别(Schild,1977:350-351)。因此,流感是一种突发的急性呼吸道感染,以高热、突然发冷、肌肉疼痛、干咳和虚弱为特征,还可能伴有腹泻、胃肠道疼痛、头痛、喉咙痛、鼻子出血和血压下降。

儿童、老人、体弱者以及心血管或呼吸系统受损的人最容易受到大流感的袭击。幼儿不仅最有可能受到流感的攻击,而且也更有可能死亡。青少年和青年的发病率也很高,但因严重或复杂流感而住院的比率最低,在 5～24 岁的人群中,住院率为0.6‰(Cate,1987:16)。两端年龄(即最小和最大)是住院率最高的年龄,在流感流行期间流感而导致的死亡往往也遵循住院率的模式,即两端年龄组最高(Cate,1987:16)。然而,1918—1919 年大流感的情况则有所不同,本书稍后会有详细呈现。

并发症与后遗症

流感本身可能造成严重的健康问题。它总是伴有并发症,而且并发症和后遗症是决定发病率和死亡率的重要因素。世卫组织在 1999 年曾指出,"与流感相关的死亡率的很大一部分可能是由后遗症和并发症引起的,即使并发症发生率不高,我们也会看到住院率的增加,而且往往是死亡率的增加(WHO,1999d：34)。"此外,当忽视这些并发症和后遗症的规模时,1918 年大流感的影响就被低估了。这些并发症通常涉及下呼吸道系统(如支气管炎、毛细支气管炎和流感性肺炎或其他继发性细菌、混合病毒—细菌或病毒感染)、心血管系统(慢性病恶化)和神经系统。自 1918 年大流感以来,人类对人体的健康状况与流感有关的认识有了极大的提高。

流感的并发症或后遗症主要表现在心肺疾病和其他呼吸系统疾病,如支气管炎、肺炎和肺结核,以及神经系统疾病,如精神分裂症、昏睡性脑炎(又称流行性甲型脑炎)和帕金森综合征。心肺症状往往暗示了流感的严重性和恶化的过程与程度,而神经系统疾病往往是流感的后遗症。不应忽视这两种情况的危险性——某些明确存在有潜在健康问题的病人,感染流感后致病的严重性和致命性往往非常高。虽然这些情况并不会增加感染的风险,但是一旦感染,则会加重病情(Kilbourne,1987：159)。

潜在的心血管疾病可导致流感病人出现严重的肺部症状。这类病人患上肺炎,情况会更可怕,研究表明,这类病例的病死率很高,额外的压力似乎会引发已经受损的心脏衰竭(Kilbourne,1987：162－163)。不过,原本有心脏疾患的人在急性流感期间出现的心电图读数的变化被视为潜在心脏疾病恶化的表现,而不是心肌受到流感病毒直接累及的结果(WHO,1999d：35－36)。心肌炎和心包炎,有时被认为是流感并发症,也可能导致死亡。英国国家事务登记总干事档案记录里显示,1920 年英国某些类型的心脏病的增加与大流感有关,实际上,这一类病患的大量死亡是大流感造成的(Registrar-General,1920：3)。

病患一系列肺部或其他呼吸系统疾病可引起并发症并增加

死亡风险,可能包括感染性和非感染性并发症或疾病,如哮吼[6]、肺炎和任何慢性阻塞性肺疾病(如哮喘、慢性支气管炎和囊性纤维化)不同程度的加重,其中肺炎是最大的威胁。在不同类型的肺炎中,有三种类型与流感有关:细菌性肺炎,病毒性和细菌性肺炎合并,以及纯病毒性肺炎(WHO,1999d:34-35)。著名病毒学家埃德温·基尔伯恩(Edwin Kilbourne)认为已有的慢性支气管及肺部疾病与已有的心脏疾病一样,可导致流感加重或病情复杂,并可能进一步导致肺功能不全或阻碍,包括"慢性支气管炎、支气管扩张、肺纤维化、哮喘、肺气肿或支气管和肺的肿瘤疾病"。对儿童来说,哮喘是一个特别值得关注的问题,增加住院治疗的高危因素(Kilbourne,1987:164)。所有这些肺部或呼吸道疾病都可能加重流感发作。

在1918—1919年大流感的致命病例中出现了大量的肺炎并发症。诸多的病例记载显示,受到大流感袭击的病患在肺炎晚期的并发症中无一例外地出现了可怕的紫绀临床特征(Abrahams *et al.*,1917,1919;Cummins,1919;Frost,1919;Hammond *et al.*,1917;Levinthal *et al.*,1921;Lister & Taylor,1919;MacPherson *et al.*,1920;Ministry of Health,1920c;Opie *et al.*,1921;Royal Society of Medicine,1918:67-70)。[7]肺炎并发症在大流感总死亡率中占相当大的比例。弗朗·麦克法兰·伯内特(F. MacFarlane Burnet)和艾伦·克拉克(Ellen Clark)在1942年的回顾性报告中指出,在秋季流感大流行期间,80%的病人仍然忍受着"典型的3至5天无并发症的流感。唯一不寻常的特征是最初经常发生鼻出血"。另外,20%的病人会出现肺炎并发症,这部分病人的病死率高达40%~50%,除了紫绀外,肺炎的症状与疾病的严重程度无关,体征无规律可循,而且通常与病人的病情关系不大,严重病例最明显的特征是呼吸急促和出现紫绀,几乎没有主诉的痛苦,虽然有些人表现出谵妄和昏迷,但大多数人在死亡前的一小时内是完全清醒的(Burnet & Clark,1942:88 引自 Ministry of Health,1920c)。

但是,心血管和肺部出现病灶往往是流感的并发症,从而加重病情,与流感相关的神经系统状况的改变往往是后遗症和病灶所致,患了流感会诱发这些后遗症和病灶,导致病情恶化。许多神经系统疾病甚至中枢神经系统疾病的病情加重或以其他方式来表现都与流感相关,如虚弱、抑郁、躁狂、横贯性脊髓炎、昏睡性脑炎、帕金森综合征、阿尔茨海默病和精神分裂症(Kilbourne,1987:171 - 177;Ravenholt,1993;WHO,1999d:36)。虽然其中的机制不明,但是人们已经注意到以上这些病状与大流感的关联,并且有相当长的时间了。一名对 1918—1919 年大流感后遗症观察的专业人士回忆说,流感使已经存在的神经官能症恶化,病患成了精神病人,这些人有时会偷窃、酗酒,失去原有的道德准则。流感后的抑郁、倦怠、昏睡、木僵、歇斯底里性昏迷、精神病、抑郁、嗜睡、心不在焉、沮丧、神经炎、神经衰弱、崩溃失控是 19 世纪 90 年代流感后遗症的普遍现象(Smith,1995:71)。[8]其他地方也有类似的观察。例如,霍华德·菲利普斯(Horrard Phillips)描述:

这些后流感虚弱无力的病例一点都不罕见,而复原往往是缓慢而且不平衡的。活力受损、气喘吁吁、心悸、暂时性健忘、失聪、失明或秃头、贫血、流感忧郁症和几例自杀都被认为是流感继发抑郁症导致的,还有一些病例留下了永久性损伤,如耳聋、肺功能虚弱、心脏问题和对其他疾病的易感,如肺结核、结核、震颤性麻痹、肾炎、脑膜炎和昏睡性脑炎(Phillips,1990a:189-191)。

与流感有关的一组神经系统疾病属于精神分裂症。病毒学、行为学、流行病学和神经病理学证据表明：流感，特别是在流行中，可能具有神经毒性，除了狂躁、流行性脑炎、情感性精神病和帕金森病外，还可诱发临床精神分裂症（Maurizi，1984，1985；Menninger，1994）[9]。

医生查尔斯·莫利齐（Charles Maurizi）提供了与流感相关的神经障碍的第一手资料——一次严重的 B 型流感感染使他患上了病毒性脑病，患病后他无法完成抽象思维，难以判断时间，并有强烈的焦虑，发热约两星期，思维和行为才恢复正常，整个人才开始恢复。虽然如此，但他实际上得了"一种狂躁的精神病——伴有洋洋得意、极度活跃、判断力差、妄想症和睡眠需求减少"。经过 4 个月的碳酸锂治疗，他似乎恢复了健康，然而，停止治疗 4 周后，躁狂复发，重新恢复锂盐治疗后才有所缓解（Maurizi，1984：163）。莫利齐将自己的病情和治疗与 1917 年在欧洲服役的一名澳大利亚士兵进行了比较，这名士兵被诊断患有脑脊炎。多方资料表明，脑脊炎与流感有关，但是在大流感暴发时几乎没有确凿的证据（Hamer，1918：2；Ministry of Health，1920c；Royal Society of Medicine，1918：6－7；PRO，MH：55 57）。这名士兵是第一个在轻度脑脊炎和脑炎后接受锂盐治疗的病人。莫利齐怀疑这名士兵感染了一种神经性流感病毒，即使这不能百分之百肯定，但是很有可能。据报道，这名士兵忍受了 30 多年的躁狂发作，包括在接受锂盐治疗前 5 年的慢性躁狂。与莫利齐的经历相似，锂盐治疗似乎在一定程度上对他有帮助，但是这名士兵后来死于锂中毒（Maurizi，1984：166）。

流感对中枢神经系统的破坏不一定仅限于那些已经出生的人。有观点认为，流感可能导致罹患流感的孕妇所生的婴儿患有某些先天畸形。流感病毒被认为是导致孕产妇发病和新生儿先天性异常的原因之一,特别是中枢神经系统的病状(MacKenzie & Houghton,1974;Mattock *et al*.,1988)。吉里安·伊丽莎白·格雷汉姆(GillIam Elizabeth Graham)试图确定大量在冬末或早春出生的精神分裂症病人可能与母亲怀孕期间暴露于流感病毒环境相关,特别是在怀孕的后三个月,这种暴露可能会使病毒或病毒抗体传播给正在发育的胎儿,导致细微的脑损伤,随后表现为精神分裂症(Graham,1996)。然而这项研究的结论多有矛盾之处。

另一种中枢神经系统并发症虽然很少见,但可能非常严重,是雷氏综合征(Reye's syndrome)。雷氏综合征往往发生在病毒感染之后,通常是 B 型流感感染,而且几乎只在儿童中发生,特别是在使用水杨酸盐(阿司匹林等)的病患中。感染后 4 至 7 天出现的症状包括行为改变、恶心和反复呕吐。行为改变可以从嗜睡到迷失方向、易怒、具有攻击性到昏迷。这是一种相对罕见的病状(每年 B 型流感感染率为 $0.3‰$~$0.6‰$;A 型流感感染率为 $0.025‰$~$0.043‰$)(Kilbourne,1987:176-178;Ravenholt,1993:771)[10]。

一种不同寻常的神经系统疾病被证明可能与流感有关,即格林巴利综合征(Guillain-Barré syndrome)[11]。这一关联在1976 年美国猪流感恐慌期间非常明显。当时人们担心,从一名阵亡士兵身上分离出来的猪流感可能会导致大规模的流行病。美国政府发动了一场全国性的疫苗接种行动。在研发疫苗花费了数千万美元之后,这项行动停止了:大量地生产疫苗(并非没有问题),并将这种疫苗接种给数以百万的美国人,结果流感的大流行没有发生,反而出现了一些大量的格林巴利综合征病例,即瘫痪和偶发致命性错乱（Crosby，1993：711）。这一事件严重损害了美国疾病控制与预防中心的声誉，并促使其对艾滋病毒/艾滋病采取谨慎的应对措施。

目前为止，所讨论的与流感相关或有某种可能联系的病状和疾病绝没有构成一份完整详细的清单。事实上，几乎所有与中枢神经系统疾病相关的病状以及许多心血管和肺部疾病都可能与流感感染有关。其中一些可能因流感而恶化或加重，而另一些则可能使得病患的感染更为严重，或与流感相结合对身体造成更大的压力。与流感有关的其他疾病还有肌组织病变、肾组织病变或肾炎（Collier，1974；Crosby，1989；Kilbourne，1987：168－171；Mamelund，1998b；Phillips，1990a），而糖尿病通常被认为是面对流感病毒时最具风险的一种疾病，其实在各种传染病中糖尿病都如此（Kilbourne，1987：164）。

在1918—1919年大流感期间以及随后几年中，出现了与流感有关的一些疾病和病状，特别是嗜睡性脑炎和细菌性肺炎。大流感期间，最重要的相关或复杂的病状是肺炎并发症。正是这些因素造成了大流感超高的死亡率。肺炎并发症导致了广泛的、通常是悲剧性的紫绀症状，这是1918年大流感的一个最普遍存在的特征。

为了对1918—1919年大流感的全球死亡率得出更准确的数据，有必要调查由这些并发症和继发原因造成的病死率，特别是大流感期间记录的超高死亡率，以及紧随其后的在某些病状下的死亡。这需要核查死亡率的升降，也需要区分死亡率的年龄分布，如年轻成人组死亡率的增加是一个有用的指标，这一组数据是与大流感直接有关的。死亡率修正过程中的一个例子显示，如果将昏睡性脑炎的死亡计算在内，那么另有50万例的死亡可能要归因于大流感(Patterson & Pyle,1991:20)。

自愈与治愈

尽管人类对付流感有数百年的经历,但是在现有的医药储备中仍然缺乏真正长效的药物和治疗方法。世卫组织协调各国启动一项流感全球监测规划,该规划监测在任何给定的时间里传播的流感毒株,部分观察内容是检测新毒株的最初迹象,一些新毒株可能导致疾病的流行或全球性的大流感(WHO,1999b,1999e,1999f,2003)。该规划的另一个主要作用是促进南北半球流感季节流感疫苗的研发(WHO,1999g),希冀每一季的疫苗可用于对抗多种流感病毒。

绝大多数治疗流感的药物都是用于缓解局部症状,如发热、咳嗽、鼻塞或腹泻、肌痛和神经痛。抗生素可用来攻击细菌,但对流感没有效果,尽管它们可以用来治疗并发症(如在 1918 年大流感中导致许多人死亡的肺炎并发症)。然而,有一些药物确实对病毒本身有效,但这些抗病毒药物并没有被广泛使用,也不是作为预防措施的疫苗的替代品,疫苗被认为是更有用和性价比更高的方法(Hayden,2001)。目前有四种抗病毒药物:金刚烷胺(amantadine)、金刚乙胺(rimantadine)、扎那米韦(zanamivir)和奥司他韦(oseltamivir)。这些药物通过阻止流感病毒的复制而发挥作用,它们的药代动力学、副作用、目标年龄组、剂量、服用方式和成本各不相同。如果在感染前或早期服用这些抗病毒药物,可以帮助预防感染,并可将症状持续时间缩短一至两天。

几年来,治疗流感的唯一抗病毒药物是金刚烷胺和金刚乙胺。相对廉价的这些药物只是对 A 型流感有效,而且有严重的副作用。例如金刚烷胺可引起头晕、头痛、失眠(Dillner,1995)以及严重的神经系统副作用,尤其是对那些肾功能下降的人群,包括一般健康老年人(WHO,1999d:53)。研究表明金刚烷胺和金刚乙胺对未来任何大流行的病毒毒株都有一定的疗效(Oxford & Al-Jabri,1996)。然而,要求人群在整个暴露期间都要使用它们,这比单次接种的疫苗要麻烦得多。此外,这些药物的局限性也可归因于利用不足、病毒耐药性以及对 B 型流感病毒缺乏效力等因素(Calfee & Hayden,1998)。

一种新型的抗病毒药物——神经氨酸苷酶抑制剂已经研发出来(这种药通过阻止病毒从细胞中释放出来而起作用)。这些药物,扎那米韦和奥司他韦[商业上称为乐感清(Relenza)和达菲(Tamiflu)],显示了具有较小副作用(尽管扎那米韦可能加剧哮喘或其他肺部慢性疾病)和较低的病毒耐药率(BBC,1999a,1999b,1999c,1999g;Elliott,2001;Roberts,2001;WHO,2003)。这两种药物可以明显地降低成人中自然发生的非复杂流感的严重性和持续时间(Calfee & Hayden,1998)。然而,这些药物相对昂贵,目前在许多国家无法使用。万一有大流感暴发,这些抗病毒药物的储备是否能跟得上,费用也是一个考虑因素(Barnett,2001)。

流感疫苗研究进展迅速(Monto,2005;Stöhr,2005;Wood,2001)。成功研制出一种流感疫苗,特别是对多种病毒毒株有效的疫苗,回报将是巨大的。成功地生产一种能产生广泛免疫的疫苗将对减少流感造成的发病率和死亡率大有神益。正如帕特里西亚·芮奥登(Patricia Riordan)指出的,即使是一种适度成功的疫苗也是有益的,流感的发生在大部分人口没有免疫或只有低水平免疫抵抗入侵的病毒时，接种一定比例的人群可能产生一种群体免疫效应（Riordan，1986：28），从而使病毒更难找到易感个体来繁殖。

源起——病毒

那么，是什么导致了这种痛苦呢？病毒是什么样子的？自从 1933 年发现这种生物体以来（Smith *et al.*，1933），多年来对其广泛密集的研究揭示这是一种直径约为 75 纳米到 100 纳米的"球形正粘病毒"。

流感不是一种单一的疾病。相反，有三种主要类型的流感病毒，依据它们的分离和定义的时间顺序，按字母顺序命名为 A型流感、B 型流感和 C 型流感（Kilbourne，1987：26）。在这些类型中有几十种已知的毒株。我们主要关注的是 A 型流感病毒的各种表现形式，因为这是最重要、最值得琢磨、目前为止人类知道的唯一导致严重流行病的病毒，也是唯一自然发生在动物身上的病毒（Beveridge，1977：9）；A 型流感病毒可以感染猪、马、海豹、鲸鱼、鸟类以及人类。B 型病毒被认为是一种人类特有的病毒，主要在学龄儿童中引发疾病（Beveridge，1977；Stuart-Harris *et al.*，1985）。B 型流感的影响不像 A 型那样广泛，但它可以造成严重的公共卫生问题，因此，流感疫苗常常用来对付最常见的 B 型毒株和最可能的 A 型毒株。C 型流感属于一个不同的属，被认为是一种人类特有的病毒，但后来在中国从猪身上分离出来（Stuart-Harris *et al.*，1985）。然而，C 型病毒相对少见，不会导致流行。流感病毒具有许多重要的结构性特征，这些特征对流感的流行和全球大流行具有重要意义，其中包括病毒的遗传物质——核糖核酸,即 RNA 作为 8 个独立的片段出现。其他重要的结构特征是表面投影或棘突。这些棘突是一种抗原糖蛋白,具有血凝素活性或神经氨酸苷酶活性。

血凝素棘突,缩写为 H 或 HA,横断面大致呈三角形,从脂质膜延伸约 12 纳米。这个棘突负责将病毒与红细胞和宿主细胞结合。在与红细胞结合时,它使红细胞凝集,因此得名血凝素。这种对宿主细胞的附着促进了病毒进入宿主细胞(Nicholson et al.,2003)。个体被感染后,形成对血凝素棘突的抗体,防止再次感染同一株流感病毒,这就是免疫系统"认识"特定的病毒株,从而能够在个体再次受到相同或非常相似的病毒株攻击时实施防御的机制。

第二种类型的棘突是神经氨酸苷酶棘突,通常缩写为 N 或 NA,形状有点像一个蘑菇(Stuart-Harris et al.,1985:9)。这种棘突是一种酶,后者从糖蛋白和脂蛋白中切割末端的水杨酸残基(Pyle,1986:4),从而加速病毒从一个细胞到另一个细胞的扩散,并且从感染的细胞释放子代病毒,解锁细胞,使感染不断发展。最近的抗病毒药物的设计就是为了阻断细胞的这种出口。个体被感染后,针对神经氨酸苷酶的抗体还会形成。

血凝素棘突和神经氨酸苷酶棘突非常易变,它们的抗体可以区分不同的流感病毒。当这些棘突改变时,人体免疫系统可能无法识别病毒,因此无法立即成功地攻击它。当棘突的改变很大时,病毒能够逃避大多数人的免疫防御,疾病的流行和更大范围的流感就会发生。当病毒的 RNA 发生变化时,棘突也会发生变化。在动物病毒中,将 RNA 分成 8 个单链片段是不常见的。这种分割对病毒变异为无数种类型、亚型和变异有重大影响,因为:

这种 RNA 的分割意味着,在与不同的 A 型流感病毒株混合感染时,很容易发生基因重组或重新归类。RNA 片段的重组可能是解释流感病毒主要抗原变异的关键(Kaplan & Webster,1977:91)。

表面抗原(血凝素和神经氨酸苷酶),用来识别和命名不同的亚型流感。迄今为止,已经鉴定出 15 种形式的血凝素和 9 种形式的神经氨酸苷酶,但通常只有 3 种血凝素和 2 种神经氨酸苷酶亚型与人类感染有关(表 1.1)。每个亚型都可能有各种毒株。流感病毒的命名以流感病毒类型、首次分离的地点、分离数量和分离年份的方式来表示。例如 A/Puerto Rico/8/34 表示有一种 A 型流感病毒首次分离鉴定于波多黎各,获得 8 个毒株,分离年份为 1934 年。另有例子来自世卫组织对 1999 年南半球一个特定疫苗的研发过程,包括对抗三种不同的流感毒株,两个 A 型和一个 B 型流感,两个 A 型流感毒株有不同亚型:A/Sydney/5/97(H3N2 亚型),即一种 A 型流感病毒首次分离于悉尼,获得 5 个毒株,分离年份为 1997 年;A/Beijing/262/95(H1N1 型),即 A 型流感病毒首次分离于北京,获得 262 个毒株,分离年份为 1995 年和 B/Beijing/184/93-likevirus,即类似于 B 型流感病毒首次分离于北京,获得 184 个毒株,分离年份为 1993 年(WHO,1999g)。

表 1.1　病毒棘突中血凝素和神经氨酸苷酶的几种亚型

血凝素的亚型和宿主		神经氨酸苷酶的亚型和宿主	
H1	人、猪、禽类	N1	人、猪、禽类
H2	人、禽类	N2	人、猪、禽类
H3	人、马、猪、禽类	N3	禽类

续表

血凝素的亚型和宿主		神经氨酸苷酶的亚型和宿主	
H4	禽类	N4	禽类
H5	禽类	N5	禽类
H6	禽类	N6	禽类
H7	马、禽类	N7	马、禽类
H8	禽类	N8	马、禽类
H9	禽类	N9	禽类
H10	禽类		
H11	禽类		
H12	禽类		
H13	禽类		
H14	禽类		
H15	禽类		

资料来源:Nicholson *et al.*,2003:1734。

下一章将探讨人类与流感这种疾病的长期关系,包括流感的发现、流感的流行和重大疫情是如何产生的。接下来是考察其起源和流行程度(第三章),遏制流行和对个体治疗所需要的人力成本,特别是对那种引发超高死亡率的流感(第四章),全球大流感所造成的影响与应对措施,包括实施强制检疫、隔离以及公共卫生当局和医学界的应对措施(第五章),第六章描述了对这次大流感响应的诸多文化层面的表象和变化,第七章则是对其所引发的长效影响的思考。最后一章则放眼未来,考虑未来大流感的可能性和危险。

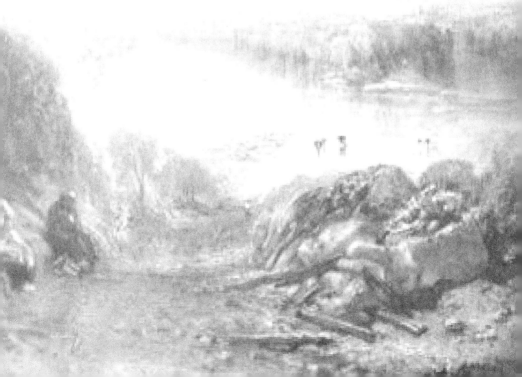

第二章

流感的故事:
一部长期困扰折磨人类的历史

1931 年、1933 年，流感研究史上里程碑的两年——分离鉴定出猪流感病毒、人类流感病毒。

对流感研究一个功不可没的学术圣地——伦敦北部磨坊山上的英国国家医学研究所。

往事并不如烟，美国——不堪回首的 1976 年。

传统中，英国流感监测协会规定每 10 万人中如有 400 例病患，此病即构成流行，即 4‰的发病率用来衡量是否发生疫情。

虽然流感和流感样的疾病在人类的整个医药史中都有发生，但是很少有详细的历史记录。例如，1972 年弗雷德里科·卡莱特（Frederick Cartwright）关于疾病及其在人类历史上的作用的讨论中没有提到流感，而威廉·麦尼尔（William McNeill）于 1977 年的研究只是承认了 1918—1919 年流感大流行以及未来流行病的可能性。最近，彼得·鲍迪温（Peter Baldwin）考察了瑞典、德国、法国和英国这些国家在对 1830 年到 1930 年的一百年时间里应对传染病不同的公共卫生方法，当要求评估其成功地避免了当时最严重的一种传染病暴发的公共卫生的管理方法时，这些国家都把重点放在霍乱、天花和梅毒等疾病上（Balwin，1999）。卡莱特在他早期的著作中可能忽略了流感，但在后来的著作（Cartwright，1983）中更正了这一点，他将 1918—1919 年大流感与公元 540 年的查士丁尼瘟疫和 14 世纪的黑死病[1]一起列为历史上最严重的三次流行病。肯尼斯·凯普（Kenneth Kiple）对疾病历史以生动丰富的绘图总结了每一次流行的要点（Kiple，1997）。凯普认识到 6 世纪和 14 世纪瘟疫的明显相似之处，将早期的事件定义为"查士丁尼瘟疫：黑死病的早期教训"，并根据两个阶段各个同期的观察，总结死亡人数为 1 亿人（Kiple，1997：29）。

14 世纪鼠疫再次暴发，在 1348 年达到顶峰，并持续了几代。14 世纪下半叶，鼠疫横扫地中海地区的大小城镇至少四次，并且在接下来的三个世纪在欧洲的每一代人中都有规模不等的暴发（Kiple，1997：60）。这些暴发往往造成很高的死亡率，最高达 60%。凯普认为黑死病杀死了多达 20% 的欧亚人口，在疫情最严重的时候，死亡人数和速度难以想象，飙升的死亡率使得正常像样的埋葬仪式都难以实现（Kiple，1997：61）。1918—1919 年的大流感期间,世界许多地方再次出现了不能举行正常埋葬仪式的情况,大流感以排山倒海的速度在人群中蔓延。

凯普还称,14世纪的瘟疫大流行在改变人类对疾病的认识上起了重要作用,瘟疫从被视为上帝意志的表达,转变为以人体及其缺陷为基础的观念。在这次瘟疫大流行之前:

> 大瘟疫被认为是彰显上帝的意愿……对其发生的时间、意义或其他细节的理解集中在神灵和天国起源。但是大流感改变了这一切。从那时起……人们的注意力越来越多地转向个体的体质、区域和受害者。(Kiple,1997:60)

凯普认为,这三次疾病的大流行中每一次都可能导致多达1亿人死亡。这在某种程度上要高于普遍认为的1918—1919年大流感期间的死亡率。因此,这三次瘟疫在总死亡率方面可以合理地联系起来。其实就死亡人口比例而言,流感的威胁较小。然而,这种疾病在人类中传播的速度远远快于另外两种疾病;凯普估计,在前两次的疫情中,估计各有1亿人死亡,但每次疫情的时间跨度为几十年,而大流感在1918—1920年不到两年的时间里造成了同样的死亡人数。

尽管把现代标签贴到历史的流行病暴发上存在概念上相当大的困难,如从显示相似症状的多种疾病的暴发中区分出流感,以及“流感”这一术语本身的使用,但是对人类疾病历史的纵览已经让人们认识到流感的高死亡率与流感在疾病中的地位。这不仅是因为流感在过去已经造成并且现在也有可能造成大规模的痛苦和死亡,也是由于这种疾病持续了几千年。

病毒不畏庙堂之高,女王也难以幸免

尽管苏格兰女王玛丽戏称流感为她的“新相识”,但是流感被认为是一种疾病已有很长一段时间。通常认为希波克拉底或古罗马历史学家李维(Levy)对流感(或流感样疾病)进行了最早的描述(Beveridge,1977:25;Gallagher,1969;Kaplan & Webster,1977;WHO,1999d:38)。例如,世卫组织援引奥古斯塔·赫希(August Hirsch)于1883年的研究成果——早在公元前412年,希波克拉底就对流感样疾病进行了详细的描述,而流感样疾病的暴发在人类历史上是自公元1173年开始明确列出的(WHO,1999d:38)。表2.1是赫希对在人类有记录的历史中流感暴发传播的地区和时长的归纳。

表 2.1　1173—1977 年人类所经历的主要区域性流感和全球大流感

年份	地域
1173	意大利、德国、英国
1387	意大利、法国、德国
1510	全欧洲
1557	全欧洲
1580	东半球广泛扩散,非洲和欧洲
1593	全球广泛扩散
1693	大英帝国广泛扩散,法国北部,荷兰
1709	在意大利、法国、比利时、德国和丹麦广泛扩散
1729—1930	欧洲、全球
1732—1933	全球广泛扩散
1742—1943	欧洲
1757—1958	北美广泛扩散,欧洲一部分区域
1761—1962	北美和西印度洋,以及西欧广泛扩散
1767	北美和欧洲大面积广泛扩散

续表

年份	地域
1775—1776	欧洲和亚洲
1781—1782	全球大流行
1788—1790	西半球广泛扩散
1800—1802	中国、欧洲、巴西
1815—1816	全北美
1826	西半球广泛大范围扩散
1830—1833	东西半球广泛扩散,全球大流行
1836—1837	东半球大面积扩散,欧洲、非洲,全球大流行
1847—1848	广泛扩散于东半球、欧洲、美洲,全球大流行
1850—1851	东西半球广泛扩散
1857—1858	东西半球大面积扩散
1873—1875	东西半球大面积广泛扩散
1889—1892	俄罗斯大流感,全球扩散
1918—1919	西班牙大流感,全球扩散
1946	全球大流感
1957	亚洲大流感,全球扩散:这是对流感这一疾病的探究在进入病毒学研究后第一次无争议的全球大流感
1968—1970	中国香港大流感,全球扩散
1977	全球大流感

资料来源:Beveridge,1977;Garrett,1996;Hirsch,1883;Kilbourne,1977;Patterson,1986。

赫希是一位德国内科医生、医学历史学家和医学地理学家,在19世纪晚期开始著书,他认识到流感的重要性,在其三卷本著作《历史地理病理学》(*Hiroh*,1883:6—54)中流感是他描述的第一类疾病。英国医生兼作家(其主要写作领域在医学、心理学和社会学方面)——弗朗西斯·克鲁辛克(Francis Crookshank[2])曾指出赫希对人类今天对流感的认识起了一个误导——按照赫希的观点:

流感是一个特定的疾病,在起源和传播上不受天气影响,同样也不受气候、大地和宇宙条件的影响,而是像霍乱、伤寒、天花等这类具有特异性的传染疾病在任何时候、任何地方在其形成和发展过程中具有一致性,而其他传染病不具有这种一致性。赫希又进一步提出了一个统一的特异的原因,但是流感的起源和性质仍然模糊不清(Crookshank,1922:52)。

当克鲁辛克在20世纪20年代写下以上那段话时,流感的起源仍然很模糊,这也许可以解释为什么克鲁辛克对赫希嗤之以鼻,而赫希的观点后来被证明比克鲁辛克所认为的更准确。事实上,赫希比克鲁辛克说得更深入,因为关于流感他认识到以下真理:

流感在空间和时间上广泛传播和流行,这种疾病的历史可以追溯到人类有任何流行病学记录的最遥远的时期,而其地理分布是整个地球只要有人栖居的地方。(Hirsch,1883:7)

在急性感染性疾病中流感占有特殊的地位;在急性感染性疾病中还没有其他的疾病表现出像大流感这样明显的全球性特征。(Hirsch,1883:18)

种族差异与流感的分布没有相关性。(Hirsch,1883:29)

流感折磨人类几个世纪,特别密集地发生在19世纪,流感成为世界上大多数国家的流行病,经常形成流行和全球大流行。这一说法扩展了克罗斯拜的论点,即流感是存在于大型社区的全人类的疾病(Zhdanov et al.,1958;Crosby,1997:148)。

赫希的列表可以追溯到公元前393年、公元前43年、公元

591—592年、公元837年、公元876年、公元889年和公元932年，以及公元1307年、1529年、1551年、1647年、1718年、1727年、1793年和1889—1890年（Townsend，1933）。除了这些暴发年份之外，在19世纪90年代早期到中期还有大规模的瘟疫，被称为"俄罗斯流感"（Smith，1995）。赫希作品的英语译者查尔斯·克莱顿（Charles Creighton）[3]描述了英国的流行病历史，为赫希的著作增添了更多的细节，并更新了其中有关英国部分的内容（Creighton，1965：398，402，407）。

在英国，国家事务登记总干事从1838年开始记录流感死亡率，在流感记录中，1918年是最糟糕的一年（图2.1）。正如国家事务登记总干事所指出的，1918年是自国事档案登记以来第一次出现死亡人数超过出生人数的年份（ARRG，1918：xxvii），其中，流感起了主要作用。图2.1显示了在19世纪90年代的俄罗斯大流感之前，流感作为一种死亡原因已经基本消失，不过在1918—1919年大流感之后的几十年里流感仍然是一种威胁，只是程度要低得多。

与一种已经被人们认识了几个世纪的疾病打交道的一个好处是，对于疾病分类学而言，在所有的疾病中，这种疾病作为一个单一的独立的病种出现。疾病的分类在18世纪中期变得突出，并成为医学作家的一种痴迷，这主要是由于1735年出版的卡尔·林奈（Carl von Linné）的《自然分类》（Systema Naturae）推动了分类学的发展。1768年，植物学家和物理学家弗朗柯斯·波伊泽尔·苏韦杰（Francois Boissier de Sauvages）在林奈的基础上发表了一篇详细的《疾病分类方法——基于纲、属、种的疾病分类》（Nosologia methodica sistens morborum classes，genera，et species）。他把疾病分成10个纲，又进一步分成40

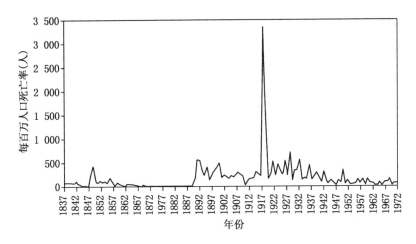

资料来源：ARRG：1837－1972。

图 2.1　在英格兰和威尔士 1837－1972 年流感引发的每百万人口死亡数量

目，目下面又分成属，属下面又分成种，共有 2 400 种；后人大大扩展了这一范围（Caplan *et al*.，1981：212）。哲学家福柯写了很多关于疾病学的文章以及它们是如何反映特定时期的疾病概念，除了疾病的空间变化层面，讨论的重点还要从纯粹的疾病分类学的二维空间转移到以病人为重点的三维疾病地理学，从通过观察疾病的原发地点，紧盯着抽象的疾病的分布转移到以医学为重点（Foucault，1976）。随着疾病概念的改变和医学焦点的改变，疾病分类学也相应改变，具体地说，这种改变体现在疾病的因果关系、疾病如何被研究、如何被攻克等理念上。流感即是其中几种情况之一，这些早已被认知的疾病在疾病分类的演变过程中始终如一地出现，即使起因尚不清楚。在国际疾病分类中，流感的一个单一诱因，使得追踪这种疾病的长期病史比追踪其他疾病的病例要容易得多，尽管准确诊断存在问题。

　　尽管如此，流感诊断仍然是一个长期存在的问题。詹姆斯·莱利(James Riley)在讨论 1600 年至 1870 年这段时期欧洲人的健康状况时注意到,导致死亡的主要原因实际上只有那么几种,即鼠疫、霍乱、痢疾、流感、疟疾、麻疹、肺炎、天花、结核病、伤寒和斑疹伤寒(Riley,1989:54)。然而,莱利也承认,这份清单可能会遭到一些人的反对,因为指定一个具体的原因通常是在医生或者更常见的是一个非专业人士曾检查过尸体或与其家属、朋友交谈之后,这不是一种严格、可靠的方法(Riley,1989:54)。此外,由于死亡往往是多种因素造成的,即使在最好的情况下,挑出一个具体的原因也是极为困难的。显然,在极端紧张的情况下,如在疾病流行期间,诊断常常是草草了事,这可能导致对病例的过高估计。同样值得记住的是,流感是一种经常根据症状的严重程度进行自我诊断的疾病。这会对发病率的监测有影响,也意味着流感会被忽视。正如记者和历史学家布赖恩·英格利斯(Brian Inglis)不无幽默地指出:

> 流感一词因此成为可能是整个医学领域中最被滥用和最没有意义的术语,不过是重感冒的同义词,而重感冒被认为是请几天假的体面借口。(Inglis,1981:160)

确诊流感不是仅仅识别一系列症状,所以确诊要困难得多。这里一部分原因是,并非所有可能的症状都出现在某一特定病例中,而且它们出现的程度可能不同。

此外,亚临床感染的问题,即不显示临床症状——个体几乎对自己暴露于流感病毒下毫无意识,尽管实际上他们已经暴露在病毒下,他们的免疫系统已经"认识"病毒并已经开始与病毒"交手"。亚临床感染的数量通常与实际的临床感染数量大致相同,但是比例相差高达 4 倍至不到 15%。因此,亚临床感染对流感的传播和免疫都很重要(Riordan,1986:23)。在流感区域流行期间或者全球大流行期间,一般来说报告感染的人口比例可能超过总人口的 50%,那么可以相信,如果把亚临床感染计算在内,即使不是全部,也可能是大多数人受到感染。这就解释了,当病毒失去新的易感人群时,哪怕是全球大流感也能够迅速消退。

　　尽管许多病症和疾病的诊断常常是困难的,但是也许没有哪一种比流感的诊断更困难。世卫组织指出,仅基于临床的检测,无法将流感与其他急性呼吸道感染区分开来,因此实验室检测是必要的(WHO,1999a)。在 1918 年,没有人知道他们面对的是什么,因为人类从未见过流感病毒本身。准确的、特定的流感诊断需要进一步的医学技术,从以下世卫组织流感简报的摘录可见一斑:

　　流感感染可以通过血清学诊断,使用血凝素抑制试验检测急性感染期间产生的抗体,而更直接的诊断可以通过免疫荧光试验直接检测鼻咽分泌物中的病毒抗原来实现。诊断也可以通过聚合酶链反应(PCR)或用抗原捕获单克隆抗体生成核酸蛋白的酶联免疫吸附法(ELISA)来实现。从鼻咽分泌物中培养流感病毒是进一步鉴定毒株的首选方法。(WHO,1999a)

　　事实上,在一般情况下,这一水平的医疗技术很少用于通常被视为无关紧要的疾病的诊断上。

　　随着医疗行业的变化,症状在疾病诊断和分类中的作用和重要性也发生了变化。医学是一门非常视觉化的科学(或艺术),在这门科学中,"眼观"是关键的工具,在现代,它已经被 X 光、核磁共振、病理学等技术和手段所替补,必要的焦点捕捉和分辨率通过这些辅助的技术手段得到了增强。长期以来,人们根据观察到的症状来确定流感。很明显,随着医学的发展,对临床观察的依据也在不断变化,福柯指出,观察症状的焦点的改变与它们所传递的内容相关,与医学知识体系相关(Foucault,1976:92)。人类经历流感已经有很长的历史,也有很长的研究和分类的历史,流感的分类对疾病征兆的各种症状具有重要意义。随着时间的推移,观察到的症状趋于一致,并呈现出更有特征的图像,但其中也有一些变化。在疾病分类学中,在对疾病的典型的描述中,变化相互抵消,不断重复的现象所产生的效果自发地勾勒出基本联系。真相重复出现,表明它可以通过不同方式获得(Foucault,1976:110)。在各种症状中,终现核心或真相。

福柯认为征兆和症状说的是一回事,征兆所表达的内容与症状完全相同。在现实中,征兆用症状来定义,而症状是疾病一个独立的形态学的证据。但是,使征兆成为一种标识的不是症状,而是源于别处的一种活动(Foucault,1976:93)。因此,必须有一个系统或知识体系重视症状,使之成为一种标志。20世纪早期存在的系统仍然没有揭示流感的致病机制,但问题已经被提出。20世纪早期的医学对流感病毒的关注的成功或者不成功可能缘于既存的知识体系。在1918年11月13日召开的英国皇家医学会关于流感的讨论会上,时任地方政府委员会首席医务官[4]的阿瑟·纽劭姆(Arthur Newsholme)爵士主张,流感的定义必须先于诊断:

第一个困难是定义流感。它是一种疾病还是一组疾病?这种在春天流行的疾病现在流行吗?这两个问题不能轻易分开。早期症状通常较本次暴发时轻微,有证据表明,偶尔会有流感病人因毒血症而迅速死亡,但更常见的是出现肺部并发症。毫无疑问,细菌的暗中活动是导致这些流感病人死亡的重要原因,此外,是否还有一种迄今为止尚未发现的病毒是流感的主要原因,

这仍然是一个有争议的问题。（Royal Society of Medicine，1918：1—2）

纽劭姆提出的问题反映了对当时的流行病缺乏认识，对疾病性质的不确定，对它与先前流感的关系的不确定，包括1918年春天的第一波暴发。

流感病毒的发现

美国细菌学家理查德·绍普（Richard Shope）于1931年成功地分离和鉴定了猪流感病毒（Shope，1931），在此基础上，1933年在位于伦敦北部的磨坊山（Mill Hill）的英国国家医学研究所中，威尔逊·史密斯（Wilson Smith）、克里斯托弗·安德鲁（Christopher Andrewes）和帕特里克·雷德洛（Patrick Laidlaw）分离鉴定了流感病毒（Smith *et al.*，1933）。当时史密斯、安德鲁和雷德洛所工作的英国国家医学研究所的实验室负责人是沃尔特·莫雷·弗莱彻（Walter Morley Fletcher），弗莱彻也是英国国家医学研究理事会的秘书长（此职位相当于现在的首席执行官），从1914年实验室成立伊始任职至1933年，后来被授予爵士头衔。弗莱彻一直非常关注大流感，正是他发起并鼓励在磨坊山研究所的病毒研究工作。弗莱彻的妻子梅茜（Maisie）在关于他的传记中写道：

1918年的夏秋之交，那场可怕的黑色大流感席卷而来。沃尔特本人幸运地逃脱，但他十分关注这一情况，从那时起，他发起了对这种疾病的攻坚研究并设想30年后，从事这个领域研究的属于英国国家医学研究理事会的一个庞大的实验室将在磨坊山建成。（Fletcher，1957：143）

流感病毒未能更早地被分离出来的原因有很多，包括技术原因（例如，培养流感病毒的难度；病毒太小而显微镜的分辨率不能够对其分辨；病毒能够顺利地穿过那些为筛选细菌而设计的过滤膜以致无法被收集）。但是，真正的障碍其实是关于流感起因的理论和当时在该领域处于主导地位的细菌学的模型。[5]那些理论和模型是由路易·巴斯德（Louis Pasteur）、罗伯特·科赫（Robert Koch）和约瑟夫·李斯特（Joseph Lister）所领导的对细菌学的科学和实践的研究基础上建立起来的（van Helvoort,1993:6）。当时，严格遵循"科赫假说"的大流感细菌学在很多方面阻碍了对病毒的研究。细菌学的这四条"戒律"基本上是这样规定的：

（1）在这种疾病的每一个病例中都必须找到这种微生物，并以一定的方式解释症状和造成的损害。

（2）这种微生物必须能在宿主以外的纯粹的培养基中分离培养。

（3）纯培养基必须能够在传染给健康的动物/宿主时产生疾病，其症状与自然发生的疾病相同。

（4）这种微生物应该可以从所有实验诱发的病例中回收。

在 1918 年和 1919 年查看大流感的病例时，用克罗斯拜的话来形容：研究者发现了"整个动物园"的微生物，包括法伊弗氏杆菌（Pfeiffer's bacillus）、葡萄球菌、链球菌和肺炎球菌[6]，而事实上，在大流感期间，真正的原因，即流感病毒，那时并未被发现（Crosby,1989:265）。[7]

在 1891 年那场俄罗斯大流感疫情后不久，德国内科医生兼细菌学家理查德·法伊弗（Richard Pfeiffer）分离出一种杆状细菌，这种细菌在很长一段时间内都以他的名字命名。法伊弗在细菌学领域是一个非常重要的人物。[8]作为科赫的同事，他是柏林传染病研究所的研究负责人。他关于各种疾病的著作极受好评。因此，他关于流感的任何声明都很有分量。克罗斯拜曾评价，"即使法伊弗错弄了，他的话也会成为指向错误方向的权威路标"（Crosby，1989：269）。克罗斯拜批评了法伊弗的方法，指出了他研究中的缺陷，但克罗斯拜也承认自己这是"后见之明"（Crosby，1989：269）。法伊弗在1890年首次发现了那种杆状细菌，但直到1891年11月他才开始研究流感，当时俄罗斯大流感疫情逐渐消退。克罗斯拜怀疑法伊弗检测出的微生物是否真的来自那场大流感。根据科赫假说的第一条，法伊弗确实在那些明显患有流感的病患的上呼吸道中发现了大量的杆状细菌。第二条也得到了满足，即在培养基中分离培养了这一杆菌，但是第三条不明确，因为在易感动物中诱发流感是非常困难的。法伊弗无法在小鼠、大鼠、豚鼠、猫和狗身上诱发流感。事实上，A型流感病毒不会感染在大流感期间进行的实验中使用的许多动物。显然，这无法佐证法伊弗的观点。他在猴子身上诱发了一种呼吸道疾病，但这并不一定就是流感。在兔子身上诱发的疾病也不是流感，从兔子肺部分离出来杆菌缺乏一致性，因此不符合科赫假说的第四条。按照细菌学的原理，法伊弗没能证明流感是由那种杆菌引发的。然而，尽管他对结果和理论的陈述相当谨慎，但由于他的地位，这些结果和理论被认为是正确的。1919年版汉斯·津瑟（Hans Zinsser）的《细菌学教科书》中写道，"临床疾病如流行性感冒或大流感与法伊弗杆菌之间的关系已经被大量的研究明确地证实了"（Crosby，1989：270引自Zinsser，1919：540）。

对1918年首次疫情暴发的检测，法伊弗杆菌被普遍地认为是罪魁祸首。法伊弗杆菌被认为是病原体或者至少最有可能是病原体,在大流感之前、期间和之后的大部分文献都有记载(Cummins,1919;Galli-Valerio,1918;King,1922;Léon,1921;Levinthal *et al*.,1921;Lister & Taylor,1919;McIntosh,1922;Ministry of Health,1920c;Opie *et al*.,1921)[9]。支持这一观点的主要出版物之一是尤金·欧佩(Eygene Opie)、弗朗西斯·布莱克(Francis Blake)、詹姆斯·斯莫(James Small)和托马斯·里弗斯(Thomas Rivers)共同撰写的《流行性呼吸系统疾病》(Opie *et al*.,1921)。他们公开表示,他们的研究证实了法伊弗的判断,即那种杆状细菌一成不变地呈现在流感病例中,所以极有可能是这种杆菌引发了大流感。几十年后,里弗斯回顾他漫长的职业生涯时(其中大部分是在洛克菲勒研究所的工作),坦率地承认,"好吧,我们那时是100%地错了,真的希望我从来没有写过那一页"(Benison,1967:59)。

法伊弗的理论和他的杆菌学说在当时占据着主导地位。然而,随着大流感的发展,越来越多的人对这一理论表示怀疑,而支持存在"可通过滤膜的病原体"的呼声越来越高,但是支持这一观点的证据并没有很快出现。从已发表的资料可以很明显地看出,许多研究人员也非常不确定,而且似乎常常避免站在某一方,或者摇摆不定,因而发表了支持双方的论文。这种犹豫不决的一个例子是南非的弗雷德里克·斯宾塞·李斯特爵士(Sir Frederick Spencer Lister)。1919年,他同时发表了两篇论文(Lister & Taylor,1919)。第一篇论文《威特沃特斯兰德流行性感冒的细菌学》(The bacteriology of epidemic influenza on the Witwatersrand)提出法伊弗杆菌是重要的病原。然而,与泰勒(E. Taylor)合著的第二篇论文《德班流行性感冒的实验研究》

(Experimental investigation of epidemic influenza at Durban)显示出的确定性要低得多,甚至可以解读为该论文提出了一种病毒因子的存在。三年后,李斯特表现得更为果断,在一篇题为《与流行性感冒有关的可滤过性微生物》(Lister,1922)的论文中,他坚定而旗帜鲜明地表达了有"可滤过性微生物存在"的观点。之后,李斯特简要地讨论了对"可滤过性微生物",即一种病毒的寻找,以及医学界如何划分流感是由这种微生物引起的还是由法伊弗杆菌引起的。

这种因果关系的不确定性随处可见。在 1918 年 11 月英国皇家医学会的研讨会中,有很多关于细菌学的争论,既支持法伊弗杆菌理论也支持"可滤过性病原菌"理论。[10]当时的报纸和医学学术期刊也大量报道围绕流感病原学的争论。[11]在克鲁辛克 1922 年收集的关于流感的论文集中,理查德·唐纳森(R. Donaldson)写的那一章就是围绕流感病原学所进行的学术混战的一个例子。他认为"医学界正处于一种准备接纳的状态中,准备接受任何能够声称是细菌学新发现的有机体作为'原因',尽管这种有机体与疾病之间的恒定关系无法证明"(Donaldson,1922:144)。唐纳森得出结论,法伊弗杆菌不可能是流感的原因。然而,他又总结,根本没有证据表明流感是由"所谓的可滤过性病毒"引起的。这一争论经过十多年才得以解决(Smith *et al.*,1933)。直到 1931 年,法伊弗仍然为他的杆菌引发大流感的理论辩护(Pfeiffer,1931)。关于流感病因的不确定性和死亡率的研究在大流感之后的十年里一直活跃在医学领域,出版/发表了 4 000 多本关于大流感的书和文章(Crosby,1989:265)。

伯内特[12]和克拉克报告说,在病患发病的最初两天里反复检测也没有发现法伊弗杆菌,但在发病的后期却常常大量地被检测出。他们对这种情况的解释是,"如果这是在原发病毒感染上的一种继发感染,这是意料之中的"(Burnet & Clark,1942:85)。他们得出的结论是,在大流感期间所做的细菌检查报告没有任何证据表明流感不是由流感病毒引起的,而法伊弗杆菌与肺炎双球菌、葡萄球菌和链球菌一道,只是更重要的二级入侵物。一些现代研究人员认为,1918—1919年大流感造成的死亡率过高,实际上可能是由这些继发感染造成的,尤其是肺炎球菌。[13]

即使这些可滤过性的病原体的存在开始受到关注,但是对此的研究并没有实质性的变化,如唐·范·赫弗特(Ton van Helvoort)所强调的,"这些可滤过的病毒被认为是小细菌或者超小的细菌,而这一假设对这方面的研究有着很大的影响"(van Helvoort,1993:5)。这一思维框架在失败之前从未被质疑过。正是一场大流感的经历,削弱了对疾病研究的细菌学范式,并帮助人类进入病毒学研究的时代。然而,与此同时,它也阻碍了对流感真正病因的研究。研究在多大程度上受到阻碍是有争议的,因为真正能看到病毒的技术在1918年还没有出现,但也有可能是对"可滤过性的病原体"的寻找促使了这种技术的发展,并带来了早期进步。[14]

微小而诡异的流感病毒

流感病毒主要有三种:A型、B型和C型。A型是最重要的,正是这种类型导致了流感和全球大流感的人际传播。在A型中有许多亚型,在人、猪、马和鸟类中可以发现这些亚型,尤其是在鸡和鸭中。人类需要不停地抗击流感是由于流感病毒不断的变化性。病毒的变化机制有两种：抗原基因漂移和抗原基因改变。这两种都是基因层面的改变，通过 RNA 重组改变血凝素和神经氨酸苷酶的棘突，这样的改变会使人体的免疫系统难以识别入侵的病毒。这些改变会产生新病毒，而人群中的大多数人对这种新生成的病毒没有识别力和免疫力，因此成为病毒易感人群。

遗传物质核苷酸 RNA 的微小变异可以引起表面抗原的微小变化，称为"漂移"。这是一个持续的过程，这种"漂移"最终会导致病毒发生变化，以至于每隔几年，我们每个人都可能容易受到一种病毒的攻击，而这是一种与我们身体曾经历过、识别过的病毒以及留在身体免疫系统中的记录完全不同的病毒。这种抗原漂移类似于植物和动物的基因漂移[15]（Beveridge，1977：71）。也就是说，这些抗原的遗传密码所发生的微小变异，导致它们的性质发生改变。曾任世卫组织流感科主任的玛格丽特·佩雷拉（Marguerite Pereira）将漂移描述为这样一种微妙的变化——"仿佛病毒设法改变外壳，不再被哨兵识别"（Inglis，1981：162）。

全球大流感远没有像基因漂移那样"莲步盈盈，款款轻移"，它的出现主要是由于抗体基因转变。流感病毒的遗传物质由 8 个独立的核糖核酸 RNA 片段组成。这 8 个部分可以作为不同的基因发挥作用，如果一个宿主细胞感染了两种或更多病毒株，就会发生某种形式的遗传重组。因此，如果一个人同时受到两种流感病毒的攻击，一种新的病毒就可以由攻击病患的这两种病毒的遗传物质创造出来。新病毒将有一个新的基因排列，并被表达在表面抗原的新排列中：这些在病毒抗原中呈现的是一个明显的"转移"（这里说"明显的转移"，是相对于"漂移"而言，

"漂移"是细微的变化），于是病毒有了一个新的面孔。由于人、猪、马和禽类的流感病毒有可能重新组合成一种新的病毒，使得情况变得更加复杂。这种情况似乎并不经常发生，也不一定就会生成一种人类普遍易感的新病毒。然而一旦发生，一种新毒株——人类免疫系统几乎毫无对抗能力的新毒株就会产生，那么流感和全球大流感的可能性就增加了。因此，抗原基因漂移是血凝素和神经氨酸苷酶的基因密码突变引起的，而抗原基因转移是由基因重组引起的，进而产生一种完全有别于原有毒株的新抗原。鉴于病毒这样易于变化，著名的美国病毒学家埃德温·基尔伯恩不无幽默地指出，"流感这一亘古不变的疾病竟然是由时时刻刻都在改变的病毒引起的"（Kilbourne，1980）。

疫情的区域性流行与全球性流行

我们经常使用"区域性疫情"这个词，而"全球性疫情"并不是很常见。它们都是什么含义呢？

区域性疫情，《新简明牛津词典》（*New Shorter Oxford English Dictionary*）1993 第 4 版第一部第 836 页解释：疫情是对一种疾病予以描述的一个形容词，通常情况下在人群中不存在或不经常发生，但通常是暴发之后，其频率和严重程度会大大增加的一种疾病。

全球性疫情，《新简明牛津词典》1993 第 4 版第二部第 2082 页解释：全球性疫情是对一种疾病予以描述的一个形容词，指一种在整个国家，整个大陆如欧亚大陆、美洲大陆，乃至全世界流行的疾病，或者涉及这类疾病的一系列事件。

全球性疫情旨在表示疾病涉及全球，而区域性疫情是指疾病在以国家或较小规模局部范围内暴发。值得注意的是，疫情或全球性疫情的概念并非基于该疾病的致命率的上升而定义的，而是：

> 某一种疾病在短时间内引发许多构成疫情的病例；而如这一疾病是在短时间内在全球范围内引发了许多病例则构成全球性疫情。全球性疫情时期流感的病死率可能与疫情期间流感所引发的病死率没有差别，只是由于病例总数的突然增加会凸显出死亡率的上升。（Kilbourne，1977：1225）

这似乎有点奇怪，如果这种疾病不是很致命，那么为什么要担心呢？基尔伯恩的反驳是，"大流感病毒是危险的，必须加以遏制，因为它会使数以百万计的人感染、患病，并严重丧失劳动力。即使病死率不高，但是由于感染人数庞大，总的死亡率将大大超过任何其他疾病引起的死亡率"（Kilbourne，1977：1227）。在英国，流感监测协会（Association for Flu Monitoring and Surveillance）以每 10 万人中是否有 400 例病患作为基准来监测一种病是否构成流行，即 4‰ 的发病率来衡量（BBC，1999b）。

抗原的改变对免疫模式产生重大影响。无论是抗原基因漂移还是抗原基因转移，都可能产生一种人群对其只具有较低免疫力甚至没有免疫力的病毒。这种情况在抗原基因转移中尤为明显，当病毒发生显著的变化后，人体的免疫系统不会识别它，会把这种病毒当作是一种新的亚型。像这样重大的改变被认为是大流感出现的必要的先决条件之一。基尔伯恩指出有三种先决条件：

（1）病毒的主要抗原突变；（2）对发生突变的抗原缺乏免疫的易感人群；（3）前因毒株的完全消失。从一种疫情到另一种疫情，临床图景都惊人地相似。（Kilbourne，1977：1226）

人们普遍认为,所有这些条件在 1918 年的大流感疫情中无一不缺。人们相信,一种新的病毒出现了,袭击了那些对新抗原没有免疫能力的人群,先前的病毒毒株完全被这种新毒株取代了。1918 年病毒发生了怎样的改变,直到 1933 年流感病毒被分离出来才搞清楚(Smith *et al*.,1933),但最近的研究工作提出了这样一种假设——病毒的神经氨酸苷酶的基因片段可能来自家禽或野生禽类,抑或在构成对人类威胁的病原体之前,一些基因片段可能存在于某个中间宿主上,也许是猪的体内发生了进化(Reid & Taubenberger,2003;Reid *et al*.,2001)。进而,新亚型病毒的临床表现更加严重,但与在此之前和之后的流感病毒的其他亚型明显一致(Beveridge,1977;Braithwaite,1953;Bryder,1982;Burnet & Clark,1942;Collier,1974;Crosby,1989;Fincher,1989;Kaplan & Webster,1977;Kilbourne,1977,1987;Starr,1976;Stuart-Harris *et al*.,1985)。

一种新的病毒极具生存优势,而宿主群体缺乏免疫力,就使它更具竞争优势,从而可以取代其前体。与免疫系统的反应相比,病毒抗原的变化总是先行一步,这样区域性疫情和全球性疫情的威胁就始终存在。正是出于这个原因,世卫组织协调了一项全球流感监测项目。该项目是基于几十个国家的 100 多个国家级的流感中心网络,以及分别在亚特兰大、伦敦、墨尔本和东京的世卫组织的 4 个病毒比对与研究合作中心而建立的。这 4 个中心的主要职责是描述、确定流感病毒毒株,以及鉴定、确认流感病毒毒株。4 个研究中心也进行毒株、试剂和信息的交换,目的是为在每一个流感季对流感有全面了解(WHO,1999b)。根据对某一毒株可能出现的预测,这些中心会就每个流感季的疫苗组成和生产提出专家的意见、建议。这些中心的作用是对任何一种流感的暴发做出反应并协调各国各个地区的反应,特别是在出现新的毒株的情况下。这一监测项目已经实施了50多年(WHO,1999e)。

祸起猪圈之"萧墙"

除了人类,一些动物也会被 A 型流感病毒感染。流感病毒具有很强的重组能力,当不止一种毒株存在于同一个宿主,那么这个动物就可能成为新的 A 型流感毒株诞生所需物质的一个重要供应源或遗传原料物质存储池,而对于这种新的毒株,人类几乎没有或完全没有免疫力。关于人类流感和在某些动物身上类似疾病之间的联系的假设已经提出很久了。例如,1890 年有一本用"监察员"为笔名出版的一本小册子——《即将到来的流感:历史、症状和治疗》(Scrutator,1890)醒目地在封面上印着"巴黎一百万病例"的警告,让人联想到马。在此之前的几年,赫希提出了一个明显的巧合,即观察到一种疾病在马身上发生时,正好是流感暴发的时候(Hirsch,1883)。在南非,历史学家菲利普斯指出,"可怕的故事在大流感时期广泛传播,包括全国各地的狒狒、猪和鸟死亡的故事"(Phillips,1990a:132)。《泰晤士报》(*The Times*)刊登了有关狒狒的故事,在 1918 年 11 月 5 日的第六版以"流感在狒狒之间传播"为标题刊发。

长期以来,人们认为导致 1918—1919 年大流感的病毒与猪流感病毒有关,并且有人提出病毒很可能是由来源于人类流感病毒和猪流感病毒的重组病毒,这一观点被广为认同(Beveridge,1977;Burnet & Clark,1942;Chan & Liu,1998;Crosby,1989;Dillner,1995;Dowdle & LaPatra,1983;Graves,1969;Kaplan & Webster, 1977; Kilbourne, 1977, 1987; Neustadt & Fineberg, 1978; Pickrell, 2001; Radford, 1996; Stuart-Harris, 1965; Stuart-Harris et al., 1985; Webster & Laver, 1972; Webster et al., 1992; Zhdanov et al., 1958)。然而，正如伯纳德·迪克森(Bernard Dixon)所观察到的，"认为猪流感引发了1918—1919大流感的假设一直都是建立在间接的基础上的。在同一时间，一种同等严重的疾病袭击了数百万头猪，这种联系似乎顺理成章"(Dixon, 1994: 69)。研究表明，1930年分离出的猪流感病毒"绍普"(Shope)和当代人类流感病毒并不是1918年人类病毒毒株的直系代传毒株，而是来源于一个共同的前体，它们可能在1905年前后的某个时候从同一个前体分化而来。另有研究表明，此毒株共同的前体可能是1918大流感病毒本身，作为一种新的类禽病毒进入人类或猪群(Taubenberger, 1998: 3; Brownlee & Fodor, 2001)。对1918年大流感病毒所做的基因片段矩阵研究揭示，这种病毒具有对哺乳动物宿主的适应性，并且1918年大流感病毒的基因序列与人类流感病毒基因序列和典型的猪流感病毒的基因矩阵的共同前体极为相似，据此推测，该毒株的矩阵片段可能在1918年之前已经嵌合在人类流感病毒的毒株中传播几年了(Reid et al., 2002: 10717)。

最近的研究焦点是从尸体或储存的病理样本中复原1918年大流感病毒的遗传物质，试图再次找到杰弗瑞·陶本伯格(Jeffrey Taubenberger)研究团队1998年前后在华盛顿特区的初步研究发现(Reid & Fanning et al., 1999; Reid, Taubenberger & Fanning, 2001; Taubenberger, 1998; Taubenberger et al., 1997, 2001)。这个团队的成功，加上人们对禽流感的恐慌，引起了媒体对流感的重新关注，也触发了两次试图从被埋在北纬永久冻土下的 1918 年大流感受害者的尸体中找到更多的流感病毒样本碎片的探险。这项研究的主要目的之一是,通过了解流感病毒的遗传序列和其系统发育脉络,解释为什么这种病毒毒株如此致命,以及它在人群中出现的最可能的机制(Tauben-berger,1998:3)。

其中一次探险是去斯匹茨拜根(Spitzbergen),人们希望埋在朗伊尔宾(Longyearbyen)山坡墓地里的尸体能提供更多的标本。据知,该墓地埋葬着几名那次大流感受害者。人们期望从这些埋在北极地区永久冻土层中的尸体找到那次大流感病毒的冰冻残留物。庞大且装备精良的团队吸引了众多媒体的关注(BBC,1999a,1999e,1999f;Gladwell,1997)。然而,找到有用的病毒遗传物质的前景似乎很渺茫:研究小组发现,这些尸体并没有像想象的那样被埋得很深。因此,这些尸体似乎被过于频繁地冷冻和解冻,以致大多病毒无法存活。有观点认为,这些尸体本来就被埋得不深(也许由于冻土的原因),又在冻融的作用下在土壤中被上移了,或者可能这里实际上埋了两层尸体。[16]

另一支寻找流感病毒碎片的探险队是由约翰・哈丁(Johan Hultin)带领重返阿拉斯加。在 1951 年哈丁曾参加过一次类似的探险,那次探险没有找到任何可以确认的材料。在听到陶本伯格的工作后,他提出重回阿拉斯加,得到当地因纽特人的许可,试图找到一些信息和线索,新科技可能会比他们在 40 年前使用的技术更好地利用这些信息和线索。在短短几周的时间里,他独自组织并执行了阿拉斯加探险任务,最终挖出了一具保存完好的尸体。这具尸体是一名 30 多岁的妇女,"过度肥胖,厚重的脂肪使体内的器官免受几十年冻融的影响"(Larson,1998:39)。从这具尸体上取下的肺器官,制成切片后运到陶本伯格的实验室,研究人员在这些样品中发现了一些病毒的碎片。哈丁将这具尸体命名为"露西",以纪念那位为人类起源提供了很多线索的"史前露西"(Larson,1998:39)。

对美国陆军病理学存储中所发现样本的初步检验结果表明,1918年大流感病毒毒株具有哺乳动物型而非禽类的 H1 型血凝素,N1 型神经氨酸苷酶以及通常属于人类/猪的核酸蛋白。研究得出的结论是,1918 年大流感病毒毒株是 H1N1 病毒,不同于所有后来鉴定出来的病毒毒株,与早期的猪流感病毒毒株非常接近,这一新的检测结果进一步证实了 20 世纪 30 年代的考古学推论。流感病毒基因的系统发育分析表明,人类和猪 H1N1 的病毒谱系有一个共同的禽流感病毒的前体。然而,他们认为,这个共同的病毒前体不是 1918 年大流感的病毒毒株,"早在 1918 年之前的某个时间点,这个病毒前体作为祖先病毒就进入了哺乳动物种群"。有人提出,这次分离出来并加以定性的 1918 年大流感病毒应该命名为 A/South Carolina/1/98(H1N1 型),即 A 型流感病毒首次分离于南卡罗来纳州,获得 1 个毒株,分离年份为 1998 年(Taubenberger,1998:9)。另一研究检测分析了 1918 年大流感病毒的血凝素,结果表明它可能最终源于鸟类(Brownlee & Fodor,2001;Reid & Taubenberger,2003),实验发现这种血凝素增强了流感毒株的致命性,产生了与 1918 年大流感相似的症状(Kobasa *et al.*,2004)。

因此,很有可能在不久的将来这项工作会让人类对 1918—1919 年大流感病毒的基因构成和起源有更多的了解(Boseley,2000)。可能会揭示病毒本身是否有什么特别之处,使其毒性如此之强,如此致命,尤其是对年轻人而言。至少现在我们有充分的理由继续害怕流感,并希望世卫组织的全球监测项目能够提供有效的早期预警。如果这种病毒没有什么特别的诡异之处，那么 1918 年大流感的高死亡率很有可能是由于继发性感染，尤其是肺炎。如果是这样，那么我们应对未来大流感的前景要光明得多，因为肺炎可以很容易得到治疗。决定流感病毒毒性的因素可能存在于血凝素或神经氨酸苷酶、核酸蛋白、非结构蛋白中，也可能分散在整个基因组中，因此，进一步的微生物学研究可能会告诉我们，也许有什么内在的东西使这种病毒如此致命。[17]

1976 年的猪流感

由于猪流感和 1918 年大流感之间似乎存在着联系，1976 年夏天在美国人们对此有极大的担忧。据报道，1976 年 2 月，在新泽西州迪克斯堡（Fort Dix）暴发了流感。病患的症状让人即刻想到了 1918—1919 年大流感，随后一种与猪流感相似的病毒从那里的一些士兵体内分离出来，加之另外 273 名基地人员被发现有抗体，这表明他们也被病毒感染了（Gregg，1983）。人们担心的是，这可能是一场新流感的开始。事实上，在军队中发现了两种类型的流感。首先，当时有一种流感病毒正在全球流行，即 A 型维多利亚 75 病毒。而另一种是类似于 1975 年和 1976 年在猪身上发现的猪流感病毒。接受检查的病人中没有一个人对这两种病毒都有抗体——他们只被其中一种病毒感染过。其中一名叫大卫·刘易斯（David Lewis）的士兵死了，他是最后一个感染猪流感的人，随后所有的病例都是感染了人类特有的 A 型维多利亚 75 病毒（Gregg，1983：38）。因此，在迪克斯堡曾经有两种病毒存在，只有一种存活下来，那就是 A 型维多利亚 75 毒株。病毒学家基尔伯恩提出的流行病条件之一是，任何新病毒都必须取代现有的毒株。在 1976 年这场疫情中，新毒株没有做到这一点。

对 1918—1919 年大流感的担忧促使美国政府启动了大规模疫苗接种计划，而总统竞选活动的前景显然鼓励了这一计划的实施。有人认为，如果不这样做，福特总统可能会因为没有处理好国民健康而受到批评。这种说法可能会促使政府在面临不确定的威胁和未知的利益时，为如此庞大的计划埋单。政府利用疾控中心的公众形象，以及包括阿尔伯特·萨宾（Albert Sabin）和乔纳斯·索尔克（Jonas Salk）在内的著名科学家（两人都因对小儿麻痹症疫苗的研究而闻名），推出了这一概念，并游说国会拨款（Dutton，1988；Gregg，1983；Neustadt & Fineberg，1978；Osborn，1977）。由于种种原因，人们担心的疫情从未出现。该病毒从未传播，因为它的传染性或毒性没有人们担心的那么强（最近几年的禽流感疫情与此类似）。疫苗的生产进展并不顺利。由于生产商要求政府对疫苗进行补助，因此出现了延误，然后，匆匆上马生产出来的疫苗是无效的，而且还有某些非常有害的副作用，其中最著名的是格林巴利综合征[18]，有致残致死的记录。疫苗接种始于 1976 年 10 月，大约有 4 000 万人接种了疫苗。

这次疫苗接种是否有必要或者说得到了很好地执行，一直存在争议（Dutton，1988；Neustadt & Fineberg，1978）。这一项目的一些主要的参与者认为，他们采取了正确的行动方针，并采取了谨慎的做法应对一场大流感。他们认为，防疫接种行动恰当，有疫苗、没感染总比没疫苗让疫情泛滥好。[19]然而，由于疫苗与格林巴利综合征的确诊病例的增加有关，这一方案得到辩护其实很难。一位评论家认为这一事件是一场闹剧，如果发生疫情，其局限性会进一步暴露出来（Dutton,1988:169—174）。

尽管争论不休，但是从此国际上和各国负责监测和应对流感暴发的机构对倡导此类大规模活动变得更加谨慎，尤其在面对像1976年那样不能十分确定问题的性质时。因此，尽管对流感病毒毒株有持续的全球监测项目，而且一旦出现新的毒株（如禽流感）就会迅速采取行动，但现在对采取行动的倡议变得很谨慎。实际上这可能会导致一些问题：如果出现新的毒株并迅速发展为一场成熟的大流感时，这些机构可能作为资源和信息的提供者还没有就位。疫苗的生产需要时间，而且在全球疫情暴发的情况下需要更多的时间。一些相关的机构意识到了这些压力，鉴于以往的区域性流感和全球大流感的经验教训重新审查了计划中的关于流感防范的程序。世卫组织发布了《大流感防疫计划——世卫组织的作用及对国家和区域的指导》（*Influenza Pandemic Plan. The Role of WHO and Guidelines for National and Regional Planning*），表明世卫组织清楚自己的角色，以及在区域性流感和全球性大流感情况下应该做什么以及由谁做。[20]

此消彼长——禽流感来袭

对1918—1919年大流感的研究在几年中起起落落。让大流感再次回到公共视野的最新触点是严重急性呼吸系统综合征，即SARS的威胁以及20世纪90年代末和21世纪初期的禽流感（媒体对于大流感兴趣的例子参见：Brown,2003；Channel 4/Granada Media,2003；Gladwell,1997；Higgins,1997；Larson,

1998；Radford，1996，1998）。虽然大多数禽流感毒株的致病性较低，而且"在候鸟和水禽中广泛存在"（Monto，2005），但是近年出现了一些人感染禽流感的疫情暴发，而且死亡率高得异乎寻常。

　　1997 年 5 月，一种新的流感病毒毒株从一名儿童体内分离鉴定出来，他患有雷氏综合征，死于中国香港。该毒株为 H5N1 型，主要存在于鸡鸭中，以前仅在鸟类中发现（Nicholson *et al.*，2003；WHO 1998a，1998b；Yuen *et al.*，1998）。[21] 1997 年，中国香港暴发了一场严重的禽流感，导致数千只家禽死亡（Larson，1998：34）。对于这种以前完全不存在于人体内的病毒毒株的分离用了几天的时间才完成，但是它仍然证明了世卫组织流感监测项目的有效性。新流感毒株被确认后不久，就及时采取了行动。对中国华南地区紧密排查，对所有可能的病例进行检查，中国内地、中国香港和世卫组织工作人员共同展开了与这次疫情相关的广泛研究和实地调研工作。人们普遍认识到发生区域性流行病甚至全球性流行病的可能性。1997 年底，中国香港和广东省的密集监测中又发现了少数病例，这些病例全部发生在中国香港特别行政区（WHO，1998a，1998b）。18 例病例中，有 6 例死亡（Nicholson*et al.*，2003：1736；WHO，2004a）。大量的家禽死亡伴随少量人类病例，以及更多危险的存在，有关部门决定对家禽数量采取严厉控制措施。因为该疾病对所有家禽构成严重威胁，对人类具有潜在危险。结果，在香港特别行政区有 1 700 多万只鸟被扑杀（Gladwell，1997：64）。世卫组织随后表示，"大多数流感专家认为，迅速扑杀中国香港全部家禽可能避免了一场大流感"（WHO，2004a）。

　　看来，该病毒可能是发生在中国南方的人类和鸟类流感病毒的重新组合。此前中国已被确定是一个可能的流感病毒存储池,因为大量的禽类和猪,以与人居环境密切接触的方式饲养。另一种解释是,这可能是 H5N1 型禽流感病毒的"基因漂移"引发了包括中国香港在内的中国南方的禽流感疫情,以及在中国香港地区以某种方式传播给人的少数病例。还有人认为,有证据表明,中国是导致 1957 年 H2N2 型流感疫情、1968 年 H3N2 型流感疫情以及 1977 年 H1N1 型流感再现的流感病毒的源起(Nicholson *et al*. ,2003:1735)。

1997 年 12 月底,中国香港特别行政区开始大规模扑杀家禽,并停止从中国内地进口家禽,后于 1998 年 2 月 7 日有条件地恢复。这些条件包括出口前在养鸡场进行额外的检验和血液测试,以及在抵达香港后进一步检测禽流感。鸡必须与活鸭及其他水禽分开饲养,以减低任何流感病毒传染给鸡群的风险(Larson,1998;WHO,1998b)。1997 年这次疫情与 1976 年的疫情有许多相似之处,包括病例相对较少。最重要的相似之处是病毒只在极少数人中传播。无论出于何种原因,它似乎没有在人与人之间有效传播:世卫组织指出,"H5N1 型病毒向人类传播的确切途径尚未确定,但没有明确的证据表明存在任何人际传播。但是人类感染病毒被认为是通过与受感染的禽类接触而致"(WHO,1998a)。

疫情自 1997 年暴发以来,又发生了若干次,包括 2003 年在中国香港和福建省发生的少量病例,其中至少一人死亡(Monto,2005)。同样在 2003 年,荷兰暴发的 H7N7 禽流感在鸡群中具有高致病性,有一人感染死亡(Monto,2005)。1999 年及 2003 年 H9N2 禽流感毒株在中国香港造成少量的人群感染,症状轻微(Nicholson *et al*. ,2003:1736;WHO,2004a)。然而,令人非常担忧的是变异的 H5N1 型毒株,即被命名为 Z 型毒株的病毒,已经扩散到东亚和东南亚的一些国家(Monto,2005)。该毒株已在一些动物中表现出致病性,并有从动物向人群传播以及人类死亡病例的出现,截至 2005 年 8 月,112 例病例中有 57 例死亡(WHO,2005a)。这些情况使许多人认为发生大流感的可能性比过去一段时间要高(Stohr,2005)。这一病毒毒株在健康的儿童和成年人体内高度富集,并且呈现高死亡率:世卫组织担心,存在更多的人感染的高风险,特别是在亚洲的广大农村地区,许多家庭以人禽共处的方式养殖家禽作为其家庭的食物和收入来源。一种禽流感毒株正显示出高致病性,这种毒株的人际传播潜力抑或与另一种可能已经在人群中传播的人类流感病毒毒株重新组合形成新病毒的情况引起医学和流感专业人员的高度关注(Monto,2005;Stohr,2005)。2005 年初,中国政府宣布研发禽流感疫苗,然而,问题仍然存在:如何对数以百万计的鸟类实施这一管理,以什么鸟类种群为目标,这一规划将持续多长时间,等等。

这些禽流感暴发的年份中也出现了严重急性呼吸系统综合征(SARS)。有了 SARS 和禽流感的经历促使东亚和东南亚政府相信监测和准备应对大规模疫情暴发的可能性是有必要的,对于一种传染性疾病国际合作至关重要,特别是在一个高度互联的世界里,我们已经看到 SARS 轻而易举地从中国和新加坡传到加拿大的多伦多。SARS 最终在人们以巨大的代价和付出巨大的努力下得到了控制。但是,如果出现一种具有高度传染性的新型流感毒株,那就不只是这样一份代价——在 8 349 个病例中死亡 812 例了(WHO,2003)。

病毒的进化

也许病毒的这些最新发展只是进化和生存的失败。其实作为一个物种,流感病毒在进化上取得了巨大的成功,能够在很长时间内大量地繁殖和扩散。流感的长期成功可能源于病毒缺乏致命性,它是一种被忽视的杀手。正如约书亚·莱登伯格(Joshua Lederberg)[22]把流感作为一种进化范式讨论时所写的那样:"当二者进入某种程度的相互适应,都存活得更久时,那么随着时间的推移结果就是稳定的"(Lederberg,1997:421)。因此,从很多方面都可以说,流感比我们害怕的一些病毒,比如埃博拉病毒更厉害。从进化的角度来看,埃博拉病毒不会表现得那么成功,因为它以一种迅速而壮观的方式杀死宿主,使得它更难有效地繁殖和传播,因此也更容易控制。而流感是很难控制的,即使并非完全不可能。它很容易从一个感染的宿主传染到另一个,只有一小部分宿主被杀死,从而确保大量的潜在宿主被感染。从进化的角度来看,流感病毒似乎是一种非常高效的物种,其体内包含一种突变机制,使其能够在面临诸如免疫力增强或疫苗研制成功等威胁时继续生存。如果不是病毒而是其他物种具有这样的机制,则可以通过病毒不具备的方式去克服某些生存发展的障碍。1918 年大流感以前所未有的面貌出现在人类面前,因此人类没有抵抗的能力。流感研究和医学界非常清楚,发生全球大流感的可能性仍然很大。事实上,2005 年年初,一位世卫组织官员写道,"有利于全球大流感的条件正在出现,构成全球大流感的潜力已经增加"(Stohr,2005:405)。就在这些言论发表的几天前,有报道称,英国政府正在预测全球大流感的可能性,并意识到"全球大流感要比恐怖主义威胁的风险大得多"(Hall & Sample,2005)。

正是这些进化上的优势和可能性,使得这种连续不断的痛苦来自"永远在变化的病毒",持续地折磨着人类。虽然自 1918 年以来,医学以及对许多疾病的治疗方法已经发生了巨大改变,但人类在战胜流感,特别是新型流感方面仍然没有取得什么成功。虽然我们相信人类可以控制和阻止继发性细菌感染的影响,但流感病毒仍然让人类无能为力。一种像 1918 年人类经历的那样致命的新型流感病毒仍然会造成严重破坏和重大的混乱,夺去更多人的生命,尤其是如果没有对这种可能性做好准备的时候。正如迪克森引人注目地写道,"从人类对艾滋病出现的反应可以证明,在应对病毒的突发问题上人类并不具有优势"(Dixon,1994:70-71)。早在 80 年前,亨利·利昂(Henri Leon)指出,"没有哪一种已知疾病能与大流感的暴发性相比"(Leon,1921:4)。事实上,也没有任何疾病能像流感那样,在与人类的努力或人体免疫力的较量中总是领先一步。

流感(或任何其他病毒)不能置于真空中研究:必须把它们放在正常环境中考虑,特别如一种环境提供了进化的压力和驱动进化的刺激,就会激发物种对改变的需要和获得生存优势的需要。维克多·米哈洛维奇·切达诺夫(Viktor Mikhailorich Zhdanov)等人解释了这种刺激,即导致流感变异的因素,具体来说就是抗原结构的改变是随着人群的特异性免疫而变化的(Zhdanov *et al.*,1958)。一般来说,人群中高的免疫水平使广泛传播的病毒毒株更难继续生存、传播和维持一定的生存水平。人群的免疫水平其实是一种进化压力,刺激新毒株的产生,反过来,人群(或者鸡群)对新毒株的免疫力较低,新毒株便可以复制、传播，并在人群(或者鸡群)中找到新的宿主。研究人员也看到了采用伯奈特在 1944 年哈佛大学讲课中所建议的方法的好处(Burnet,1945)，即传染病应该主要作为两种有机体之间相互作用的生态问题来研究(Zhdanov et al.,1958)。这是一个生态学/流行病学/地理学相结合的观点，而不是一个倾向于主导生物医学研究的简单的、简化的、机械的医学观点。这一评价得到了范·赫弗特的回应，在讨论伯奈特专著时，范·赫弗特提出了如何把有机体分离出来研究的方法，他称之为"本体论方法"。

然而伯奈特则将这些方法与把有机体放在自然环境中研究的方法(即生态学方法)进行了对比。伯奈特认为，病毒与宿主之间不可能是敌我关系，拮抗作用。如果一种病原体——无论细菌、病毒还是其他什么东西要作为一个活的有机体，那么它的存在以及宿主和病原体的持续生存都不能建立在拮抗的基础上。因为拮抗关系意味着宿主与病原体之间是你死我活的关系，那么宿主一旦死亡，病原体也没有生存的基础了。(van Helvoort,1993:20)

因此，套用乔治·伊芙琳·哈金森(George Evelyn Hutchinson)的名著就是《在生态的剧场里上演着进化的戏剧》(Hutchinson,1965)，那么就必须考虑病毒的进化压力。但确定这些施加在病毒上的压力并非那么简单易行、直截了当。例如，在不断增长和流动的全球人口中，什么更有可能发生？新病毒增多还是减少？一种观点认为，更多的人意味着更多的宿主和更多的新病毒的机会，即基因漂移和基因转移。或者，更多的宿主是否意味着更少的进化压力，即广泛的免疫将需要更长的时间来实现？如果我们承认大流感疫情发生的时间间隔越来越长，或许后者是正确的。但什么是更重要的机会或进化压力？

那么,疫苗是否可以作为流感的进化触发器或驱动因素?通过提高人类的抵抗力和免疫力,我们是否加速了新毒株的进化? 这并不是提倡不使用已开发的流感疫苗:我们需要现有的药物防御,而且正在努力开发。然而,我们无法超越病毒的进化或超越病毒的适应力。与病毒的进化竞争,则是一场人类不会赢的比赛,正如莱登伯格幽默地指出,"我们无法与微生物竞争,微生物的数量是按几天的时间里增长 10^{12}、10^{14}、10^{16} 的指数来衡量的"(Lederberg,1997:418-419)。因此,人类与流感病毒之间的斗争将继续下去。宿主—寄生的关系将继续,流感病毒基因将继续"漂移"和"转移",给人类造成痛苦。已故的哈佛大学古生物学家、进化生物学家和科学史学家斯蒂芬·杰伊·古尔德(Stephen Jay Gould)在一次关于艾滋病毒/艾滋病的演讲中说:

我们已经经历了几代人的巨大财富:从 1918 年大流感以来,还没有一种致命的流行病袭击人类。纵观人类历史,流行病就是日常的生物学。带着一贯的傲慢,人类觉得自己已经通过技术进步学会了永远摆脱疫情,但我们并没有。(Fincher,1989:145)

这使我们得出一个相当令人沮丧的结论,即人类必须为流感的进一步袭击做好准备,流感有可能造成大规模的发病率和死亡率。以下章节描述了流感对人类造成的严重威胁,当 20 世纪初世界大战让位于大流感时,人类陷入了一场由疾病带来的深重灾难中,短短数月千百万人丧生(Oxford,2001)[23]。

第三章

大流感的地理学

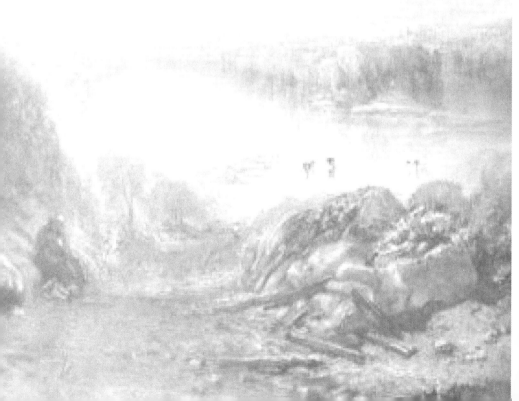

西班牙背锅的来龙去脉。

疫情，暴发于军营。

美军和英军军营里缜密完善的后勤记录，让后人对病源的追溯有据可查，但不能因此就指认那些记录可以作为疾病源起的证据。

一个世纪前那场大流感疫情，传播疾病的主要交通工具是火车、船舶，而今天是飞机……

新的人际互动模式下，乡村不再偏僻，偏远地区不再偏远。

20 世纪的第二个 10 年让当时的年轻人看不到一点希望——第一次世界大战和紧接着的全球大流感夺走了上百万人的性命,并使数亿人遭殃。在英国的历史和文学作品中,充满了战争中迷惘的一代的故事,在法国和德国的作品中也是一样的。[1]但另一个故事,不太为人所知,那就是 1918—1919 年的全球大流感。而这,是一个 10 亿人患病、1 亿人死亡的故事。

责难直指西班牙

西班牙在第一次世界大战中采取了中立的立场,因此,在那场欧洲多国都卷入的大战中,西班牙的国土是平静的。[2]这样,西班牙新闻界没有受到像其他国家的新闻机构同行所受到的那些限制。因此,当疾病暴发时,这一情况被广泛报道。这些报道随后在其他地方被重复,因此西班牙成为第一个被广泛报道为受到流感疫情冲击的国家,控制这些最初的报道是不可能的。1918 年 6 月 25 日《泰晤士报》最早的一篇关于这次流感疫情的报道是以"西班牙流感——病人的症状"为标题,试图解释为什么西班牙是流感的源头:干燥多风的西班牙春季是令人不快和不健康的季节。希望阴雨的天气或湿润的风会施展魔法阻止瘟疫的发展。不幸的是,这些希望都是站不住脚的——英国的天气没能拯救这场瘟疫。其他报纸报道了西班牙国王、首相和大部分内阁成员患上流感的事实(Echeverri,2003:173)。[3]这些报道迅速扩散,以致"西班牙大流感"一词很快被广泛使用。[4]

当然,英国医疗机构认为西班牙可能是这场灾难的源头。医学研究理事会流感研究组从地方政府委员会收到的第一批函件中有一项是要求提供任何发生在西班牙的流感、痢疾或腹泻的疫情信息(PRO FD,1535)。然而,西班牙并不是唯一一个受到指责的国家。从最开始,人们就认为战争所形成的条件很可能引发并散播了这种新疾病。一份加拿大报纸写道:

即使是毫无意愿参战的国家也无法在这场战争中完全置身事外。本来处于中立地位的西班牙,却为那些已经饱受战争之苦的基督教国家送上了一份大流感。这种恼人的疾病从西班牙蔓延到前线的军队,随后分散到四面八方。[5]

毫无疑问,西班牙当局恼怒这种四处的讹传,对疾病源自西班牙的污蔑中伤予以反击。他们极力争辩说,这种疾病是从法国传入西班牙的,并且据理力争地指出,马德里疫情的发展与大量游客的出现同时发生(Graves,1969:23)。当时人们意识到了这种疾病很可能是从法国战场传到伊比利亚半岛(Iberian Peninsula)[6]的,这种推测的合理性是鉴于法国军队是第一波疫情暴发的受害者。几十年后,一些西班牙人仍然认为"西班牙流感"这一人们口头上对那次疫情的习惯叫法具有冒犯性。例如,在一本书里有一章关于西班牙人对大流感的看法,作者就用一句坚决果断的话做开篇:"实际上,西班牙大流感与西班牙无关。"然后写道,"大家这么叫来叫去的意思是指 1918-1919 年大流感据信的起源,这是完全没道理的"(Echeverri,2003:173)。比特里兹·埃切韦里(Beatriz Echeverri)指出,对其他地方的调查意味着这场疫情既受到调查又被战争所掩盖,在早期,她曾相对温和地公开批评这种对西班牙的攻击——"对于这种不公平的指责,唯一可能的解释是,在那个春天,其他国家,也就是那些第一次世界大战的参战国没有一个希望外界知道自己军中有半数人正因流感躺在床上"(Echeverri,1998:1)。然而,有一个国家称这种疾病是西班牙疾病还算合理:一名葡萄牙卫生官员说,

"唯一可以理直气壮地称大流感为'西班牙流感'的国家是葡萄牙,因为葡萄牙的感染来自邻国西班牙"(Jorge,1919)。阿根廷也可以做出类似的声明,正如《泰晤士报》(1918 年 11 月 1 日第 7 版)驻阿根廷记者在病榻上发出的一份电报中说的那样,"这个国家为自己的粗心大意付出了代价,竟然允许一艘西班牙轮船上患流感的乘客下船"。

现在人们普遍认为,西班牙不是这一致命性流感的发源地。虽然最初大家认为西班牙是这一疾病的可能来源地,但是其他地点也并不排除在外。这些地点包括俄罗斯、亚洲以及美国(Barry,2004;Beveridge,1977;McGinnis,1976;Marks & Beatty,1976;Pettigrew,1983;Schild,1977)。这一说法是基于——现代病毒学家认为亚洲是一个病毒毒株的存储池,各种流感病毒隐藏在该地区大量的家禽和猪群中。这一地区随处可见的、大规模的、杂乱无章的人禽与人畜共处状况,可能导致在一个宿主中有 A 型流感的两种毒株相遇,从而产生新的毒株。认为亚洲是病源地的说法不一而足:贝弗里奇(W. T. B. Beveridge)认为亚洲可能是 1918 年春天北半球相对温和的第一波疫情的发源地(Beveridge,1977);杰弗瑞·马克斯(Geoffrey Marks)和威廉·比蒂(Williams Beatty)认为疫情在 1918 年春天发生在日本和中国(Marks & Beatty,1976:271);杰弗瑞·施切尔德(Geoffrey Schild)笼统地说"感染好像是从亚洲传播到欧洲的"(Schild,1977:366)。流感疫情源于亚洲的证据是,过去三种全球性大流感的病毒毒株都是在亚洲分离出来的,因此东南亚可以被视为病毒散布到其他地区的源头(Cliff *et al.*,1986:27,261)。当然,也有人声称中国在很大程度上躲过了 1918—1919 年大流感,但是这种说法并没有充分的证据(Iijima,1998)。[7]

有充分的文献证明,1918 年,流感在欧洲军队中肆虐(Beveridge,1977;Burnet & Clark,1942;Butler,1943;Crosby,1989;Cummins,1919;McIntosh,1922;MacPherson et al.,1920;Ministry of Health,1920c)。疾病在法国军队中出现足以说明了问题(Dowdle & LaPatra,1983;Marks & Beatty,1976)。当时,俄罗斯处于动荡之中,也被认为可能是这种疾病的源头(Beveridge,1977:40)。然而,很大程度上由于缺乏充分的证据疾病源头很难查实,而且当时的政治和社会动荡使情况更加复杂。

有关西班牙、欧洲或亚洲起源的说法逐渐淡出人们的视野,确信美国是这一病毒的最终起源成了正统的说法。这一观点是,大流感可能起源于美国中西部。显然,1918 年 3 月 11 日在堪萨斯州莱利堡(Fort Riley)发生的流感病例与其他来自美国军事设施点和军事基地报告的同期病例是最早有记载的之一(Barry,2004;Crosby,1989;Frost,1919;Stuart-Harris et al.,1985;Zhdanov et al.,1958)。在讨论美国军营的健康情况时,伯奈特和克拉克注意到,在 1917 年秋季至 1918 年的冬季,军营里暴发了伴有链球菌肺炎并发症的高死亡率的麻疹和由常见的肺炎球菌感染造成的大叶性肺炎,但是大叶性肺炎显示了寻常的特征和正常的病死率,尽管堪萨斯州的芳斯彤军营(Funston Camp)在 3 月 5 日就有突发性流感疫情的描述(Burnet & Clark,1942:69)。因此,驻扎在中西部的美国军队在 1918 年年初就有关于流感报告的记录。紧随其后的是呼吸系统疾病的暴发,尤其是在美国东部地区。很明显,这种病毒随着美国军队被带到法国战场,并从那里传播到世界其他地方(Barry,2004;Burnet & Clark,1942;Crosby,1989;Stuart-Harris et al.,1985)。

伯奈特和克拉克推测是一个前体病毒引发了那场美国春季流感，而后在军营和交通运输中，这个前体病毒发现了诸多传播和发展的机会，要么在毒性上，要么在抗原特征上，发生的任何有利于生存的变异都使病毒抓住了这些机会，并且这个过程在法国的军队中继续进行（Burnet & Clark，1942：70－71）。这种观点随后在保罗·埃瓦尔德（Paul Ewald）的推测中得到了回应，埃瓦尔德认为对于病毒的传播，战壕里的环境几乎不能再完美了：拥挤、迅速补充的易感人群，病患和易感人群共处一隅又不停地流动，以及战壕里不断攀升的死亡率进一步引发更多的人易感（Ewald，1994：110－113）。他认为，在如此有利或如此不同于常态的条件下，病毒的变异比通常条件所允许的变异更具毒性。在通常情况下，病毒太过有效、毒性太强可能导致过多过快地杀死宿主，从而使病毒自身的生存变得困难，而由于1918年法国战壕中存在的特殊条件，以上的限制被消除了，那么一个直接的后果就是病毒进化成了一种毒性更强的毒株（Ewald，1994：110－113）。

当然，有证据表明早在1918年4月法国就出现了流感。一位名叫索托瓦（Soltau）的上校报告——第一次暴发大约在4月中旬。索托瓦注意到首先发生在第一次世界大战中最为惨烈的伊普尔战区（Ypres Salient）[8]，各种疾病似乎总是在这一地区盛行（Royal Society of Medicine，1918：27）。英国军队中发生的进一步的局部暴发被记录下来，这表明6月份从法国返回英国的英军将这种疾病带入英国（Burnet & Clark，1942：70；Carnwath，1919）。其他报道的病例是在布雷斯特（Brest）的美军兵营和波尔多附近的休整营中。大约同期，在瑞士边境附近的查蒙特（Chaumont）发生了一场轻微的疫情，波及美国军队和平民

（Burnet & Clark，1942：70）。美国军团中军医纵队的威廉·西德尼·塞耶（William Sidney Thayer）将军注意到：

4 月底和 5 月初，军中突然暴发疫情，首先可能是在波尔多，接着在马恩（Marne）和孚日山脉（Vosges），很快疫情在不同的军营里相继出现，然后或多或少地在波尔多地区遍及。起初症状很轻，很快这种病就被称为"发热三天"。（Royal Society of Medicine，1918：28）

澳大利亚官方对战争的历史记录："中国和日本的代表报告他们国家的首次疫情暴发是在 1918 年 3 月和 4 月，而在 1918年 4 月，英国远征军中出现了第一次疫情暴发，到了 5 月，疫情在英国、法国和德国的军队里肆虐"（Butler，1943：III：192）。索托瓦上校后来报告说，虽然在 5 月疾病四处扩散，但是到了月底疫情渐缓，有所平息。然而，这种平静是短暂的，从 1918 年 6 月初开始，疫情再次出现，这次传播范围更广，致命性更强。到了6 月的第三周，疫情在驻法国的盟军中达到高峰，出现越来越多的呼吸系统并发症病人，越来越多的病例需要入住特别流感中心，约 2% 发展为严重的肺部病变，其中死亡率相当高（Royal Society of Medicine，1918：27）。塞耶将军证实了美国军队的这一经历，这些后来暴发的疫情持续得更久，并发症更为常见（Royal Society of Medicine，1918：29）。因此，有观点认为该病毒是由美国军队带到法国的（Barry，2004；Beveridge，1977；Burnet & Clark，1942；Carnwath，1919；Collier，1974；Crosby，1989；Ministry of Health，1920c；Royal Society of Medicine，1918；Zhdanov et al.，1958）。[9] 持这一推论的人认为，在传播到法国之前，该病毒出现在美国中西部地区，很可能是由猪流感和人流感病毒毒株重新组合而成的。在那里，病毒找到大量易感人群，把他们作为非常有效的载体再次传播。另一种可能是,战争环境刺激了病毒进一步进化成一种毒性特别强的毒株。无论是哪种情况,似乎都有可能是军队的调动使病毒重新扩散,通常是先传到自己的国家然后进一步扩散。

　　但这是真的吗? 有多少是源于记录的可用性,源于美国记录的存在和其他地方记录的缺失或忽略的结果? 尽管大流感的美国起源说听起来比西班牙流感有道理,但它可能不是故事的全部。现有证据对 1918 年早期在美国的家猪身上出现了一种新的病毒毒株的假设提出质疑(Oxford *et al.*,1999,2001,2002)。这其中的一些证据实际上曾经被用来支持美国起源说,以前一直被忽视或弃之不用。举个例子,1943 年的一本《澳大利亚军医官方历史资料》(*Offcial History of the Australian Army Medical Services*)中指出,对那场 1914—1918 年疫情起源的考量有几种假设,其中还涵盖了大流感的结果:(1)它是从东(中国)到西,(2)从西(西班牙或美国)到东;它是由地方病转化为疫情,或者是欧洲局部流行的化脓性支气管炎的再发展和美国军营中流行性胸膜肿的进一步发展(Butler,1943:Ⅲ:194)。

　　这是一场最严格意义上的全球大流感——在很短的时间内跨越了整个地球。从 1918 年 9 月下旬至 11 月,美国下士沃恩(Vaughan)死在南卡罗来纳州[10],另一名士兵死在阿普敦(Upton)军营,那位被称作“露西”的则死在阿拉斯加[11]执行布雷维克任务(Brevig Mission)中,6 名挪威矿工死在斯匹茨拜根[12]的朗伊尔宾。在同一时期(早在 1918 年 9 月),还出现了遍及如下国家的流感死亡病例报告——挪威、瑞典、芬兰、加拿大、西班牙、英国、法国、德国、塞内加尔、坦桑尼亚、尼日利亚、加纳、津巴布韦、南非、印度和印度尼西亚(Åman,1990;Brown,1987;

Crosby，1989；Echenberg，1998，1993；Echeverri，2003；Ellison，2003；Johnson，1993，1998；Linnanmäki，1998；Mamelund，1998a，1998b；Mills，1986；Musambachime，1998；Ohadike，1981；Patterson，1983；Phillips，1990a；Registrar-General，1920；Witte，1998）。这些死亡病例所涉地域之广，表明在此之前该疾病已经在全球传播，大流感的"播种"早已发生。较早的一波发生在北半球的夏天，分布很广，尽管征兆没有那么明显。

1918 年 11 月 13 日和 14 日，在伦敦举行的英国皇家医学会关于流感的研讨会上，明确指出 1917 年在英国和法国的军队中一种被称为"化脓性支气管炎"的疾病很普遍。在这次讨论中几位发言者都回顾了他们的经历，如约翰·艾尔（John Eyre）教授、英国皇家陆军军医纵队的阿道夫·亚伯拉罕（Adolphe Abrahams）少校、加拿大军团军医纵队的马洛赫（T. A. Malloch）少校都指出 1917 年化脓性支气管炎病例的尸体解剖和肺部病理组织学与近期的流感病例非常相似（Royal Society of Medicine，1918：45－50，93，97－102）。阿伯克朗姆拜（R. G. Abercrombie）博士谈道：

1917 年初，在法国照顾了一大批患有严重化脓性支气管炎的士兵，有些病例发展成支气管肺炎。这些病患表现为呼吸困难、紫绀、化脓性脓肿、发热和高死亡率，谵妄并不明显。健康的年轻士兵容易患病，少数病例关联急性肾炎。大约三分之一的病例，肺与支气管实质性病变可通过临床诊断或尸检识别。（Royal Society of Medicine，1918：91）[13]

这些疫情病例精确地显示出与 1918—1919 年大流感死亡病例相同的临床和生理描述，也与诸多的化脓性支气管炎的医学论文相呼应（Abrahams et al.，1917，1919；Hammond et al.，1917）。

现在知道这些早期报告来自当时驻扎在法国布洛涅(Boulogne)南部海岸的伊塔普勒斯(Etaples)的庞大的英军军营(Oxford et al.，1999，2002)。这个军营有医院、养猪场、养鸡场(Oxford，2001)以及其他军需后勤保障物资场地,随时可以容纳 10 万名士兵,1916—1918 年,超过 100 万名士兵通过这个军营在英国本土与西部战线之间转运。哈蒙德(J. A. B. Hammond)等人(Hammond et al.，1917)描述了在 1916 年暴发的以紫绀为临床特征的化脓性支气管炎疫情,对这次疫情的临床微生物学鉴定认为,这是典型的流感疫情,因为这些特征与 1918—1919 年流感疫情中大量的有据可查的死亡病例并无二致(Oxford et al.，2002：112)。亚伯拉罕斯等人(Abrahams et al，1917，1919)报告了一种带有特有的日落色紫绀临床特征的化脓性支气管炎疫情的暴发(Abrahams et al.，1917：377),以及 1917 年 3 月该病在阿尔德肖特(Aldershot)军营造成的高死亡率。1920 年英国卫生部在关于大流感的报告中指出,除了在法国驻扎的军队中的病例外,1916 年和 1917 年在平民中似乎出现了一些类似疾病的小范围小规模暴发(Ministry of Health，1920c：225)。值得一提的是,伯奈特和克拉克注意到了这些早期病例,但随后这些报告似乎被忽视了。其实伯奈特和克拉克在书中清楚地阐述了这种联系:

1916—1917 年的冬天,在驻法的英军部队里出现了大量的严重呼吸道感染病例。所患疾病被描述为化脓性支气管炎,但是非常令人玩味的是,那些严重病例所呈现的日落色紫绀的临床特征恰恰是 1918 年秋季大流感病例的特征。(Burnet & Clark，1942：70)

詹姆斯·麦金托什(James McIntosh)还在 1922 年医学研究委员会的一份报告中提到了这些早期的疫情,他在报告中对全球大流感的西班牙起源提出了质疑：

> 这一疫情首次出现的确切地点和日期非常不确定。虽然1918年初春西班牙曾发生过一次大规模的疫情，但这次疫情的西班牙起源说却令人怀疑。文献研究表明，在更早的时间，即1916—1917年冬季，在英国本土和驻扎在法国的英国军队里都明显出现了典型的流感的局部流行。（McIntosh，1922:6）

因此，1918年和1919年造成那么多人患病和死亡的病毒好像1917年时在英国军队中就已经存在了。杰弗瑞·陶本伯格和阿丽丝·里德（Alice Reid）及其研究团队的研究表明，甚至早在1915年就已经出现了那场大流感的病毒毒株。[14]

进一步佐证这种流感在1918年以前就存在的旁证，包括军队和地方医务人员的传记和官方报告，其中一些只是进一步证实了法国的情况。例如，一个例子来自当时的一名美军外科医生哈维·库欣（Harvey Cushing）的回忆录，他在日记中写了以下内容：[15]

> 1917年10月18日星期四2:00，途中，在小包厢里，我旁边的那个人醒了，打了个喷嚏，我也打喷嚏了。全世界都在伤风感冒——在门丁赫姆（Mendinghem），在爱斯丁（Hesdin），在巴黎，1918年1月2日布洛涅。

> 我昨晚看到了杰克·麦克雷（Jack McCrae），这是最后一次了。一个士兵他是怎么也不愿意死在床上的，病了三天就这样离去了。（Cushing，1936:228，280）

但是在1918年之前，因这种流感而死亡的并不仅限于英国和法国的军人。伦敦郡议会医疗官威廉·哈默（William Hamer）注意到，1917年12月，伦敦因流感和支气管炎患病死亡的人数增加。在1918年度报告的附录中他继续写道：

1917 年 12 月，一个感化院的男孩突然得了一种致命的疾病，这引起了人们对流感中某些新的和特殊的东西的怀疑。死亡原因是肺部充血，男孩的死恰恰发生在伦敦总死亡率第一次明显上升之前。而与他同在一所学校的男孩中，相隔几周又发生四例死亡：一个是 1 月 28 日，记录为肺尖部肺炎；一个是 2 月 23 日，记录为肺结核；一个是 4 月 12 日，记录为脑脊膜炎；还有一个是 7 月 11 日，记录为流感。这些死亡病例让人疑惑重重。（Hamer，1918：2）

还有进一步的迹象，即在其他地方流感的报告时间早于人们普遍认识到的时间。不可否认的是，其中一些报告几乎没有显示出流感的症状，因此可能是正常感冒。例如，芬兰在 1917 年几乎没有流感死亡报告，但记录到肺炎死亡人数的上升，在维普利（Viipuri）和拉马（Rauma）的医务人员都报告了他们所在城镇的流感病例数很高（Linnanmaki，1999）。其他的例子还有印度，有报道称，1917 年在孟买的各个监狱都有流感病例存在（Mills，1986：4）。而德国一直声称流感可能早在 1916 年就出现了（Witte，1998：1 引自 Levinthal et al.，1921）。并且英国卫生部早在 1918 年之前就觉察到在德国的这一迹象。例如，在波鸿疾病保险管理局（Bochum Administration of Sick Insurance）最近的一份报告里提到——在这个区域 1915 年有 9 117 例流感，而 1916 年这一数字升至 12 788（Ministry of Health，1920c：267）。1918 年之前美国也有显著的流感活动迹象，包括一种广泛流行的疾病，其临床表现与流感相同，1915 年底几乎蔓延到美国所有的州。此次流感暴发散播速度之快引人注目，而且在其传播时不易察觉，因为同时有这么多人感染，1915—1916 年的暴发特征与 1918 年的暴发非常像（Ministry of Health，1920c：281）。

从这些各种各样的证据来看,认为在 1918 年以前某个时候大流感病毒实际上就已经出现是有道理的。只是,病毒于何时何地出现的,无从知晓,也可能永远无法得知。虽然现在许多人认为 1918 年大流感不应该被称为"西班牙流感"或"西班牙夫人"(Crosby,1989;Shortridge,1999),但是它应该叫什么名字?最近的研究提出了其他命名问题,问这样一个问题:"那位女士是谁?"(Oxford et al.,1999)。基于那些可能是对大流感毒株最早的临床和病理的描述,一些人主张,可以使用现代流感命名法将该病毒指定为 A/Etaples/1/1916 或 A/Aldershot/1/1917;似乎是将"西班牙女士"转为"法国女士"或"英国女士"(Oxford et al.,1999:1352)[16]。

相信 1918 年之前的起源说,甚至可能更早一些,这意味着疾病的传播并不像之前想象的那么快。那么这种情况就使得病毒在世界各地时不时地进行"播种"。因此,早些时候的报道流感病例可能是大流行的"先驱波"(Glezen et al.,1982),现在知道,在所有已知的大流感流行之前,都有一些小规模的局部暴发,这一过程称为病毒在人群中"播种"(Dutton,1988:130)。前面的讨论为 1918—1919 年大流感的这种播种提供了一些证据。进一步的证据来自挪威的数据[17],死亡率的年龄分布表明,在 1915 年和 1916 年流感的上升与年轻人群中不同寻常的死亡率有关,而那正是 1918—1919 年大流感的特征(Johnson,2001:123)。1918 年以前流感上升的迹象也可以在其他地区流感或肺炎死亡率的报告表格中体现,如英格兰和威尔士、苏格兰、瑞典、丹麦、挪威、都柏林、纽约、芝加哥和华盛顿特区的哥伦比亚区(Johnson,2001:120-121)。

流感通常是一种季节性疾病,往往与较冷的月份有关。然而,在大流感疫情中,这种季节性可能会消失。通常认为,1918—1919年大流感发生了三波疫情:开始于1918年北半球的春夏(5—7月)之交,这次相对温和的疫情冲击波没有引起多少人注意;可是在北半球的秋天(10—12月),第二波疯狂地席卷了全球;随后在1919年初又发生了另一波不那么严重的。在不到一年的时间里三波疫情环绕了全球。大流感的三波疫情都袭击了英国,导致大量的发病率和死亡率,扰乱了正常的生活,夺去了许多人的生命,尤其是青壮年。当绘制流感死亡率时,这种波形很明显(图3.1)。第二波疫情最致命,在英国有记录的流感死亡人数中有64%是发生在第二波;10%发生在第一波和26%发生在最后一波。这三波的模式,死亡率大部分发生在第二波,几乎是普遍的。这种时间和模式几乎适用于每个大洲的每个国家,中立国和交战国、殖民列强和殖民地、富国和穷国都有类似的经历,除了澳大利亚。在澳大利亚,富有成效的海岸检疫使得大范围感染延迟到1919年初。

　　大流感每次暴发持续的时间不超过几周。流行曲线证实这是一种潜伏期短、病程短的传染病,数周内死亡率急剧上升,然后又陡然降落,与上升的时候一样快。不同的疾病其流行病学曲线的形状是不同的。这些曲线是潜伏期、毒性和传染性等因素的函数,传播性流行病的一半趋势是向右倾斜,即初始发病率的上升比随后的下跌更快(Fine,1982:47),这个模式在这场大流感的死亡率曲线中很明显。[18]三波疫情的模式颇具一致性,只是有些地方略有不同,例如澳大利亚,由于海岸检疫的成功,经历了一次较长时间的流感疫情,而不是在大多数地方看到的三次剧烈的流感疫情冲击(McCracken & Curson,2003;McQueen,1976;New South Wales,1920;Rice,1989)。虽然澳大利

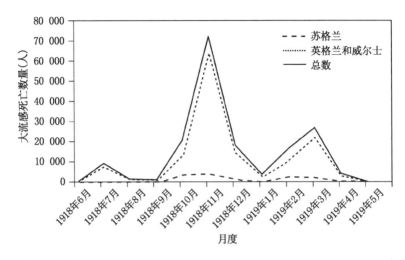

资料来源:Registar-General,1920;Registrar-General for Santland,1919。

图 3.1　1918—1919 年在苏格兰、英格兰和威尔士每月因流感致死的人数

亚的曲线也显示出三个高峰,但值得注意的是,在这三个高峰之间死亡率并没有像大多数地区那样下降。对大多数国家来说,三次疫情冲击波相当不同并且是短暂的。

　　在一些地方,大流感似乎一直持续到 1920 年或在 1920 年卷土重来,最明显的是在斯堪的纳维亚。这在挪威的流感死亡率的年龄结构中有明显体现。一些人认为这是第四波,尽管这不具有普遍性,但是专家对此是有争论的,即认为是大流感的第四波,还是由不同病毒毒株引起的一种新的流感(Åman,1990;Iijima,1998;Linnanmäki,1998;Mamelund,1998b;Ministry of Health,1920c;Pettit,1976)。可以肯定的是,到 1922 年,流感死亡率已恢复到一种更常见的模式,即死亡主要发生在高龄群体,而不是青壮年人群。英格兰和威尔士也有类似的经历(第四章将提到更多的关于不同年龄组的死亡率细节),而 1918 年之前,

流感诱发的死亡主要集中在 5 岁以下年龄组和高龄组。到 1917
年和 1918 年情况有显著变化，死亡率占主要的是青壮年年龄
组，且一直持续到 1919 年。然而，在 1920 年显示了一个非常低
死亡率的混合模式。伯奈特和克拉克指出，"死亡率在不同年龄
组的分布相当稳定地恢复到正常水平，但直到 1929 年才完全恢
复到大流感前的状态"（Burnet & Clark，1942:77）。

社交距离下，有朋自远方来，难以乐耶

　　传染病的扩散总是包含传染扩散的组成元素。传染扩散需
要密切或直接接触才能传播，疾病的传播是以离心方式从源点向
外发生，这种模式的重点在于易感者、已感染者与潜在易感者之
间的接近和互动（Goodall，1987:126）。此外，传染扩散是一个扩张
性的过程，并且强烈地受到"距离摩擦效应"的影响（Abler et al.，
1971:391）。"邻居效应"在这种传播中非常重要，它意味着向附近
的某人或某地远比向偏远地区传播疾病的可能性更大。扩散模
式是由促进其扩散的网络以及改变其扩散的障碍所决定的。对
于疾病的传播，潜伏期、传染性等因素也很重要。疾病的扩散被
认为是一个随机过程，这导致了扩散模型的产生，使我们能够模
拟流行病的发展过程。然而，要产生这样的模型，必须要有满足
一定标准的数据。这些信息包括疾病起源、媒介、传播率、传染
性、种群阈值、传播机制和接触概率等。芮奥登认为，流感的流行
病学特征、不明确的诊断及对其周期性预测的缺乏，这些导致在
地理学层面对流感研究的资料很少（Riordan，1986:66）。随着各
种建模形式的应用，这一观点略有改变。目前已知并实际应用的
在不同规模和尺度上监测流感的数学/地理模型包括：大规模行

动模型、链式二项模型、家庭模型、多人口模型和超高死亡率模型,详细介绍这些建模超出了本书的范畴。然而,利用 1918—1919 年大流感作为最典型的案例来研究可能是检验这些模型的有效方法。[19]

如果病毒起源不清楚,确定大流感的传播扩散就无从下手。直到最近,很多文献都提到病毒在传播到法国之前起源于美国,而在法国,病毒显然在处于战事的军队里扩散了,并且从那里再流向世界各地。伯奈特和克拉克支持大流感病毒的美国起源说,写道:

2 月和 3 月疫情在美国军队和地方的连续性扩散,又在这个时间随着重型机械化部队的调动从美国传到欧洲,4 月流感又出现在驻布雷斯特和波尔多的美军部队中,稍后在法国的各个军营里传播。在 1918 年 4 月底的巴黎,一场与同年 5 月和 6 月在英国发生的第一波疫情类似的流行病开始了,几乎与此同时,意大利也经历了一场类似的流行病。5 月,西班牙、葡萄牙和希腊也被卷入其中,而英国和瑞士是在接近 6 月底的时候,德国、丹麦和挪威是在 7 月,而荷兰和瑞典是在 8 月。(Burnet & Clark,1942:70)

无论这种疾病实际上是在哪里出现的,无论在这次大范围暴发之前的几年里它是否已经在世界各地"播种"病毒,毫无疑问,到 1918 年这种疾病已在全球各地传播。在大流感的第一波暴发之后,有一段时间是平静的。但是,这种平静是短暂的,正如克罗斯拜所说,1918 年 8 月,在波士顿、布雷斯特和弗里敦(Freetown)的三次疫情暴发,开始呈现有史以来流感单次暴发中最高的发病率和死亡率(Burnet & Clark,1942;Crosby,1989:37)。这波疫情以一种极其致命的流感病毒席卷了全球。在绝大多数国家,大流感于 1918 年 10

月/11月达到高峰。我们可以更明确地描绘第二波疫情的传播可以得到明确的描绘,而第一波疫情,由于是突如其来以及缺乏可靠的资料很难绘制,而第二波则可以更准确地确定。因此,对这次流感传播地图的绘制可以给予更多的信赖(图 3.2 和图 3.3)。

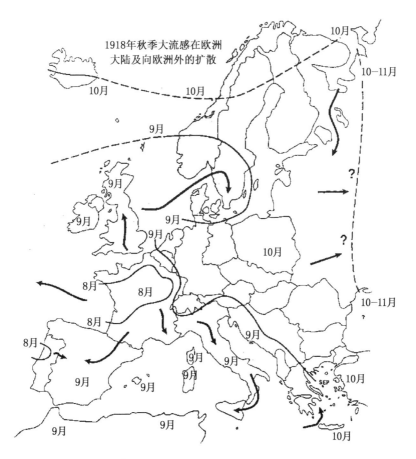

资料来源:Patterson & Pyle,1991:12。致谢 G. F. Pyle 和约翰霍普金斯大学出版社授权使用。

图 3. 2 大流感疫情第二波在世界范围的扩散

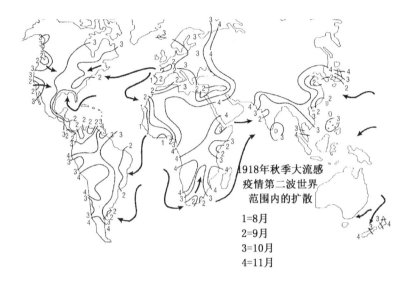

资料来源：Patterson & Pyle,1991:9。致谢 G. F. Pyle 和约翰霍普金斯大学
出版社授权使用。

图 3.3 大流感疫情第二波向欧洲扩散以及从欧洲向外扩散

人类活动在很大程度上决定了大流感的传播。一旦这个新
病毒开始传播，就会扩散到世界的其他地方。毫无疑问，扩散是
在人群的穿梭往来情况下从欧美的主要中心传播到欧洲（俄罗
斯除外）、美国、澳大利亚和新西兰等其他地方（Burnet &
Clark,1942:71）。在非洲，这种疾病从塞拉利昂蔓延开来，或者
说病毒在此重整旗鼓后再次蔓延，通常是通过船只进入每一国
家或地区。战争以及非洲本地搬运工对流感在非洲的传播起到
了关键作用（Cole,1994；Echenberg,1993,1998；Ellison,2003；
Killingray,1996；Mueller,1995；Musambachime,1998；Ohadike,
1991;1998；Phillips,1990a；Tomkins,1994）。疾病在亚洲和太
平洋的传播也是由人群的穿梭往来加剧的。例如，病毒首先被

带入新西兰,然后从新西兰重新"出口"到南太平洋大部分地区,
这一点已经由可以指出具体哪些船只运载了这种"致命货物"所
证实。[20]

从逻辑上可以推论,穿梭往来运送感染者的交通网是传播
疫情最重要和最明显的链环。各种形式的交通运输工具在大流
感的传播中起到了至关重要的作用,一道道隔离防线由此被跨
越。海运是在国家之间,当然更是在各大洲之间传播疾病最重
要的途径,而铁路是各国陆路运输的重要途径。虽然导致流感
的致病有机体很长一段时间没有被发现,但人们认识到流感是
一种人际传播疾病。剑桥大学圣拉黛贡德学院(St Radegund)
的克利福德·阿尔布特(Clifford Allbutt)写给《泰晤士报》编辑
的一封信包括这样一段附言:1891 至 1892 年的流感期间,我仔
细研究了现存的以往的流感疫情记录,而后意识到,这些疾病就
像旅行者一样奔跑(*The Times*,1918 年 10 月 31 日第 7 版)。

到目前为止,携带疾病到更远的大陆和国家的最重要的运
输方式是海运。船只,尤其是运兵船,把这种疾病带到了许多国
家。从港口城市开始,通过陆路交通网络,通常是铁路,疾病被
传播到整个大陆或国家。在本书的其他章节里讨论的南非、澳
大利亚和新西兰政府所采取的行动表明,他们认为航运是将这
一疾病带到世界大部分地区传播非常重要的媒介,当然这里借
用"媒介"这一术语是非技术层面上的。在对新西兰的研究中,
塔鲁恩号(S. S. Talune)被视为一艘"死亡"之船,将大流感带到
南太平洋的一系列岛屿(Crosby,1989;Edwards,1986;Rice,
1988)。其他一些地方,也有具体舰船被指明是首批感染的携带
者。这些包括冰岛的案例,在那里三艘拖网渔船与疾病的首次
引入相关(Cliff *et al*.,1986:147－149);阿根廷的案例中,在那

里有一艘西班牙的蒸汽轮卸载一批染病的乘客上岸进入布宜诺斯艾利斯(*The Times*,1916 年 11 月 1 日第 1 版);加拿大的案例中,与索马里号舰船(Somali)和名古屋号舰船(Nagoya),阿兰古彦号运兵船(Araguayan)和 1099 号医疗舰(Med 1099)都被确认是将流感带到加拿大的首批船只(Heagerty,1928:215;Johnson,1998:89-90)。还有许多其他地方的案例,船运被认为有可能(甚至是唯一的途径)实现了疾病的运输,然而并没有或者无法对舰船逐艘确认,这些包括印度、毛里求斯、印度尼西亚和西非大部分地区(Brown,1987;Echenberg,1993,1998;Fokeer,1921;Gill,1928:252,289;Mueller,1995:2,10)。

在陆路国家间传播流感,铁路和公路网络起了极其重要的作用,但是程度较轻。各个城市和乡镇的当地交通系统也在传播疾病而且提供了增加感染的机会,因为人们在通勤线路上很拥挤,例如,那段时间通勤车过度拥挤的报道常常见于《泰晤士报》。在许多地方,各种形式的社会和公共活动已经被取消,但是公共交通系统仍然运行,人们仍然需要往返,参加基本的日常活动。对于病毒在全国范围的传播扩散,这些运输网络所起的作用被广泛地意识到。例如,有人指出,当一名来自葡萄牙和西班牙的临时工往返于家和工作地(通常他们来法国工作替代那些应征入伍的人),就会带疾病入境,随后铁路网把病毒传遍整个伊比利亚半岛(Echeverri,2003)。类似的说法存在于许多国家,如加拿大(Andrews,1977;Johnson,1993;McGinnis,1977;Pettigrew,1983)、挪威(Mamelund,1998b)、南非(Phillips,1990a)和韩国,说明了铁路和其他交通网络在城市间逐级传播病毒所起的重要作用。在韩国,一名观察家认为病毒从欧洲经西伯利亚到达北方,又经当时的南满铁路进入首尔。[21] 在英国,

拥挤的列车被公认是(病毒传播的)一个因素,埃塞克斯卫生部(Essex MOH)的斯莱司博士(Dr Thresh)认为:

　　疾病在从伦敦出发的多条干线传播,如从伦敦到南邱(Southend)、到艾平(Epping)、到沃尔芬(Waltham)、到柯切斯特(Colchester)、到剑桥的火车车厢内过于拥挤,在这种情况下,要求人们不去教堂、电影院和参加会议是毫无用处的,在这些地方,人们挤在一起的人数还不及铁路上的一半。(*The Times*,1918 年 10 月 26 日第 7 版)

　　卫生部后来得出了相似的结论,即 1918 年火车和电车的过度拥挤助长了流行病的传播(*The Times*,1919 年 12 月 27 日第7 版)。地方政府委员会首席医务官纽劭姆爵士也意识到这一点:

　　毫无疑问,拥挤的火车、电车、公共汽车,都是感染源的滋生地,而这些领域的服务不能立即提升,但是同时又不能用规定来限制大批的工人乘坐过度拥挤的汽车上班和回家。(Royal Society of Medicine,1918:13)

　　这个国家必须继续,必须不惜一切代价维持战时的努力。在得知纽约、芝加哥、丹佛、克利夫兰、卡姆登(Camden)和华盛顿等美国城市引入了工作错峰时间以减少交通堵塞后,澳大利亚并没有考虑过这一想法(NAA A2,1919:1328)。[22]

　　人际交通网络的作用并不总是被视为流感传播的关键因素。其他建议考虑的因素包括气候或天气、海拔、种族和城市化。1928 年,克利福德·吉尔(Clifford Gill)在对流行病的讨论中就极力主张气候条件在促进或阻碍任何流行病发展的重要性,特别是对于印度而言,几乎可以排除其他因素(Gill,1928:252,289)。即使在讨论海拔的作用时,也仅仅是从海拔如何影响气候这一角度来讨论的。吉尔的观点是一种环境决定论。另一位著名的环境决定论者埃尔斯沃斯·亨廷顿（Ellsworth Huntington）也认为美国气候在疾病的传播中起着重要作用（Huntington,1923），这种观点被媒体反复报道。例如，《泰晤士报》用不同的天气状况来解释流感：1918 年 6 月，干旱和大风使空气中充满了携带微生物的灰尘，在西班牙传播疾病；1918 年 12 月，头条报道《新流感"浪潮"：天气对疾病的影响》（*New influenza 'wave': effect of weather on disease*），认为流感死亡人数的明显增加与天气变化有关。这是类似于意大利对流感的古老概念"伤风感冒"（freddo）[23] 的重新表述，而媒体的医学专栏的记者做了让读者感到莫衷一是的解释：

奇怪的是，当风向由东向西急转，在一小段疾病明显减少的寒冷干燥的季节过后，闷热潮湿的天气随之而来的时候，发病和死亡的增长就开始了。[24] 关于气候与这种疾病的关系，人们所知甚少，无法做出任何推论，但如果有影响的话，很可能是对人的影响，而不是对病毒微生物的影响。在炎热、潮湿的天气里，人体的抵抗能力可能会降低，因为天气会使人郁郁寡欢，那么抵御威胁其身体健康危险的能力也会下降。（*The Times*，1918 年 12 月 3 日第 5 版）

在 1 月底的时候，当新一轮的流感疫情适逢天气出现明显转折，人们又一次归咎天气的变化引发了流感（*The Times*，1919 年 1 月 31 日第 5 版）。但到 1919 年 2 月，天气又转冷，雨雪交加以及泥泞似乎总是利于流感的传播（*The Times*，1919 年 2 月 19 日第 8 版）。

无论天气如何，大流感的影响在英国各地都能感受到，疾病已经蔓延到各地，正如苏格兰的国家事务登记总干事评论的那样，"死亡率分布最突出的特点是其普遍性"（Registrar-General for Scotland,1919:5）。无论病毒毒株的最终来源是什么,1918年年初在法国军队中以及在美国军队中（无论是国内的还是中转的）确实发生了重大疫情。毫无疑问,第一批感染新型流感的英国人是那些在国内外军队服役的人。英国医学研究委员会后来的一份报告称,1918年5月,国家海军舰队暴发了一场严重的疫情,大约九分之一的兵力染疾。不久后,在5月、6月、7月,英国军队出现了第一次大规模疫情,共报告了大约226 615病例。虽然在5月份局部暴发就引起了注意,但地方人群里开始出现病例是在这一波疫情快结束时（McIntosh,1922:6—7）。所以推测,可能在1918年上半年的某个时候,流感是由穿梭往来于港口的军人带入英国的,也可能是同时通过许多港口带入的。[25]格拉斯哥、朴次茅斯、南安普顿和利物浦都是病毒可能的入境港,因为这些城市明显比许多其他的中心城市更早地报告了流感的患病和死亡病例。让人值得玩味的是,伦敦本身是一个重要港口,但是并没有在疫情的早期彰显出其重要身份。《泰晤士报》1920年1月15日第9版报道说,4月在斯卡帕（Scapa）和罗赛斯（Rosyth）国家海军舰队就出现了病例（这一报道让人质疑麦金托什后来的说法）,并指出格拉斯哥是地方人群中暴发疫情的第一个地方,时间是5月。[26]国家事务登记总干事承认第二波疫情的早期与港口相关联的情况在南北方同样明显,这意味着港口是病发集中地,至少在疫情的第一和第二波是这样的（Registrar-General,1920:19）。

　　很难确定疫情在早期传入英国的模式和传播模式,因为当时病例数量可能相当少,没有引起太多关注。此时发生的死亡很可能没有被记录为流感死亡,只有当死亡人数增加到引起人

们对这种疾病的注意的时候,才被统计在内。当然,《泰晤士报》的报道描绘了一个在这种威胁面前几乎没有退缩的国家:

> 每个人都认为它是今天所谓的'西班牙流感'。战争的洗礼仿佛让人们经历了赫拉西奥的鞭笞(Plagosus Orbilius)[27]之后觉醒一样,街头巷尾的平民百姓对外交事务有了更浓厚的兴趣,谈论着几周前在西班牙以惊人的速度扩散的疫情,似乎欣喜地期待着它来到这里。(*The Times*,1918 年 6 月 25 日)

国家事务登记总干事追溯了英格兰和威尔士的疫情起始日期是 1918 年 6 月 29 日,因患流感而死亡的人数显著增加,而且大部分的死亡病例年纪较轻,但在这个日期之前肯定有病例报告。英格兰和威尔士大流感的开始日期是 1918 年 5 月 19 日左右。那一周有 511 人死于流感,而前一周则有 79 人死于流感。另外,在此之前,55 岁以上的流感死亡人数超过了 55 岁以下的死亡人数。5 月 19 日至 6 月 15 日,55 岁以上和 55 岁以下死亡人数大致相同,从 6 月 22 日结束的那一周开始,青壮年死亡率更高。

疫情的扩散与蔓延

对流感传播问题的深入研究显示,流感的传播可能有两个组成部分:逐级分散和弥散蔓延(Cliff *et al*.,1981,1986;Patterson & Pyle,1983;Pyle,1986;Selby,1982)。例如,加拿大在 1918 年大流感的经历就见证了疾病在城乡和邻里间广为传播之前,首先在大都市逐级分散(Johnson,1993)。因此,逐级分散是疾病首先在全国范围分散开来,而疾病的弥散蔓延接下来是在邻里和城乡广为传播。[28]

逐级分散一般是基于这样一个前提,即各地对疫情均易感,但由于各种原因,处于逐级链条顶端的大都市中心区是最先接触到这种疾病的。有人认为,社会和政治等级中的相对位置可能更重要,而不是地理位置(Sattenspiel & Herring,2000)。在这种情况下,对这种疾病最初的接触点是一些港口,即染疾的人返回或进入该国经由的港口。从港口开始,交通网将疾病重置到城市逐级链条的顶端,而后又将疾病逐步分散到城市逐级链条的底端。许多国家已经注意到交通网在传播疾病方面的作用,然而与其他许多国家相比,英国城市布局更为紧凑,那么这一过程会比一些国家所经历的时间更短。[29] 作为一个城市分布更紧凑的国家,人们与都市逐级链条中的顶端的接触和触及就更为均一同质,这就解释了为什么英国各地死亡率的差异更小,相比其他国家死亡率的模式更均一。

大流感时期,英国大都市的逐级链条早已确立,洛(C. M. Law)认为,"在英国快速和大规模的城市化在第一次世界大战之前几乎已经完成,到1911年,英格兰和威尔士的人口城市化率为78.9%"(Law,1967)。此外,主要的统计登记制度以其新的边界反映了这种城市模式。我们在国家事务登记年报和1911年人口普查都注意了报告区域的变化,国事登记从注册地区改为新的行政区域。当时的国家事务登记总干事伯奈特·玛莱特(Bernard Mallett)认为,新的区域分类规划出乡村区、城市中心都市区和郡县区,这样伦敦大行政区不仅更准确地划分了城市和乡村,而且规划区分出了三种不同的城市形式(AR-RG,1911:前言)。[30]

在英国,疾病通过某些港口入境,在城市等级的上层重新分布,通过交通网向链条下一级的城市、郡县和乡村传播,到达这些地方后,开始弥散式蔓延,即人际传播,实现疾病在地方人群中的

传播。这反映在当时的报告中。例如,《泰晤士报》一份报告指出:

> 首先涉及的是港口。接着,瘟疫蔓延到了伦敦,毫无疑问,它是由乘坐直达列车的旅客带到伦敦的。从伦敦再次辐射,达到伯明翰、诺丁汉和其他区域的中心地带。进入较小的行政区域后,疫情依旧势头不减,到处肆虐。(*The Times*,1918 年 12 月 18 日第 5 版)

从图 3.4 可以看出疾病的传播模式:先是某些港口,伦敦紧随其后,然后是都市逐级链条上的下几级,显示了几个城市的疫情发展曲线。显然,以朴次茅斯和利物浦为代表的某些港口的死亡率峰值早于伦敦,较小和较远的区域中心所显示的死亡率峰值较晚,例如伯明翰、布拉德福特、曼彻斯特和诺丁汉。值得注意的是,这种模式在第三波疫情中并不明显。

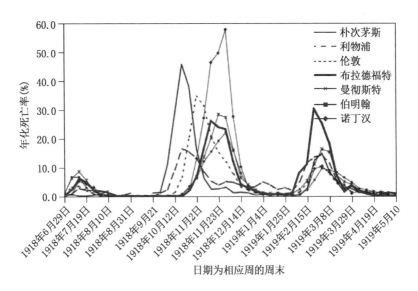

资料来源:Registar-Gereral,1920。

图 3.4   1918—1919 年几个城市的流感死亡率

　　绘制每周记录的死亡率以考察疾病的传播（Johnson，2001），很明显，在大流感期间的大部分时间里，实际上流感活动是非常少的。死亡率的高峰期相对短暂。这种"一到两周快速传播，随后的两到三周出现高发病率和高死亡率，接下来疫情迅速平息"的模式并不是英国独有的（Galishoff，1969：249）。这些模式证实了国事登记总干事从死亡率数据得出的结论，即整个大流感期间，第一和第三波疫情在北方略强，而在南方，特别是伦敦，第二波疫情的死亡率更高（表 3.1）。

表 3.1　　　　　　　　　　　区域死亡率的变化

地区	大流感年化死亡率（‰）			
	总疫情	第一波	第二波	第三波
伦敦	4.9	1.1	8.6	3.3
北部				
郡县	5.3	2.0	7.6	5.1
所有区域	5.4	2.0	7.8	5.0
中部				
郡县	5.1	1.5	8.6	3.6
所有区域	4.9	1.1	8.6	3.3
南部				
郡县	4.3	0.7	7.3	3.4
所有区域				
（包括伦敦）	4.4	0.8	7.6	3.1
威尔士				

续表

地区	大流感年化死亡率(‰)			
	总疫情	第一波	第二波	第三波
郡县	4.1	1.3	6.1	3.7
所有区域	4.3	1.5	6.6	3.5
英格兰和威尔士（全部）	4.9	1.4	7.9	3.8

资料来源：Registrar-General,1920:24。

疾病在全国范围迅速蔓延,一些北方中心城市很早就报告有高死亡率,如国事登记总干事指出的——"北方在开始阶段受的影响最大,在第一波流感的整个过程中也是如此"(Registrar-General,1920:12)。然而,第一波疫情从来没有达到特别高的死亡率。在 1918 年 10 月 19 日结束的那个星期,伦敦、英国西北部和一些中部地区的疫情加剧,标志着第二波疫情死亡率开始上升。到 10 月 26 日结束的下一周,和英国西北、中部、南海岸、北威尔士也都无一例外。到下一周结束时,全国大片区域呈现高死亡率,包括与在前一周疫情严重的地区相邻的区域,疫情继续从主要中心向外扩散。接下来的一周,截至 11 月 9 日,所有地区都进入高死亡率的疫情发展阶段,而更高的死亡率是从伦敦向西北延伸,以及从东南穿中部到西北。这是英格兰和威尔士死亡率最高的一周,高死亡率的广布也突出了这一点。

国事登记干事指出,"把英国分为三部分并不恰当,简单地将英格兰分为北部和南部更符合实际情况",而中部倾向于要么归入北方要么归入南方(Registrar-General,1920:20)。然而,在 1918 年 11 月 9 日结束的那一周的死亡率以及大流感总的死亡率表明:并非完全遵循一个南北模式,而更遵循这样的线路,即

在城市逐级链条中东南地区和伦敦与中部地区和西北部地区的
联系更为频繁,疫情就暴发得早些、严重一些;而联系不那么紧
密的地区,如西南地区和东安格利亚(East Anglia)地区,疫情就
来得迟一些,总体水平也较低。这一发现与社会和国家的连接
性与等级是决定流感活动的重要因素这一论点相一致(Mame-
lund,1998b)。

大流感第二波疫情在 11 月 16 日结束的那周平息下来,只
有中部、威尔士、约克郡和东北部的部分地区显示出较高的死亡
率。又一次证明,这些地区可以被看作是处于交流路线的远端,
城市逐级链条的远端,因此经历死亡率高峰的时间稍微晚一些。
这一观点随后得到了更外围地区经历疫情状况的佐证,如东北
部、苏格兰边境地区和威尔士报告的流感死亡率产生于第二波
疫情逐渐消退的几周内,分别截止于 11 月 23 日、11 月 30 日和
12 月 7 日。

第三次疫情的活跃程度甚至比第一次还要低,只是在 1919
年 2 月 22 日结束的那一周,北部一些地区的死亡率有所上升。
接下来的两个星期(3 月 1 日和 3 月 8 日结束的那两个星期),
疫情在西北部和中部地区的活动有所增加,随后就只限于中部
地区。

伦敦大区的困顿

伦敦的流感死亡率曲线也支持了流感传播的两个阶段的假
设,即在疾病刚进入一个地方或者在一个地方重新分布时,弥散
性蔓延是疾病传播的主要形式。在伦敦大区呈现死亡率上升的
第一批区域是那些拥有首都进出境口岸和主要铁路终点站的行

政区。例如,1918 年 10 月 19 日那一周,伍尔维奇(Woolwich)
的死亡率明显上升,这一区位于城市的东部,临泰晤士河。根据
1911 年的人口普查所显示的那样,在造船厂内及其周边有大批
雇工,另外还有位于伦敦城内的圣潘克拉斯(St. Pancras)和巴
特西(Battersea),其中,圣潘克拉斯包括许多主要的火车站。在
接下来的一周里,流感从这些行政区向外辐射:结果是在伍尔维
奇和圣潘克拉斯加剧并且从四个行政区扩散到邻近地区,包括
伊斯灵顿(Islington)、斯托克纽顿(Stoke Newington)、哈克尼
(Hackney)、贝斯纳尔格林(Bethnal Green)、伯杨(Poplar)和格
林尼治。

　　1918 年 11 月 2 日结束的那一周,流感进一步加剧并扩散,
进入伦敦南部坎伯韦尔(Camberwell)和刘易斯汉姆(Lew-
isham)。到 11 月 9 日结束的那周,大部分最先受到影响的区域
疫情都在消退,但在稍后受影响的区域如霍尔本(Holborn)、芬
斯伯里(Finsbury)、贝斯纳尔格林和伯杨以及伦敦南部的一些
区域伯蒙德西(Bermondsey)、萨瑟克(Southwark)、坎伯韦尔进
入高峰,并且进一步向西部一些区域如巴特西、富勒姆(Ful-
ham)、切尔西移动。在接下来的两周里,疫情在大多数地区都
呈现下降,只有伯蒙德西在 11 月 16 日结束的那一周依旧明显。
然而,直到 11 月 23 日结束的那周,疫情才进入威斯敏斯特。在
这些疫情高峰期,从 1918 年向前追溯一个世纪,伦敦的死亡人
数首次超过出生人数(Hamer,1918:1)。

　　第三次疫情在伦敦呈现出明显的南北模式。疫情出现在
1919 年 2 月 22 日结束的那周,从圣潘克拉斯到马里波恩(Ma-
rylebone)、霍尔本、威斯敏斯特再到切尔西和巴特西呈明显态
势。情况再次表明,这些区域都有连接首都和全国其他地区的

主干铁路站点,如国王十字车站（King's Cross）、圣潘克拉斯车站、尤斯顿车站（Euston）、维多利亚车站（Victoria）、帕丁顿车站（Paddington）、马里波恩车站、查林十字车站（Charing Cross）。在接下来的一周,疫情蔓延到邻近的几个区,包括伊斯灵顿、斯托克纽顿、帕丁顿、肯辛顿（Kensington）和兰贝斯（Lambeth）。但这波疫情相当短暂,在接下来的一周就消退了,只有切尔西和肖尔迪奇（Shoreditch）这两个与前一周受影响的区域相邻的区呈现出显著的死亡率。

伦敦大区之外的地方疫情

大流感几乎毫无例外地蔓延到世界的每一个角落,它不放过不列颠群岛的任何部分,甚至最终到达西部群岛。例如,艾格（Eigg）在 1919 年 3 月疾病登临该岛时受到了严重冲击（*The Times*,1919 年 3 月 31 日第 9 版）。虽然疫情波及每一个地方,但是就其影响来说是不同的,以死亡率为例就可以说明影响的不同。很明显,北部和中部地区经历了一场高死亡率的疫情。国事登记干事总结,"人口较多的中心城市的发病率略高,而郡县和乡村的发病率非常接近。总的来说,英国北部地区绝对比南部遭受了更严重的疫情"（Registrar-General,1920:24）。事实上,中部地区和北部地区遭受的情况相同,而南部地区的西南部和东安格利亚地区似乎逃过了疫情最严重的阶段。这一模式支持了最近的一项研究,即城市地区、沿海地区以及通信和运输网络服务良好的地区的疫情死亡率高于农村、内陆和偏远地区（Mamelund,1998b）。

南北方经历疫情的差异的进一步证据来自疫情发展曲线,

例如图 3.4。在三次疫情冲击波中,大部分的北部中心城市都呈现较高的死亡率。这通常在第二波中最明显,疫情曲线显示第二波的延伸,通常显示双相模式(两个峰值),第二波疫情高峰往往等于或超过第一波疫情峰值。这种模式在整个北方都适用。国事登记总干事发现这种疫情流行模式,是在绘制死亡率的图表时,例如总人口数的死亡率、郡县区的死亡率、"其他"人口在 2 万以上的郡县和其余郡县的死亡率(Registrar-General, 1920:45－7,图 XI－XIV)。这种模式在威尔士的疫情数据曲线中呈现,属于"其他"的人口在 2 万以上的郡县中最明显的一个郡县(Registrar-General,1920:44,图 X)。

威尔士的都市中心区之一记录了每周的实际死亡率的最高峰值。格拉姆根郡(Glamorganshire)的欧葛摩(Ogmore)和戈坞(Garw)在 11 月 30 日结束的那周则记录有 106.4‰ 的一份年化流感的粗略死亡率(实际上,这是在整个英格兰和威尔士达到峰值之后的记录,再次表明了城市逐级和距离的效应)。然而,欧葛摩和戈坞在整个大流感的年化死亡率为 6.3‰,最低的年化死亡率在萨顿(Sutton)的都市中心区萨里(Surrey):为 1.9‰;而最高的年化死亡率在赫本(Hebbrun)的都市中心区达勒姆(Durham):为 11.9‰。疫情流行曲线还显示,在北部一些地区,第三波疫情的死亡率经常达到与第二波同等高度。这种情况也发生在苏格兰,在 1919 年初的第三波疫情中,许多大城市都经历了其所在地的最高死亡率。

苏格兰,不再遥远

苏格兰的疫情发展曲线(图 3.5)似乎表明,苏格兰实际上早于英国其他地区达到死亡的峰值。死亡率在 10 月上升,11 月达到峰值,明显比英格兰和威尔士持续时间更长。曲线也显示苏格兰比较早地经历了第三波疫情,在 1919 年 2 月达到峰值,而英格兰和威尔士是在 1919 年 3 月。然而,这在很大程度上是苏格兰的国事登记干事对每月的数据加以汇总的产物。利用英格兰和威尔士的每周数据,滞后效应和领先效应不那么明显。例如,全英第三波疫情的最大值出现在 1919 年 3 月 1 日结束的那一周,因此,实际上在 2 月份进入峰值,就像在苏格兰一样(Johnson,2004a)。

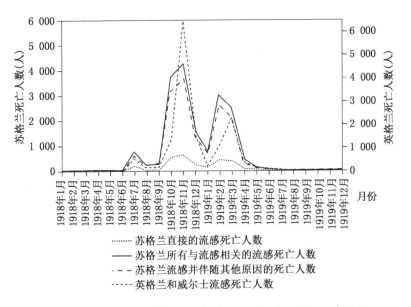

资料来源:Registrar-General for Sootland,1919;Registar-General,1920。

图 3.5　1918－1919 年苏格兰、英格兰和威尔士大流感死亡人数

更重要的是无关于三波疫情的时间,而与三波疫情的重要性有关。在英格兰和威尔士,与大流感相关的死亡率大部分发

生在第二波疫情。图 3.5 清楚地表明,第三波疫情在死亡率上
虽然没有第二波那么严重,但在苏格兰却比在英格兰和威尔士
意义更为重要。这种疫情相对重要性的差异在对苏格兰 16 个
主要城镇的疫情考察时也显而易见。其中一些城镇在第二波疫
情中死亡率最高,另一些则在第三波疫情中死亡率最高(表 3.
2)。然而,对于为什么会出现这种差异,似乎没有根本的或者压
倒性的地理因素。有一种轻微的趋势,那些死亡率峰值出现在
第三波疫情中的城镇,显示出较高的死亡比例。卫生部认识到
这一点并指出,相对而言,苏格兰在第三波疫情中的死亡率超过
了英格兰和威尔士同期的死亡率。然而,卫生部认为这没有流
行病学意义(Ministry of Health,1920c:50—1)。

表 3.2 **苏格兰的主要城镇的死亡率高峰**

主要城镇	达到最高值的日期	第几波	官方死亡率
汉密尔顿	1918 年 10 月 12 日	2	2.8
克莱德班克	1918 年 10 月 19 日	2	3.7
科特布里奇	1918 年 10 月 26 日	2	5.3
马瑟韦尔	1918 年 10 月 26 日	2	3.1
阿伯丁	1918 年 11 月 2 日	2	3.2
基马诺克	1918 年 11 月 2 日	2	3.1
柯科迪	1918 年 11 月 2 日	2	4.2
敦提	1918 年 11 月 9 日	2	4.1
珀斯	1918 年 11 月 9 日	2	4.0
里斯	1919 年 02 月 15 日	3	4.9
爱丁堡	1919 年 02 月 22 日	3	5.3

续表

主要城镇	达到最高值的日期	第几波	官方死亡率
佩斯利	1919 年 02 月 22 日	3	3.4
福尔柯克	1919 年 03 月 1 日	3	5.0
格拉斯哥	1919 年 03 月 1 日	3	4.1
格陵诺克	1919 年 03 月 15 日	3	3.0
埃尔	1919 年 03 月 22 日	3	2.7

资料来源:Registtar-General,1919:7。

疫情下,都市的狼狈与乡村的坦然

国事登记干事指出,如前所述,对于生活在大都市中的人来说,发生疫情有些不利,一种在其他方面也有所显示的不利(Åman,1990;Ohadike,1991;Phillips,1988;Rice,1988)。例如,图 3.6 显示伦敦的死亡率比全国平均水平高得多。伦敦受到疫情袭击,死亡率高于全国平均水平,这进一步支持了城市逐级链条效应在大流感传播中的作用。

长期以来伦敦一直处于英国城市逐级链条的顶端,然而随着 19 世纪后半叶英国人口城市化程度的提高,逐级链条中的其他部分也逐渐形成。在 19 世纪初,英格兰和威尔士只有三分之一的人口实现了城市化;到 1851 年,这一比例达到 54%,到 1871 年达到近四分之三,到 1911 年达到 78.9%(Law,1967)。洛认为,这种大规模城市化的转变在第一次世界大战开始时基本完成。这一点被如下的事实所证实:从 1911 年至 1951 年的 40 年中,住在城市中心的人口比例只从 78.9%增加到 81.2%

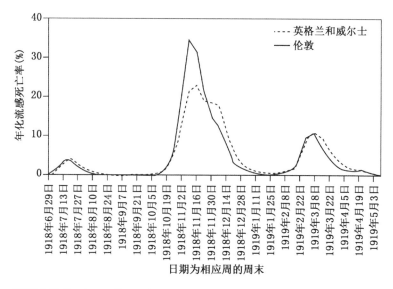

资料来源：Registrar-General，1920。

图 3.6　1918－1919 年伦敦、英格兰和威尔士大流感死亡率

（Lawton & Pooley，1992：91）。因此，城市化模式在大流感之前就已确立，而且这种模式表明，行政区的边界的改变很好地反映了城市化的真实程度，尤其是 1894 年至 1911 年期间在较大的中心城市，如伯明翰、格拉斯哥、利物浦和曼彻斯特。从表面上看，流感死亡率模式与主要都市中心的分布有相似之处（Lawton & Pooley，1992：197）。然而，在 1921 年的人口普查中对英格兰和威尔士行政区域考察时，发现大流感死亡率与人口总数或者人口密度的相关性较低，分别为 0.031 和 0.086（Johnson，2001）。

　　在国事登记干事的报告中公布的流感死亡数据包括约 290 个都市区的详细数据，如大伦敦区、郡县区和一些都市区，一般人口超过 20 000 人的区（洛所采用的都市区分类使用最少人口

数为 2 500 人），连同其他郡县（即一些规模较小的郡县，总的郡
县都包括在内）。从这些数据中，我们可以计算出大致的平均死
亡率，包括都市区（即指定的 290 个区）和乡村（即其他郡县），并
绘制疫情曲线（图 3.7）。显然，这些平均值掩盖了巨大的差异，
例如不同的都市中心区（位于距离伦敦不同的逐级链条上和地
理距离）可能在发生疫情的时间上各地显示出很大的差异。尽
管这样，这一数字仍然显示乡村地区的死亡率略低，每一波疫情
发生的时间略有滞后（符合逐级链条和距离假设），农村的平均
值也显示出在第二波疫情中北部地区出现的双相模式。描述性
统计（表 3.3）对这些观察结论做了补充，显示乡村地区的平均
值（包括平均值和中间值）略低，数值变化较小（即范围、标准偏
差和偏斜度较小）。然而，如国事登记干事总结的，"这并不是说
城镇遭受了过度的冲击，在整个疫情中，所有类别的区域的发病
率大致相同，只是城镇首当其冲"（Registrar-General，1920：12）。
在 20 世纪早期的英国[31]，疫情中都市的劣势可能仍然存在，但
并非占大比例。

表 3.3　　城市—乡村大流感死亡率——统计数据的关键指标

	城市	乡村
平均值	4.9	4.6
中间值	4.8	4.3
标准偏差	1.278	0.803
偏度	0.962	0.328
范围	10.0	3.1
最小值	1.9	3.2
最大值	11.9	6.3

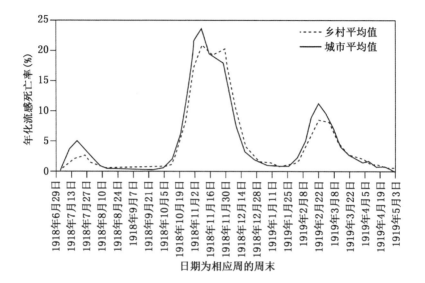

资料来源：Registrar-General，1920。

图 3.7　1918－1919 年英格兰与威尔士城市和乡村大流感死亡率

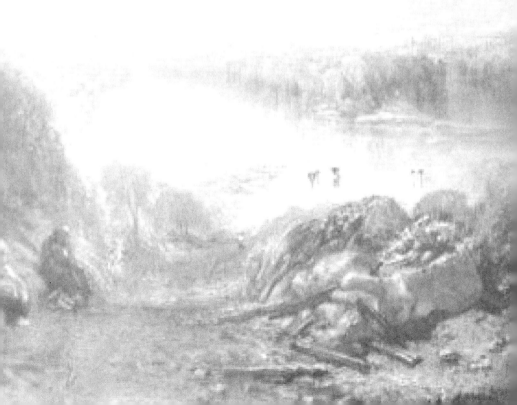

第四章

人类的代价

幸存于战争,罹难于疫情。

病人青灰色的脸是军营护士雪莉·美拉德(Shirley Millard)永生难以忘记的画面。

为什么一个世纪前的那场大流感,病患频现紫绀症状?

那一场大流感之后,多达 50 万人死于昏睡性脑炎和其他急性并发症,在随后的几十年里,多达 80％的幸存者患上了帕金森病……

20 世纪初，一种对于每一生命个体的免疫系统来说都是陌生的新型流感，以连续暴发的三波疫情席卷了全球。这一无法辨别确认的病毒，冲破人类免疫系统的"哨兵前沿"，势不可挡地造成人类有史以来最严重的大规模病亡。从 20 世纪 80 年代发现艾滋病毒感染人类开始，至今艾滋病在几十年里夺走的生命都不及那场流感在一年里"屠杀"的人数。

紫绀——病人那一张张薰衣草蓝的脸

在许多方面，1918－1919 年大流感与许多流感暴发相似，但规模巨大——大于其他流行病和全球疫情几个数量级。病死率与在其他流感流行中发现的病死率相似，一般为 1％～3％。基于仅有的少量信息，发病率似乎很高，已公布的数字显示为 25％～90％。这与随后的流感流行中发现的数字并无不同，正如它在大多数受影响人口中所表现出来的那样。数以亿计患流感的人中的绝大多数都遭受了与人类现在以及几个世纪以来感染流感后同样的痛苦。大多数人表现出"正常"的流感症状——发热、浑身酸痛、流鼻涕或鼻塞。这些症状都是正常的，三五天后就消失。在许多流感病例中，患病初期，似疾风暴雨，有的症状似乎更严重、更突然或伴有其他症状，如鼻出血和有大量的痰，但正如斯图尔特-哈里斯(C. H. Stuart-Harris)指出的那样，"流感一场接一场，来来往往，而其临床情况却保持着显著不变的画风"(Spink,1979:214 引自 Stuart-Harris,1960)。人们已经认识到，自 1890 年以来，此起彼伏暴发的流感以及全球大流感与"普通"流感几乎没有什么不同(Burnet & Clark,1942:69)。1918 年的第一波流感呈现非常典型的普通流感症状，因此没有引起人们的注意。后来,全球疫情中出现了大量死亡病例,但许多当时的报告承认,大多的病例是普通、简单、没有并发症的,并且恢复得相当快,没有后遗症(Royal Society of Medicine,1918:97)。美国的一位前线军医来自约翰·霍普金斯大学的塞耶[1]将军给出了详细的临床描述,这些描述与专家在英国皇家医学学会的学术讨论会中所认识到的"正常"流感一致:

伴有严重头痛的突然发作,畏寒、颈部疼痛、四肢酸痛、遍布全身的疼痛,迅速发热至41℃或更高。呼吸和脉搏通常不会加快多少。与陡然升高的体温相比,脉搏不算太快,病人的面部表征值得注意:面部潮红、结膜充血、表情沉重而呆滞,所以凭着潮红的面部和无精打采的眼神可以把流感病人从病房中挑出。几乎没有咳嗽,一开始鼻出血也是很常见的,但呼吸道症状通常并不严重,尽管后来有时会出现干性咽炎,有时会出现鼻伤风。两到四天之后,体温通常从危象下降到正常,在这些早期病例中没有死亡,很少或没有并发症。(Royal Society of Medicine,1918:61—62)

虽然到目前为止,患病人群中"典型"流感症状的比例最大,但在相当数量的人群中出现了严重得多的病例。在病例大量增加的时期,严重病例和出现并发症的病例的绝对数量也会大得多。医学研究委员会的一份关于驻扎在法国的英国军队流感的报告记录了他们观察到的:

两种主要和严重的并发症和后遗症——毒血症和肺部感染症状。毒血症包括早期紫绀、早期谵妄、脉搏骤升、迟发或持续性呕吐、鼻出血和便秘。这样的病人死亡率很高。肺部症状包括水肿、支气管肺炎、肺出血、胸腔积液和支气管扩张或肺脓肿。(Cummins,1919:52)

肺症状、支气管炎和心力衰竭是相当常见的症状（Abraha-ms *et al.*，1919；Frost，1919；Hamer，1918，1919b；MacPherson *et al.*，1920；PRO，FD 1 533）。塞耶将军在皇家医学学会的学术讨论会上还描述了严重并发症的临床特征，他在会上提道：

高烧不退；畏寒；痰中带血，有时非常严重，呈铁锈色；呼吸加快；脉搏加快不多；通常紫绀发展较早；病人变得迟钝而无精打采；通常在死亡前几小时或前一天，肺实变发展迅速。（Royal Society of Medicine，1918：63）

南非历史学家菲利普斯对重症给出了更生动的描述：

呼吸困难、肺音断裂、咳血痰、舌苔苔重、皮肤微紫、口鼻出血、谵妄、失眠，以及胃肠的症状包括腹泻和呕吐，呼气中还有一种独特的气味，明显如发霉的稻草，扑面而来，直刺你的鼻腔。（Phillips，1990a：129－30）

许多致命病例的皮肤色变受到广泛注意，但这种臭味却很少被提及。英国皇家陆军军医纵队的亚伯拉罕少校在皇家医学协会会议上发言时也提到这是另一个"显著特征，一种独特的臭味似乎从全身散发出来"（Royal Society of Medicine，1918：99）。

许多肺部并发症都呈现明显的紫绀，即面部呈紫蓝色。它可能局限于嘴唇和耳朵，或扩散到整个脸。呈现天芥紫色的发绀是这种流行病最常见的特征之一。在 1921 年出版的一份关于流感的小册子里定义"发绀"（紫绀）：

英语里紫绀一词（Cyanosis）源自希腊语 Kyonos（意为呈现蓝紫色），发绀是一种感染症状，整个身体的表面呈现蓝色或紫色，通常是主动脉和心肺之间的血流循环发生阻塞或者是主动脉的循环发生障碍造成的。（Léon，1921：27，fn K）

《澳大利亚医学学报》杂志（*Medical Journal of Australia*，

MJA)1919年1月25日星期六版刊发了一期流感专刊,报道了澳大利亚武装部队军医纵队的军医上尉德汉姆(A. P. Derham)描述的一个非常明显的面部和手部的紫绀症状:嘴唇是蓝色或紫色,面部是青灰色。看到一个人变蓝,甚至变紫,继而死亡,这绝对不是一个容易忘记的画面,即使在那个相对今天而言,死亡可能是生活中司空见惯的年代里。但是即使在一个死亡并不遥远,人们早已通过战争的屠杀、家畜的屠宰对死亡有了更多的认识的世界里;抑或只是因为人类生命周期中难以避免的生老病死在家中也时有发生的情况下,这种死亡的鲜明印记仍然令人震惊。这种死亡色变和大批死亡病例的出现让很多人想到了这是不是黑死病的一种形式。[2]事实上,紫绀是大流感期间流感病患留给众多医护人员最震惊、最难忘的症状(Abrahams *et al.*,1919;Barry,2004;Collier,1974;Crosby,1989;Henrikson,1956;Hyam,1963;King,1922;Levinthal *et al.*,1921;Luckingham,1984a;Millard,1936;Ministry of Health,1920c;Phillips,1990a;Rice,1988)。最早记录这一惊人的病情发展症状的是一名美国护士雪莉·美拉德(Shirley Millard)。1918年4月1日,她在日记中写道:

> 来就诊的大流感病人让我们应接不暇。我以为这病是一种重感冒,类似于流行性感冒,但要比那严重得多。这些人发着高烧,高到令人难以置信,我们要经常重测体温加以确认。而在他们濒死的时候(这些人中有一半会死去),身体会变成可怕的深灰色,会被立即抬出去火化。(Millard,1936:30)

在澳大利亚的悉尼,城市公路建工医院的急诊部的医生报告,她看到病人变成紫色、丁香粉和红色,这种色变常常出现在高大肥胖的女性身上:

　　紫绀在一些病例中非常明显,经常伴有面部黄疸,而嘴唇和下巴周围呈青蓝色。在一些病例中,病人的手臂可能出现黄疸而手指呈明显的蓝色,这使得垂死的病人自己都觉得很奇怪。这些病人中康复的很少。

　　与此不同的是,面部丁香紫经常伴随着手臂和胸部的灰褐色或铅灰色,而这种丁香紫的颜色浅浅淡淡地可以延伸至半胸,病人一直湿漉漉、黏糊糊的。这种颜色是一个可怕的迹象,露西·格勒特(Lucy Gullet)认为丁香紫发绀的病患病情进展比纯紫红色的发绀更糟。一种紫红色的红斑从面部到颈部遍布前胸后背,这种紫红色发绀病例会向好的情况发展(*MJA*,1919 年 8 月 31 日第 170－171 页)。格勒特对许多病人突然死亡感到震惊,对一些最严重的病例她描述:

　　病人没有疼痛和痛苦。许多死亡病例中,病人临死前会回光返照并表现出强烈的求生欲望。正是这种濒死求生的意识使得这种疾病更令人恐怖。如果病人是逐渐进入昏迷状态,在不知不觉中死去,那么病人不会感到非常痛苦。但那些清醒地意识到自己即将死去的病人要么窒息而死,要么死于崩溃是非常可怕的。(*MJA*,1919 年 8 月 30 日第 171 页)

　　另外一位目睹如此痛苦场景的是英国皇家陆军军医纵队的亚伯拉罕少校,他是奥林匹克跨栏冠军哈罗德·亚伯拉罕(Harold Abrahams)的哥哥[哈罗德·亚伯拉罕即为电影《火之战车》(Chariot of Fire)所塑造的人物]。亚伯拉罕是运动医学的先驱,英国奥林匹克运动队的首席医疗官,英国国家体育与医学协会的创始人,被封为爵士。在早期疫情暴发时,亚伯拉罕在阿尔德肖特兵营诊疗的病人中首先看到这一症状(Abrahams *et al.*,1917)。他认为,一旦蓝色出现,病人的情况就让医生感到回天乏力,并且所有发生蓝色紫绀的病人都在劫难逃。

后来,亚伯拉罕和同事发现,有些"蓝色"病人会康复,但这些康复的"蓝色"病例与那些死亡的"蓝色"病例没有可以区分的特征。被认为已经没有希望了的病人的康复鼓励人们只要一息尚存就不要放弃希望。我们甚至有过绝对是一波三折的奇怪经历:

一个已经没有希望的人康复了,但是随后又复发了,然后又康复了,然后再次复发,最后还是康复了。但是有些没有什么预兆的病例的最终结果是更令人痛心的,即有些病人不仅在入院时、甚至在入院后治疗的几天里,病情相对来讲似乎不太严重,没有焦虑的必要,但是会突然恶化,迅速发展成紫绀,而且病人在几个小时内死亡。(Royal Society of Medicine,1918:101)

亚伯拉罕继续提出,病人发绀的色变是关键,只要面部,尤其是嘴唇和耳朵仍然保持红色,就有希望康复,无论呼吸音、体温、脉搏和呼吸怎么样,这与格勒特看法一致。然而,只要出现天芥紫、薰衣草蓝或者锦葵紫,只要与红色相间混合出一种氤氲的紫蓝色,那么康复的前景就确实堪忧了。即使病人感觉舒适——没有肺实变的迹象、睡眠良好、正常进食、不出现高热、脉搏正常,呼吸也没有不寻常的表现,却可能会出现最让人不愿意看到的一种情况,病人很可能在一两天内死亡(Abrahams *et al*.,1919:4)。

这类发绀的因果关系通常引发讨论。到底是肺部现象还是血液变化?一份报告指出所谓的紫绀实际上是一种红斑,在明显的病例中,它是一种如郁李的暗紫色的斑块(*MJA*,1919 年 4 月 5 日第 280－281 页)。在新南威尔士州林奈学会做报告时,哈克劳·沃德洛(H. S. Halcro Wardlaw)说,这种人体呈现出的天然色最初被描述为紫绀,很可能是肺部血液缺氧引起的。然而,他质疑这是否是真正的紫绀,因为许多病例没有显示呼吸窘迫的迹象(Wardlaw,1919:514)。发表在 1919 年 11 月一期的《澳大利亚医学学报》的一份学术报告《紫绀的生理学》(The Physiology of Cyanosis)报告了对紫绀起因的研究:紫罗兰和天芥紫叠加呈现出的氤氲的紫红色表明血氧含量的绝对降低(MJA,1919 年 11 月 1 日第 370 页)。第二年初,即 1920 年伊始,对大流感回顾的一份报告指出流感杆菌或法伊弗杆菌不再被视为病原体;尽管有些人声称可能与一种"可滤过病毒"相关,但在当时对现在普遍认识到的引发疾病的病毒仍然不甚了了;同时报告也指出造成紫绀的主要原因是外周毛细血管中出现大范围的血氧不饱和状态(MJA,1920 年 1 月 17 日第 59 – 60 页)。

陨落的生命,跌宕起伏的死亡率

1920 年,国事登记干事宣布,英格兰和威尔士在四到六周的大流感期间大约有 151 446 人死于流感,其中 141 989 人来自非军方的平民。从这组死亡数据得出非军方的平民死于大流感的年化死亡率在英格兰和威尔士是 4.774‰(Registrar-General,1920:3)。在爱丁堡,苏格兰的国事登记干事宣布苏格兰地区死亡人数为 17 575,死亡率为 4.3‰(Registrar-General for Scotland,1919:2),这只是流感的死亡率。显然,这场疾病的暴发是伴随大幅增高的死亡率。国事登记干事关于大流感的报告指出,"自国事登记开始以来,在英国从未记载哪一种流行病造成如此高的死亡率,1849 年霍乱流行造成的死亡人数也不超过

3.003‰"(Registrar-General,1920:3)。在比较不同流行病疫情暴发所造成的死亡后,人们对这场疫情更感恐惧:回顾一下就一目了然,1570 年至 1670 年鼠疫在英国造成 65 万人死亡;而霍乱在整个 19 世纪已知造成的死亡人数只是这次流感疫情造成死亡人数的四分之一(Slack,1985:174)。这场大流感使得这些早期的疫情变得微不足道,在不到一年的时间里,在苏格兰、英格兰和威尔士至少有 22 万与流感相关的死亡病例。当然,到 1918 年总人口数已经增加,所以感染大流感的人口也增加了,但是流感的规模比霍乱或鼠疫确实要大几个数量级。然而,在英国,这类流行病可能并非没有先例。约翰·摩尔(John Moore)重新查阅杰克·费舍尔(Jack Fisher)的书后指出,在 16 世纪,感冒在很大程度上造成人口显著下降——大约有 20% 的幅度,就是英国历史上紧随 1555 年和 1556 年的两次农业大灾之年后的那场大流感(Moore,1993:280)。

这是一场大规模的流感疫情,但也是一场由其他继发感染导致发病和死亡的疫情。肺炎链球菌和葡萄球菌感染是相当普遍的。一些人认为,流感病毒和其他病原体的结合使疫情如此严重(Kilbourne,1977,1987;Pyle,1986;Stuart-Harris *et al.*,1985),特别是肺炎球菌,因为"流感疫情的肆虐常常是由不断发生的细菌性肺炎相伴。细菌是导致流感并发症和死亡率的主要原因"(Kilbourne,1987:174)。大部分与这次疫情相关的死亡并非直接源于流感。事实上,在某些地方,许多死亡病例是由于其他原因,例如肺炎、支气管炎、其他呼吸系统疾病和各种心血管疾病。1934 年出版的《一些常见病简史》(*Brockbank*,1934)中的一章将这次疫情称为肺炎大流行,因为 1918 年严重的肺炎是这次流感疫情的主要表现形式。许多病人皮肤表面呈现褐色或青紫色(Brockbank,1934:57)。现在看来,这些肺炎死亡病例是那场流感疫情中的重要组成部分,因为当时流感的肺炎并发症非常普遍和明显。

英格兰的国事登记干事的报告明确承认,可能低估了流感死亡率。

人们已经知道,在疫情期间所统计的流感死亡率并不是它所造成的全部死亡率。换句话说,在其他疾病列表下的死亡率,特别是呼吸道疾病类的死亡率,在疫情期间总是上升。计算疫情期间的死亡时,有必要考虑把这些列于其他疾病条目下的死亡率的上升归因于大流感。(Registrar-General,1920:3)

因此,国事登记总干事设计了三种包含"附加病死参量法(也称为额外死亡)"的计算方法来评估大流感造成的总死亡率(Registrar-General,1920:3-7)。鉴于战争征兵对地方男性人口数量和分布的巨大改变,这些方法首先应用于女性人口(Registrar-General,1920:3)。

第一种方法是将疫情期间每季度的死亡人数与过去的5年(1913-1917年)相对应的每个季度的死亡病例的具体原因进行比较。根据年化死亡率,对"额外死亡"的病因加以考察,然后将这些死亡病例归纳为大流感造成的死亡,所包括的病因有各种形式的肺炎、支气管炎、器质性心脏病和肺结核。国事登记干事的报告指出,毫无疑问,其他病因也可能被添加到这个列表中,但是上面的四种疾病,特别是肺炎尤其重要,即使进一步的细化也不可能颠覆这一结果(Registrar-General,1920:3)。然后这些派生的"额外死亡"被列入流感致死病例中,以此评估大流感的总死亡率。像这一年的前两个季度一样,剔除流感因素后这个第三季度的结果显示这一年是相当健康的一年,因为相比前 5 年,在 1918 年由其他病因所导致的死亡率明显很低,而且列出的死亡病因并不详尽,因为实际由流感造成的死亡也许可以归因于任何疾病。

所使用的第二种方法也评估出剔除大流感和上面提及的几项病因,与其他疾病引发的死亡数量来比较,1918 年与过去 5 年相比是相对健康的,然后假设在不发生流感疫情的情况下,在 1918 年和过去的 5 年由其他病因所导致的总死亡率是相同的。因此,"额外死亡率"可被视为与流感有关。从这一方法发现,由其他病因导致的死亡来看,1918 年的死亡率为过去 5 年平均死亡率的 86.89%(苏格兰为 94.2%),这使得 1918 年被认为是相对健康的一年。有了这个数字,就可以计算出"预估"死亡率,并从已经记录的死亡率中扣除,用剩余的数值再考虑流感的额外死亡率。然后可以将这一数字与已记录的流感数字相加,以获得对大流感疫情的总死亡率的估计。

第三种评估方法是基于一种假设,即大流感的总死亡率与 1918 年的第一和第二季度的死亡率数据相似。在英格兰和威尔士 1918 年第一季度的总死亡率为 1913－1917 年平均水平的 86.5%,而在 1918 年第二季度为 89.6%,两个季度的平均值为 88.0%。在苏格兰,第一和第二季度的数字分别是 81.3% 和 87.4%,平均 84.4%。从这里可以计算预期死亡率并将它与实际死亡率相比较。额外的数值可以再次被认为与流感有关。

使用这三种方法,国事登记干事报告计算出 1918 年第四季度女性流感死亡率(而不是整个疫情期间)是 6 万到 6.5 万人(Registrar-General,1920:4)。而这一季度,记录大流感所导致的女性直接死亡的数字为 50 840 人。

国事登记干事首先计算了由于战争导致男性人口的变化,

从而造成流感疫情下女性人口死亡率过高的数值。以下的男性
人口数据仅指地方上平民人口。1913－1917 年地方上的平民
人口经历了重大的结构变化。由于这些原因，国事登记干事在
评估地方平民中死于流感的男性人数时仅与 1917 年的数据进
行比较，而没有像评估女性死于流感人数时使用过去 5 年间的
平均数。使用 1917 年的数据的这一论据是 1917 年和 1918 年
之间平民男性人口的变化，肯定比战争初期小得多，因为参军年
龄段的平民数量的减少与以前相比几乎是微不足道的（Regis-
trar-General，1920：4）。[3] 然而，鉴于青年人口对大流感疫情的重
要性和他们参战的情况，他们可能因此成为人口中波动最大的
部分，而这种波动必须考虑进去。此外，使用一年作为比较似乎
有些不可靠，与对女性死亡率的评估做比较也缺乏说服力，因为
这几组评估是基于不同的基础。考虑到这些限制因素，国事登
记干事报告重新计算了 1918 年第四季度平民中死于流感的男
性约为 5.1 万人。而这一季度实际死于大流感疫情的平民男性
人口数为 39 205（Registrar-General，1920：5）。

　　然后将这些新的计算方法应用到大流感疫情期间英格兰和
威尔士的总死亡率的计算上，即曾经记录的 151 446 流感死亡
病例，其中 141 989 人是地方人口中的平民。那么重新计算后
的死亡数大约为女性 10 万人，平民男性 84 000 人以及非平民
男性 14 000 人，即总共约 198 000 人死亡。鉴于估计的不准确
性，经过四舍五入，20 万死亡病例归因于大流感疫情是可以接
受的（Registrar-General，1920：7）。根据最初的 141 989 人死亡
病例，得出平民人口的流感年化死亡率为 4.774‰。而经调整
后的 185 000 名平民死亡人数使得英格兰和威尔士地区的死亡
率数字增至 6.264‰（是原始数字的 131%）。

苏格兰国事登记干事指出,官方登记大流感疫情的死亡人数为 17 575 人,这就给出年化死亡率为 4.3‰。这些数据不仅包括由流感本身引发的死亡病例,还包括流感只是以上两个引发的死亡的原因之一,后者数量更大(Registrar-General for Scotland,1919:2)。因此,官方数据只基于那些由流感引发的死亡病例的记录。苏格兰国事登记干事采用了一种简化方法来确定大流感疫情可能造成的最大死亡率,即通过比较苏格兰在疫情期间(1918 年 7 月至 1919 年 4 月)的总死亡率与前一年这个时间段登记的总死亡率。疫情期间死亡总数为 79 131 人,而对应的前一年的可比时间段则为 52 932 人。从这一点推算,苏格兰国事登记干事指出:

这一差异无疑主要是由流感造成的,所以在苏格兰流感死亡病例达到 26 199 人。这一数字比官方登记的流感死亡人数高出 8 624 人,即 49.1%。再以 26 199 为最大值,17 575 为最小值,并以这些数字的平均值评估流感实际造成的死亡人数,由此认为此次大流感疫情在苏格兰造成的死亡人数接近 22 000 是合理的。(Registrar-General for Scotland,1919:5)

这种方法并没有考虑到,1918 年上半年,包括苏格兰在内,全英国的死亡率显著下降。当英国国事登记干事统计额外死亡病例的计算方法应用于苏格兰的数据时,结果是死亡数据被向上修正到 27 650 至 33 771 人(Johnson,2004a)。这些数字表明,苏格兰记录的 17 575 人的流感死亡病例是明显低估了与大流感疫情有关的总死亡数据,而重新计算的总死亡数接近这一数字的两倍。这些对死亡率的新估计给出年化死亡率为 6.8‰~8.3‰(是原始数字的 158%~193%)。因此,1918—1919 年英国大流感疫情的总死亡数似乎是 230 000 人,而不是记录的

169 021 人。

　　国事登记干事在重新计算流感死亡率时选择了五种具体原因。调查这些选择是否合理的一种方法是检查每一种死因在总死亡率中的权重，并检查由这些具体死因中的年龄与性别结构比例。每一特定死因在总死亡率中的权重可以通过每种死因的死亡人数，加之英格兰和威尔士在 1911 年至 1919 年期间每年的男女死亡人数来显示，并且通过确定特定死因在总死亡率中所占的比例来计算的。[4]

　　对于英格兰和威尔士女性死亡的五种具体死因的权重在图 4.1 中得以呈现。这些趋势表明在面对降低改变人口和人口结构的难题时每种疾病的重要性。女性人口数据被认为比受战争影响的男性的数据更可靠。图 4.2 显示男性的人口趋势与女性的相同。显然，流感死亡率急剧上升，特别是在青年人口中。支气管炎和肺结核在这两个时期都显示出类似的死亡率模式，即女性某些年龄组，明显地注意到年轻组，死亡率只有些许增加。在男女的所有年龄组，肺炎夺去了更多的生命，而器质性心脏病实际上在大流感疫情期间有所下降。从对这两种病因的分析来看，支气管炎和器质性心脏病引发的死亡似乎没有受到疫情的特别影响。肺结核死亡病例和大流感之间的联系似乎更成问题，而肺炎的死亡人数如预期的那样，似乎与大流感疫情同步上升。

　　对每一病因的年龄与性别死亡率的分析可以揭示这些病因所导致的死亡在年龄与性别分布上的变化。[5] 很明显，所有病因的死亡人数在所有年龄段都是上升的。正如我们已经知道的那样，流感死亡人数上升得令人难以置信，尤其是在青壮年年龄组。令人有些惊讶的是，支气管炎在这两个时期显示出相似的

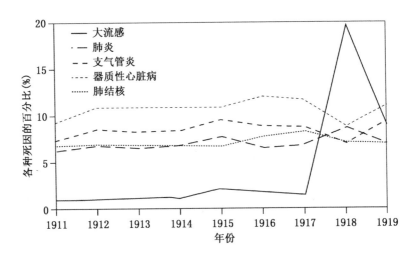

资料来源：*ARRG*，1911—1919。

图 4.1 英格兰和威尔士从 1911—1919 年各种病因导致的女性死亡率

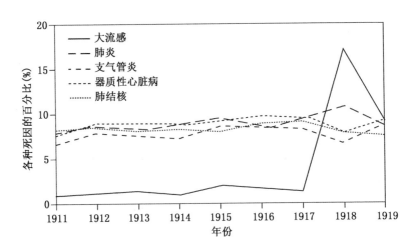

资料来源：*ARRG*，1911—1919。

图 4.2 英格兰和威尔士从 1911—1919 年各种病因导致的男性死亡率

死亡率模式。这与肺炎形成了某种程度上的对比,1918－1919年,在几乎所有年龄组(而不仅仅是年轻人)肺炎引发的死亡率都有所上升。在某些年龄组中,尤其是成年年轻妇女中,肺结核引发的死亡率明显增加。在大流感疫情期间,所谓的器质性心脏病导致死亡人数呈下降。难道是那些可能死于心脏疾病的人被流感夺去了生命吗?从对这两项死因的分析来看,再进一步的重新计算和分析中可能需要排除支气管炎和器质性心脏病,而肺炎死亡率毫无疑问受到疫情死亡率的影响。消除或保留肺结核作为死因的理由就不那么明显了。

流感性嗜睡与昏睡性脑炎

或许,大流感疫情的死亡率可以由流感和肺炎,可能再加上肺结核,这三种病因死亡人数计算出来,而不必考虑支气管炎和器质性心脏病。但是是否有必要加上其他致死病因呢?国事登记干事研究了 1918 年和 1919 年的死亡率数据,得出的结论是否定的。然而,有一种疾病已被确认与流感有关,而且在发病和死亡之间存在明显的时间滞后。在接近 1918 年底的时候,地方政府委员会颁布了关于不明疾病的一些规定,并进行了一次调查。所调查的不明疾病是昏睡性脑炎。[6]尽管在以前这是鲜有报道的不寻常的疾病,但是人们注意到,随着大流感疫情暴发,该病的病例报告明显增加,并在随后的时间里持续多年。随着这些早期的报告之后,在巴黎国际公共卫生办公理事会和国际联盟健康理事会上便有了对这种疾病以及它可能与大流感相关的深入探讨。[7]20 世纪 20 年代末英国卫生部发布了另一份关于昏睡性脑炎的调查报告(Ministry of Health,1928)。虽然这份报告对大流感没做什么讨论,但是关于昏睡性脑炎的病例报告和死亡率的图表显示,该病的流行恰恰是在大流感疫情的第六年。在 20 世纪 20 年代,昏睡性脑炎的死亡率迅速上升,随后几乎同样迅速下降,这一现象导致了国事登记干事的年报不把这种病作为一个单独的死亡病因。

这两种疾病之间的联系曾备受争议,后来逐渐被人们遗忘。1982 年发表在《柳叶刀》上的一篇论文重新引起了人们对流感、嗜睡性脑炎和帕金森病之间联系的兴趣(Ravenholt & Foege,1982)。[8]这篇关于发生在西雅图的流感和昏睡性脑炎的文章,比较了两个萨摩亚人的经历感受,被认为是有说服力的。在西雅图的研究工作提供了强有力的证据,曾被认为与流感无关的脑炎病例实际上是流感的后遗症,对萨摩亚人的案例研究表明:

1918 年至 1922 年期间,西萨摩亚人经历了严重的流感肺炎和昏睡性脑炎的折磨,而美属萨摩亚人对这两种疾病则完全"豁免"。因此,令人信服的证据是,流感疫情和昏睡性脑炎疫情有一个共同的病因。这两种疫情在全球分布,并在时间上密切相关。(Ravenholt,1993:711)

雷文霍尔特(R. T. Ravenholt)和威廉·费吉(William Foege)寻找 1918-1919 年之外的证据来支持昏睡性脑炎与流感有关的假说,并指出二者死亡率的相关性明显滞后了几年。这种情况在以前的流感疫情,特别是 1889-1892 年的俄罗斯大流感,都有出现。然而,1918-1919 年大流感疫情的规模却有助于揭示两者之间的关系,由于随之而来的昏睡性脑炎的大量增加。正如雷文霍尔特后来指出的那样,"紧随 1918 年大流感其后相伴而来的脑炎的全球大流行,就其毒性和后遗症而言,是独一无二的"(Ravenholt,1993:709)。

这两种疾病之间相对长的时间间隔使得人们对于流感在昏睡性脑炎中角色的认识产生了困惑和怀疑,显然,在 1918 年,大流感的长潜伏期和慢性病毒没有被充分认识,因此,在疫情一年或更长时间后发生的流行性脑炎,并不被认为是以流感为病因的证据。此外,脑炎缺乏传染性,而流感具有高度传染性,这被认为是二者无关的重要证据,即并非同一种病毒的不同表现。然而,如上所述,1918－1919 年大流感疫情导致了昏睡性脑炎在许多国家流行,包括英国、德国和美国。雷文霍尔特断言:"1917 年至 1926 年间发生的流行性昏睡性脑炎的主要病原体是通过呼吸系统传播的流感病毒,在大流感之后有多达 50 万人死于昏睡性脑炎,还有一些人死于帕金森病和其他急症的并发症,在随后的几十年里,多达 80% 的幸存者患上了帕金森病"[9] (Ravenholt,1993:712,710,708)。

在英格兰和威尔士,昏睡性脑炎仅在 1920－1930 年作为一种单独的死亡病因出现,而在苏格兰,该疾病的病例报告稍微受到政府的限制,出现在 1921 年至 1930 年。[10] 图 4.3 显示昏睡性脑炎病例的大量出现仅仅是在大流感疫情之后,并且在 20 世纪 20 年代中期达到高峰。1920 年至 1930 年间,英格兰和威尔士记录的昏睡性脑炎死亡总数为 10 673 人,粗略死亡率从 1918 年的 0‰ 上升到 1924 年的 0.036‰,而后稳步下降。苏格兰的记录显示,这一时期另有 1 203 人死亡,死亡率为 0.01‰。因此,如果我们承认这些死亡病例大部分与大流感有关,这些数字把英国的大流感的死亡人数上升到 242 000 人左右。

全球流感死亡率

与 1918 年流感有关的死亡数据的显著修正绝不仅限于英

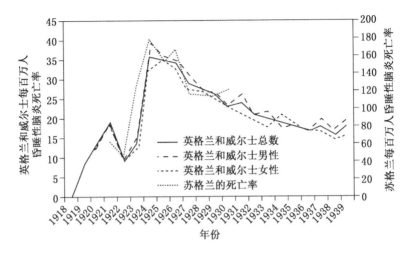

资料来源:*ARRG*,1918－1940。

图 4.3　英国昏睡性脑炎死亡率

国。20 世纪 20 年代,埃德温·奥克斯·乔丹(Edwin Oakes Jordan)估计全球死亡人数约为 2 150 万人(Jordan,1927)。[11] 连续向上修正所评估的死亡数是关于那次大流感疫情的近期文献特点。乔丹所估计的数值维持了几十年,现在仍被报道为事实,但似乎低得荒唐可笑,特别是当对比伊恩·米尔斯(Ian Mills)评估仅印度的死亡数字就为 1 800 万人时(Mills,1986)。最近的统计将死亡数据修正为 2 470～3 930 万人,同时表明大约 3 000 万人的保守总数是他们的首选数字(Patterson & Pyle, 1991:15)。表 4.1 显示鉴于该调查发表的时间和后来的学术进展[12],重新审视统计数字和提供由流感造成的死亡率的最新报告是适时的。但这张表绝不是大流感造成的死亡率的明确记录,并且必须承认,大部分死亡人数可能没有记录,而且已知数字在覆盖范围和可靠性上差别很大。[13]

表 4.1 全球大流感死亡率

地点	受影响人口数	当时所发布的死亡人数	死亡率(‰)	修正后的死亡率(‰)
非洲				
（比利时属地）刚果		～300 000	～50	
博茨瓦纳		7 000	40—50	
喀麦隆	561 000(1921)	250 000		445
乍得			21.4	
埃及	12 936 000	138 600		10.7
冈比亚	211 000(1921)	＞7 800	～50	37
加纳（黄金海岸）	2 298 000(1921)	88 500—100 000	～40	43.5
肯尼亚	2 596 000	150 000	40	57.8
马达加斯加	3 388 000		35	
毛里求斯	377 000	＞12 000		31.8
尼日利亚	18 631 000(1921)	～455 000	30	24.4
塞内加尔		37 500	30	
塞拉利昂	1 541 000(1921)		30	
索马里			25.6	
南非	6 769 000	～300 000	43.97	44.3
南罗德尼亚	873 000		27.3	
北非		200 000—248 000	7.5—10	
撒哈拉地区		～2 175 000	～23.1	
非洲总数		2 375 000	～18.2	
美洲				
阿根廷	8 517 000	10 200	1.20	1.2

续表

地点	受影响人口数	当时所发布的死亡人数	死亡率（‰）	修正后的死亡率（‰）
巴西	26 277 000	180 000	6.00	6.8
英属加勒比		～30 000		
加拿大	8 148 000	～50 000	6.25	6.1
加勒比群岛		～100 000		
智利		35 000	11.00	
危地马拉	1 241 000	48 600		39.2
墨西哥	14 556 000	300 000	23.00	20.6
乌拉圭	1 439 000	2 050	1.40	1.4
美国	103 208 000	675 000		
其他南美国家		～100 000		
拉丁美洲总数		766 000—966 000	8.4—10.6	
北美总数		725 000		
美洲总数		～1 540 000		
亚洲				
阿富汗		～320 000		
斯里兰卡	5 109 000	91 600		17.9
中国大陆	472 000 000(1920)	4百万—9.5百万		8.4—20.1
中国台湾	3 670 000	25 394		
印度	305 693 000(1921)	18.5百万		6.1
印度尼西亚	49 350 000	1.5百万		30.4
日本	55 033 000	388 000	～6.7	7.0
菲律宾	10 151 000	93 686	8.00	1.7
西南亚		215 000—430 000	5—10	

续表

地点	受影响人口数	当时所发布的死亡人数	死亡率(‰)	修正后的死亡率(‰)
其他东亚和东南亚国家		220 000—1.3 百万	5—30.6	
亚洲总数		26 百万—36 百万		
欧洲				
奥地利	6 131 445(一战后)	20 458	3.00	3.3
克罗地亚		109 000		
丹麦	3 010 000	12 374	3.50	4.1
爱尔兰	4 280 000	18 367	4.04	4.3
英格兰和威尔士	34 020 000	~200 000	~4.9	5.8
芬兰	3 120 000	18 000	5.8	5.8
法国	32 830 000	240 000	3.9	7.3
德国	58 450 345(一战后)	225 330	3.70	3.8
普鲁士		236 662		
匈牙利	7 880 000	~100 000		12.7
冰岛		484	5.4	
意大利	36 280 000	390 000	11.0	10.7
马耳他		588		
荷兰	6 750 000	48 042		7.1
挪威	2 580 000	14 676	5.7	5.7
葡萄牙	6 010 000	59 000	9.7	9.8
俄罗斯/苏维埃政权	184 000 000(1917)	~450 000	5.00	2.4
苏格兰	4 850 000	27 650—33 771	6.8—8.3	5.7—6.9
西班牙	20 880 000	257 082	12	12.3
瑞典	5 810 000	34 374	5.41	5.9

续表

地点	受影响人口数	当时所发布的死亡人数	死亡率（‰）	修正后的死亡率（‰）
瑞士	3 880 000	23 277	6.00	6.1
欧洲总数		～2 300 646	～4.8	
大洋洲				
澳大利亚	5 304 000(1919)	14 528	2.8	2.7
斐济	164 000	9 000	52	54.9
关岛		858		
瑙鲁		160		
新西兰	1 158 000		＜20	
欧裔新西兰人		6 413	5.8	
毛利人		2 160	42.4	
太平洋岛国			＞50	
汤加	23 000(1921)		42—84	
西萨摩亚	36 000(1921)	8 500	220	236.1
大洋洲总数		～85 000		
全球		＞48 798 038～50 百万—100 百万	～2.5—5	

资料来源：Åman，1990；Brown，1987；Cavina，1959；Chan & Liu，1998；Cliff *et al*.，1986；Cole，1994；Collier，1974；Collins，1932；Collins & Lehmann，1953；Crosby，1989；Echenberg，1993；Echeverri，2003；Eichel，1923；Garner，1921；Hartwig & Patterson，1978；Herda，1998；Iijima，1998；Jordan，1927；Killingray，1994；Linnanmäki，1998，1999；McCreery，1992；McGinnis，1977；Mamelund，1998a；Martin，1921；Mills，1986；Ministry of Health，1920c；Mueller，1995；Müller，1996；Ohadike，1981；Palmer & Rice，1992；Patterson，1983；Patterson & Pyle，1991；Phillips，1988；Phimister，1973；Rice，1988，1989；Tomkins，1992b；Mann & Tarantola，1996：487；Mitchell，1992，1995，1998 and Census of England and Wales，1921：17。

从表 4.1 看出,大流感疫情造成的全球死亡人数约为 5 000 万人。然而,这个可怕的数字可能远远低于真实的死亡人数。世界上有很多地方我们对其所掌握的信息很少或根本没有,并且我们所掌握的信息质量往往可疑,甚至相互矛盾。有时这些数据只包括某些城市的人口,通常不考虑原住民的死亡率。某些情况下所提供的数字只是流感死亡病例,而其他情况则同时记录了流感死亡病例和肺炎死亡病例。因此,大流感疫情的总死亡数可能估计在 5 000 万人至 1 亿人,但似乎永远不可能推断出真正准确的数字。然而,如此大规模的死亡数据无疑成为有记录以来最大规模的疫情之一。此外,这些死亡发生在很短的时间内,从 1918 年初开始,大部分死亡病例是从 1918 年中到 1919 年初不到一年的时间里发生的,有些病例是在 1920 年。在人们的集体记忆中对此似乎没有共鸣,正如阿尔伯特·加缪(Albert Camus)问道:

不是说有 1 亿人死亡吗? 其实,人死之后杳无踪影,除非你亲眼看着他死,所以媒体报道的 1 亿具尸体只不过是想象中的一缕烟雾。(Camus,1947:38)

据估计,这场大流感造成 5 000 万至 1 亿人死亡,并被认为感染了当时世界一半的人口,即大约 10 亿人。在此之前的第一次世界大战结束时,估计战争导致的死亡人数也不到 1 000 万人(Steiner,2005:4)。大自然强有力地证明,虽然人类进行机械化的杀戮,而且在最近的这场战争中屠杀了数百万人,但与自然的力量相比仍是小巫见大巫。大自然以一种人类无法模仿的方式"完美"地实施了一场大规模屠杀。正如南非报纸《朋友》(*The Friend*)的编辑在一篇社论中指出,"大自然处于最邪恶的情绪中"(Phillips,1990a:203 引自 *The Friend* 1918 年 10 月 22 日)。事实上,这次大流感造成的死亡人数可能比两次世界大战造成的死亡人数加起来还要多。[14]在许多情况下,区域流行性感冒和全球大流感的病死率并不比普通年份高,在 1‰ 至 3‰。然而,1918 年的大流感的高发病率导致死亡率非常高,特别是有一些国家和人群的经历更可怕,例如,在整个太平洋,几乎每个岛屿上都有 5‰ 以上的人口死亡。西萨摩亚是遭受严重损失的国家之一,在疫情中丧失 22% 的人口,其中 30% 为成年男性、22% 成年女性和 10% 未成年人(Tomkins,1992b)。《澳大利亚医学学报》刊登了一篇关于萨摩亚人经历疫情的报告,指出"原住民的发病率为 80%,死亡总数几乎正好是整个人口的 1/5(确切地说,34 405 人中有 7 264 人死亡)"(*MJA*,1919 年 5 月 3 日第 360 页)。该报告指出,当地的习俗加剧了问题的严重性:当有人生病时,全家人都会挤进小屋,放下帘子,陪伴躺在病人身边。此外,当地人没有储存食物的习惯,所以当有人生病时,几乎没有食物可用。在某些孤立的案例中,例如发现了加拿大因纽特人更高的死亡率,整个社区无一幸免(Crosby,1989)。然而,必须认识到,这类事件中,大部分的死亡并非是感染大流感的直接结果。其中一些死亡可能源于该地区人群对疾病的先天易感性(或称为"处女地"流行病),以及对病患缺乏护理,即当社区所有人同时丧失劳动力时,病人会发生因干渴、饥饿和体温过低而死亡(Burnet & Clark,1942:76;Crosby,1989:227—64)。

死神索命不分老幼

这场大流感疫情的两个显著特征是许多病患出现了紫绀症状,以及各个年龄段均出现死亡病例。对于年幼、年老以及有健康问题的人,流感是可以致死的。虽然成人流感的发病率可能

很高,但其死亡率往往很低。按年龄绘制流感死亡率得到特征
性 U 形曲线,这一形状强调了死亡率很大程度上局限于年龄分
布的两端。1918－1919 年的大流感疫情呈现了一个与此截然
不同的死亡率的年龄分布。虽然年轻人和老年人仍然是为数众
多的感染人群,但这里有一个非常显著的差异,而且这一差异是
造成巨大的,超高死亡数量的主要原因。这一次大流感青壮年
首当其冲。图 4.4 和图 4.5 显示了这次大流感疫情的死亡率年
龄分布产生了所谓的 W 曲线,即在年轻的成年人群体中死亡率
大幅上升。医学研究委员会关于英国军队的一份流感报告指
出,他们在分析疫情时重点讨论 19 岁到 50 岁的男性群体,表示
流感病患在这一群体中更普遍,而且其中的重症也比年老的患
病人群更普遍(Cummins,1919:47)。

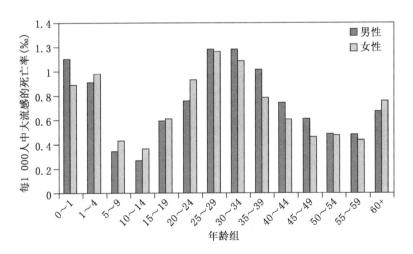

资料来源:Echeverri,2003:185。

图 4.4　1918 年大流感西班牙死亡率年龄与性别分布

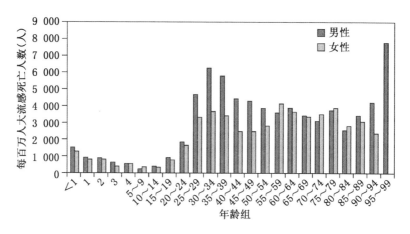

资料来源：Official Yearbook of Austialia，1920：1131。

图 4.5　澳大利亚 1919 年大流感疫情死亡率年龄分布

"迷惘的一代"对于英国来说是指经历了战争和流感[15]，而在其他一些国家，这一群体更多的是源于大流感疫情（即使疫情不是唯一的原因）。例如，挪威在第一次世界大战的中立地位使得该国的年轻人没有死于战争；在南非，所记录的流感死亡率中的 56％是 20 岁至 44 岁的青壮年（Phillips，1990a：168）。青壮年群体如此高的死亡率是这次大流感疫情的普遍特征。即使在病毒传入时大大地推迟以及大流感疫情表现非常不同的地方（如澳大利亚），情况也是如此（图 4.5）。尽管英国的疫情高峰比西欧大部分国家以及美国，甚至新西兰和南非都要晚，但是同样表现为青壮年人口是遭受重创的群体，在此又一次呈现了 W 形为特征的死亡率的年龄分布曲线，即年幼和年老人群呈现高死亡率，外加中间年龄段的巨大峰值（图 4.6 和图 4.7）。无论是按年龄群计算死亡人数，还是按年龄群划分死亡人数占总死亡人数的比例，或者计算死亡率，在这三种评估方法下，曲线特征都是一致的（图 4.8）。

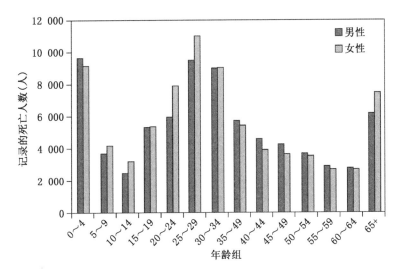

资料来源：Registrar-General，1920；ARRG，1918 and 1919。

图 4.6　1918－1919 年英格兰和威尔士大流感疫情死亡率年龄分布

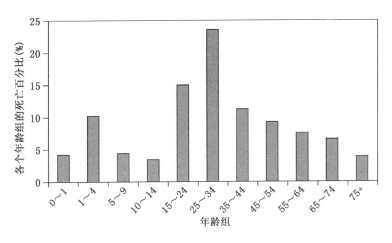

资料来源：Registrar-General for Sortland，1920。

图 4.7　苏格兰 1918 年大流感疫情死亡率的年龄分布

英国卫生部根据基本的统计数据得出结论：就整体而言，英

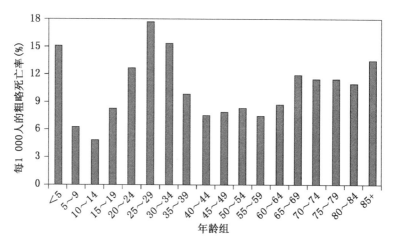

资料来源:Registrar-General,1920:8。

图 4.8 英格兰和威尔士大流感女性死亡率

格兰和威尔士直接或间接源于流感的死亡人数是前所未有的,
同样,青壮年的死亡数量在西欧或北美也是没有先例的(Minis-
try of Health,1920c:40)。同样,在苏格兰,那里的国事登记干
事写道,"这一分布最明显的特性是高死亡率出现在青壮年年龄
段,即 20 岁到 40 岁"(Registrar-General for Scotland,1919:8)。
实际上,报告还指出,"足足有 50% 的死亡率发生在 15 岁至 44
岁"(Registrar-General for Scotland,1919:12)。1918 年第四季
度,在英格兰和威尔士,25 岁至 30 岁的女性死亡人数几乎是过
去 4 年中这个季度平均死亡率的 600 倍(Reid,2005:32)。通过
曲线可以清晰地呈现死亡率分布变化的戏剧性,图 4.9 显示了
1916 年至 1920 年流感死亡者的年龄分布。从死亡率的规模和
年龄分布的变化来看,这些数字主要集中在 1918 年,较小一部
分出现在 1919 年。

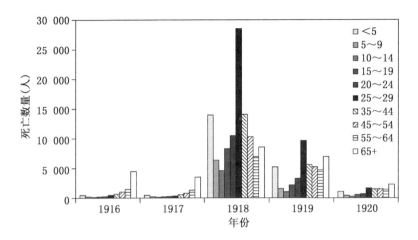

资料来源：ARRG，1916－1920。

图 4.9　英格兰和威尔士 1916－1920 年流感死亡者的年龄结构

从 1890 年到 1917 年英格兰和威尔士的流感死亡率呈现出非常一致的年龄分布，即使在 19 世纪 90 年代初的"俄罗斯大流感"流行期间，死亡率也突出表现在两端的年龄段。1918 年与 1919 年的情况截然不同。1918 年以前，5 岁以下儿童和年龄较大的人群死亡率明显高于其他人群。1917 年和 1918 年之间的变化是显著的，死亡率集中在年轻的成人年龄组（图 4.9），这种情况一直持续到 1919 年。然而，1920 年的情况更加复杂，死亡率变得很低，但是青壮年的死亡率仍然非常高，年长和年幼人群的死亡率在总死亡率的比例中恢复到了一个更"正常"的数值。死亡率年龄分布的变化首先出现在第一波疫情中，尔后在 1920 年消失。这种按年龄划分的流感死亡率模式可以用来确定大流感疫情的持续时间，从而确认在英国出现了三波疫情，而没有出现如其他一些国家所出现的第四波疫情。

青壮年人群死亡所呈现的异常和规模掩盖了大流感疫情对

其他年龄组的影响。幼儿和婴儿在本质上是一个脆弱的群体，研究表明，这一年龄段的死亡率急剧上升（Reid，2005：53）。此外，年幼的孩子对父母，尤其是母亲的极度依赖意味着，这种对年轻人有特殊影响的疾病可能会对孩子产生非常严重的后续影响。影响包括：在妊娠的前 3 个月内感染流感会引发流产，或者增加后续的死产以及新生儿夭折的风险，另外父母因患病，照顾和养育孩子的能力（如母乳喂养）降低了（Reid，2005）。当时记录的许多婴幼儿死于早产、消瘦或别的其他原因，其实都是大流感疫情导致的，因此说当时评估大流感疫情对婴幼儿死亡率的影响时，可能被大大低估了（Langford，2002；Reid，2005）。

对大流感疫情死亡率和不同人群的相关性的研究显示，在英格兰和威尔士流感的死亡率与最小年龄组，即 0～4 岁男性和 5～9 岁女性，呈正相关；而与最大年龄组，即 50 岁以上的人群，呈负相关（Johnson，2001：254－7）。这可能表明幼儿与死亡的父母之间的联系，以及这种疾病传播中可能的作用，这些数据支持了年幼人群是流感中最具风险的因素的观点[16]，也支持了伯奈特和克拉克的论断，即儿童和青少年的发病率最高。两位专家在指出年龄发病率曲线与死亡率曲线是不同的时提出此论断（Burnet & Clark，1942：81）。流感死亡率与 50 岁以上年龄组人群的负相关表明，这场大流感疫情以青壮年死亡为主。对大流感的额外死亡人数的进一步研究表明，年老的人群实际上存在额外死亡人数为负值的情况，研究者将这一现象归因于这一年龄组的人群此前可能接触过类似于所谓西班牙流感的流感毒株，从而获得了一定程度的免疫力（Luk et al.，2001：1375；Schoenbaum，2003；Langford，2002）。不过也有证据表明，在 1781 年至 1782 年的大流感和 1890 年的"俄罗斯大流感"疫情中出现过类似青壮年死亡率上升的模式(Kilbourne,1987:8;Pyle,1986:27;Smith,1995)。然而这种模式肯定是很少见的,而且从未记录到像这次疫情那样青壮年死亡占主导的程度。基于这次情况,有人认为,"这是事实上唯一令人满意的衡量尺度,这次大流感疫情因此可被视为有别于 19 世纪 90 年代之前存在的流感"(Burnet & Clark,1942:69)。

　　许多理论被提出来解释为什么青壮年人群发生了如此高的死亡率,其中包括年老人群可能接触过早期的流感毒株,因细菌性感染与病毒达成生物共生的状态从而获得了免疫力;或者是病毒的某一特定的毒株有效地刺激了感染者的免疫系统,触发了免疫系统的高水平抗炎反应,即呼吸系统是被人体自身的防御所摧毁。甚至还有一种关于生活习惯的解释,即青壮年人在患病期间仍然有继续工作的习惯,这样就加大了病情恶化的风险。不幸的是,这些理论没有一个能解释,为什么这种模式当时出现在所有国家和所有情况下,而此前和此后这种模式都极为罕见。克罗斯拜也不得不总结,"对这个问题没有一个完全令人满意的答案,也可能永远都不会有"(Crosby,1989:221),该病毒似乎具有不同寻常的攻击肺部组织的能力,相当大比例的死亡都涉及继发性细菌性肺炎或肺炎并发症。为什么这种情况会如此普遍?为什么对全球的青壮年都如此致命?这是病毒所固有的特征还是细菌并发症所带来的?这是否与人口有关?它不太可能与战争有关,因为在交战国和中立国都发生了同样的模式。这些问题困扰着许多从事 1918 年大流感疫情研究的人,也促使他们的研究工作不断向前。例如,对罹患大流感而病故的医学人体进行研究以及研究病毒毒株种质资源的病毒学家们,希望"复活"大流感病毒,并表示自己的工作目标之一是确定病毒的成分中是否有某种东西使其具有如此强的致命性（Basler *et al.*，2001；Brownlee & Fodor，2001；Kobasa *et al.*，2004；Duncan，2003；Fanning *et al.*，2002；Gibbs *et al.*，2001；Oxford *et al.*，1999，2002；Reid *et al.*，2000；Reid & Taubenberger，2003；Taubenberger，1998，2002；Taubenberger *et al.*，2001；Tumpey *et al.*，2002；Worobey *et al.*，2002）。

波动的死亡率

这场大流感疫情的突出特点之一是普遍性。这场疫情跨越了各种界限——国家、社会、种族和气候——的共性，令人瞩目，而绝大多数疾病，都是在这些维度上区分（甚至在区域疫情和全球疫情的情况下）。关于这一场疫情的所有报告呈现的显著特点是疫情的普遍性和广泛性——无论是人们患病的经历，各地死亡的经历，以及各国政府对疫情的讨论和所采取的行动。然而，关于死亡率有一些相互矛盾的说法。许多人认为这场疫情对各个地区人群的伤害是一致的、平等的，另一些人则认为是有差异的。例如，加拿大历史学家玛格丽特·安德鲁斯（Margaret Andrews）认为，某些群体如煤气厂的雇员和康尼斯（Cornish）的锡矿工人只受到了疫情的轻微影响，另一些人如煤矿工人和孕妇则受到严重影响，而且死亡率很高（Andrews，1977：24－25）。克罗斯拜试图解释这些差异，以及流感死亡率与孕妇和煤矿工人之间的相关性，指出孕妇用一个肺担负两个躯体的呼吸功能，而煤矿工人通常是用一个并不健全的肺承载着过度劳累的身体（Crosby，1989：227）。在大流感的死亡率方面确实出现了一些值得揣摩的差异，这些差异既有启发性又颇有争议性。它们非但没有给我们提供任何关于大流感疫情以及引起这场疫情的病毒的洞见，反而使情况更加模糊。这是由于病毒的变异性，从一处到另一处很少保持不变。

疫情之下，国家利益与民众福祉的考量

人们注意到某些国家遭受了巨大的苦难，包括西萨摩亚[17]、阿拉斯加和拉布拉多（Labrador）[18]的原住民。有证据表明，在小的、孤立的且通常是原住民人群中，发病率和死亡率急剧上升。区域性流感和全球流感的高发病率是常见的，但高死亡率并不常见。值得注意的是，在这些相对较小的、孤立的社区，疾病本身可能不是唯一的杀手，正如克罗斯拜所提出的：

几乎完全与世隔绝，常见的呼吸道疾病就足以攻击这样无免疫防御的人群，大多数感染者会同时生病，个别患病的人可能非常严重，而至少几天内在受感染的村庄里，就可能没有几个身体好的人可以为那些无助的病患提供最基本的照料，接下来就会有很高的发病率和死亡率。（Crosby，1989：231—232；Burnet & Clark，1942：76）

高发病率可能导致很多病患得不到适当的护理，又由于饥饿、脱水和在某些情况下的体温过低造成了大量的死亡病例。经过对早期的流行病疫情的研究（如18世纪美洲的天花）发现，许多原住民病患的死亡是由于缺少护理、缺乏食物、不良的风俗和生活习惯行为（如汗浴后跳入冰水），以及缺乏先天免疫、遗传免疫或者后天获得性免疫，或者缺乏免疫多样性造成的（Fenn，2002：23—27）。对挪威的少数民族经历1918年大流感疫情的研究也得出了类似的结论：很大程度上因与世隔绝而缺乏遗传

和后天获得性免疫的萨米人(Sami)比另一个少数民族柯文人(Kven)有着更高的死亡率(Mamelund,2003:83),这其中的原因很可能是对流感缺乏免疫使然。然而,流感的悠久历史、以前存在的流行病疫情(至少自18世纪以来的),以及数百年的殖民扩张,意味着地球上很少有地方是真正与世隔绝的,所以一般不会有未开垦土地暴发疫情的可能。然而,这并没有阻止未开垦土地的疫情问题,也没有阻止人们对大流感疫情是否可以被视为一种"帝国病"的争论(Herda,1998;Herring,1994;Herring & Sattenspiel,2003;Kelm,1998;Killingray,1996;Mueller,1998;Musambachime,1998;Page,1998)。

偏远地区大量原住民人群死亡的事例并不是关于大流感死亡率民族或种族差异的唯一报道。在南非,黑人、印度人和有色人种的流感死亡率都高于白人,对这一现象提出的解释包括社会经济因素和与社会习俗有关的因素,特别是与这些不同群体的疾病和死亡有关的因素(Phillips,1990a:158—160)。这些因素与解释新西兰和整个西波利尼西亚(Polynesia)毛利人(Maori)高死亡率所提出的假设相似(Pool,1973;Herda,1998)。在美国,某些移民社区的死亡率也存在差异,尤其是出生在加拿大、奥匈帝国、波兰和俄罗斯的移民,以及意大利裔美国人。克罗斯拜提出了一种解释是:

很可能只是一些群体比其他群体能负担得起更宽敞的住所,而且近年的移民群体比早期的移民群体有更高比例的容易患肺炎并发症的高龄人口。也许不同群体的不同风俗习惯是造成不同死亡率的原因。(Crosby,1989:227—228)

克罗斯拜含糊地用一系列未定义的行为和社会经济因素来解释死亡率的差异。

　　然而,在美国非裔美国人的死亡率与这种社会经济因素对大流感死亡率的解释相悖。对疾病的分析中,特别是在对美国城市黑人群体的流行病分析中,大卫·麦克布莱德(David McBride)只简短地提到了 1918—1919 年的大流感,也许是因为它表现出与几乎其他疾病相反的不同的死亡率模式(McBride, 1991)。也就是说,尽管在许多疾病方面,非裔美国人比其他群体遭受的痛苦更大,但在大流感疫情中,情况显然不是这样,因为流感造成的死亡在黑人中的比例与在全国范围内白人的比例有所不同(McBride,1991:38)。尽管当时被锁定在贫困阶层的美国黑人因呼吸道疾病的死亡率总是比白人高得多,但大流感死亡率仍然较低(Crosby,1989:229)。麦克布莱德认为,即使经过性别和年龄分布的调整,黑人的发病率也始终低于白人的记录。事实上,20 岁至 55 岁的黑人男性和 20 岁至 45 岁的黑人女性的流感死亡率在大流感疫情期间有所下降。这与美国医疗当局和世界其他地方的殖民当局长期以来持有的看法不同,他们认为白人不容易患病,尤其是呼吸系统疾病。然而,可能有必要以一定程度的谨慎对待这些数字,正如麦克布莱德在解答这一问题的时候指出:在大流感疫情随后的一年,城市黑人死亡人数的急剧上升可能反映了早期报告中有关黑人流感死亡率的记录错误(McBride,1991:38)。这是大流感疫情造成的死亡率的另一种差异,显示出一种复杂的模式,种族对死亡率的影响似乎没有什么一致性。此外,不同种族的死亡率差异似乎更有可能存在其他解释,而不是基于简单的生物学或流行病学解释,可能行为、社会和经济等因素在这种死亡经历中也发挥了作用。

来自流感死神的吻手礼

　　年轻人的死亡率高于所有其他人,但是只有某些报告呈现死亡率在性别上的差异。不同的地点可能会显示出性别之间的细微差别,但这似乎并不显著或者具有一致性。一些国家的报道呈现出男性死亡率明显高于女性,包括美国、澳大利亚、新西兰、挪威和南非,尤其是新西兰和南非的非白人(Australia,1920;Crosby,1989;Mamelund,2006;Phillips,1990a;Rice,1988)。这可能是由于这些数据记录的问题,而且相对于女性死亡率而言男性死亡率可能被夸大。此外,在南非,通常情况下男性死亡率已经大大高于女性。这表明了两种可能——在 20 世纪早期的南非,男性死亡率更高,女性死亡率(或)被低估。这两种情况都有可能发生。然而,这种男性死亡率明显占主导地位的现象并不始终如一。其他国家的数据显示,流感死亡率的性别比例更为平衡,甚至女性占多数。挪威的数据表明分布相对均衡,法国、西班牙和瑞典的数据也是如此(Åman,1990;Echeverri,2003;Norway,1919;Zylberman,2003)。在某些情况下,这一均衡在不同的年龄组可能有所不同,但按年龄划分的男性死亡率和女性死亡率的总体分布非常相似。

　　在英格兰和威尔士,记录的女性死亡人数略多于男性。国事登记干事重新计算大流感疫情死亡率时,估计约有 10 万名女性死亡,8.4 万名男性死亡。这一死亡总数约为 18.4 万人的数字随后经过四舍五入的计算被汇总为 20 万人。不幸的是,没有给出每种性别的死亡率,国事登记干事承认这些数字只包括平民的死亡人数。计算死亡率的人口基数,特别是男性人口数据,

受到了很大干扰,因为有很多英国男人在战争中服役(Registrar
-General,1920:3—7)。苏格兰也记录了女性死亡率高于男性的
情况,记录的流感病死数据显示女性占 52.2%。这些地区的整
体流感病死率为 4.32‰,女性略高为 4.37‰,男性为 4.26‰。
然而,苏格兰的国事登记干事认为这一差异不足为奇:

　　因为男性和女性死亡率之间观察到的微小差异不应被视为
大流感对于女性人群比对于男性人群更致命的可靠指标,这些
比率取决于所评估的人口基数,而这一时期,这些评估基数不是
很可靠,数据的可靠性被降低是由于自上一次人口普查以来疫
情反复发作,加之战争对人口数量影响的不确定性。其实两种
性别死亡率的分布非常相似。(Registrar-General for Scotland,
1919:10—11)

　　据信,这种不平衡在一些地方相当明显。例如,在莱斯特
(Leicester),女性死亡人数以 3:2 的比例超过男性,但是考虑
到战争中男性的大量死亡以及现役中的男性人数使得该地区男
性数量在这一时期严重降低,因此考虑这一结果在某种程度上
是一种非自然的呈现。有许多这样的故事:男人从战场上回来
发现几个月前他在休假期间结婚的新娘死于大流感,毫无疑问,
也有男性没能归来不是因为战死沙场而是死于大流感
(Wilshere,1986:iii)。

　　真正引起人们注意的是失去了这么多男人。在《泰晤士报》
的一个栏目有一篇名为《不健康的幸存者》(*Survival of the un-
fit*),该报的医学记者将流感死亡率与战争造成的损失和对国家
效率的担忧联系起来(Winter,1980)。与流感相联系很大程度
上源于这样一种印象,即那些死去的年轻男性明显是那些状况
更好、更强壮的人。对战争和流感带来的恶果众说纷纭,据信,

战争和流感夺去了大约 1 800 万青年男子的生命,至少使 1 000
万人致残,从而失去谋生能力,因此不能或不愿结婚。这两场相
继而来的灾难夺去了世界上无数优秀青春年少的生命。这位记
者又指出,年轻女性较好地抵御了大流感疫情,认为——她们没
有挤在军营中,没有经历同龄的男子遭受的苦难,而且由于较少
地受到感染,她们的身体对疾病的免疫防御能力没有被充分激
活。其实这些说法大多站不住脚,在英国死亡的女性多于男性
的事实削弱了这种观点。接下来,这篇文章继续总结,幸存下来
的男人以及在某种程度上幸存下来的女人较为残弱,如此一来
其后代也不是很健壮,而国家有义务照顾军人子弟(*The
Times*:1919 年 2 月 24 日第 10 版)。

"有孕在身","无运幸免"
——疫情下,人类难以生生不息

这些报告侧重于男性死亡率,即使在女性死亡率实际较高
的地方,特别是掩盖了女性死亡率的一个重要组成部分——孕
妇的死亡。患流感的孕妇死亡率可能高得多,通常与终止妊娠、
流产和死产有关(Bourne,1922;Graham,1996;Kendal &
Glezen,1998;MacKenzie & Houghton,1974;Phillips,1990a:
173-174;Stuart-Harris *et al*.,1985;Underwood,1984)。基尔
伯恩认为孕妇可能特别容易受到大流感的影响(Kilbourne,
1987:162-163),而怀孕对妇女健康的影响与流感的关系一直
备受争议(Bourne,1922;Graham,1996;Kendal & Glezen,1998;
MacKenzie & Houghton,1974)。许多同时代发表的研究论文
的作者都指出,孕妇的死亡率呈现较高数值,终止妊娠的比率和

流产的比率也有所增加（Registrar-General,1920;Registrar-General for Scotland,1919），在 1957 年和 1968 年的大流感疫情中,孕妇的住院率和死亡率也都高于非怀孕妇女。尽管其机制尚不确定,不过有人认为,孕妇身体脆弱易感与血流动力学变化有关,于是在妊娠过程中感染的风险明显增高。另外,怀孕期间血容量和脉搏输出量的增加使得脉搏心室输出量增加,可能也为提高这些风险起了助推作用（Kilbourne,1987:162－163）。其他机制可能包括肺功能的降低和妊娠免疫缺陷综合征,即孕妇为了不排斥胎儿所必需的生物体自然免疫抑制状态（Reid,2005:33）。

鉴于这场大流感的主要攻击人群是青年人,那么其对于处于这一年龄组的孕妇的影响可能非常严重,而这种脆弱性在疫情期间得到了认识（Collier,1974;Kendal & Glezen,1998;Phillips,1990a;Starr,1976;Underwood,1984）。新南威尔士州议会获悉,悉尼流感医院收治的孕妇死亡率为 26.7%。在悉尼住院的孕妇早产和流产也有所增加,其中,224 例中有 46 例早产,其中 21 例产妇死亡,又有 21 例流产,其中 8 例孕妇死亡。记录 41 名足月分娩的住院妇女中 9 人死亡,而且只有 29 名婴儿存活（New South Wales,1920）。1919 年 10 月《柳叶刀》的注释栏中有一篇文章指出,悉尼医院的情况并不像巴黎那样糟糕,巴黎妇产医院的孕妇平均死亡率为 46%。有 73% 的孕妇发生了肺部并发症,这部分人群的病死率高达 58.4%,那些没有肺部并发症的孕妇死亡率仅为 5%。另外,在发生了肺部并发症的病例中,早产发生率为 17%,其中的病死率超过 50%;而流产发生率为 6%,其中的病死率为 75%。就像文章中提到的,后来只要人们一说"有孕在身的人有祸了",这句话可能是关于流感的（Lan-

cet,1919 年 10 月 18 日第 699 页)。同样,在挪威的自然流产率和死产率都显著上升(Mamelund,2004:244)。在大流感疫情之后几年,书写那段历史的阿利克·伯恩(Aleck Bourne)确信,在大流感疫情中怀孕是铤而走险,并指出,在 1892 年和 1918 年的疫情中,怀孕严重地影响了医生对病人病情的预评估,而大流感是导致流产和早产的重要因素(Bourne,1922:433)。感染流感的孕妇如果终止妊娠或者早产,显然更可能遭受致命的后果。而在没有发生终止妊娠或早产的孕妇中,流感和肺炎导致的死亡率仍然很高。虽然流感并不一定会导致终止妊娠或早产,伯恩认为国事登记干事的数据提供了积极的证据,即在此期间,子宫摘除会频繁发生在病情严重的流感病人中,一般来说病情不严重的流感病人绝不会终止妊娠(Bourne,1922:436)。子宫摘除在紫绀病人中非常突出(Bourne,1922:437)。

据报道,苏格兰、英格兰和威尔士有 2 500 多名孕妇死亡,而这些只是那些被记录在案的。[19]量化那些没有登记在册的孕妇的死亡人数是不可能的。这可能是一个相当大的数字,正如国事登记干事指出的那样,似乎在许多没有因分娩而加重的病例中,怀孕可能被忽略了(Registrar-General,1920:36)。伯恩认为对于妊娠早期罹患流感的孕妇还没有终止妊娠就死亡的病例,怀孕记录上的不足是很常见的(Bourne,1922:439—40)。与此相反,国事登记干事认为,1918 年并未明显发生改变的早产儿死亡率和仅仅略低于正常出生率的情况表明,当年新生儿的出生没有大幅度减少(Registrar-General,1920:37)。与此同时,国事登记干事又声明,与疫情相关的产褥期死亡更有可能归因于终止妊娠或不同以往的其他分娩事故,而这些事故主因是流感(Registrar-General,1920:36)。尽管认识到数据的局限性以及有一定比例的死亡孕妇可能没有被记录为怀孕,国事登记干事仍然认为孕妇死于流感的比率在英格兰和威尔士为 5.3‰,这一数据仅略高于该年龄段全部女性人口死于流感比例的 4.9‰,怀孕对流感的死亡风险并没有实质性影响,但致命的流感会导致终止妊娠或早产。在苏格兰,有 266 名妇女死于涉及大流感的孕期和分娩事故,占当地女性流感死亡率的 2.9%,该地区女性流感平均死亡率为 0.13‰(Registrar-General for Scotland,1919:11)。这一比例涉及的是该地区的整个女性人口,而不是处于风险的女性人口,即怀孕女性。这让我们不能确定流感是否对孕妇有明显的有害影响,抑或孕妇的死亡比例是否与其他人口相当。

然而,伯恩认为流感对终止妊娠的死亡率有很大的影响。1917 年自然流产的死亡率是 0.16‰,或者说每 6 302 名孕妇中就有一例死亡,但在大流感疫情中死亡比例为 1.60‰,即每 624 名孕妇有一例死亡,这大约是 10 倍于正常年份的终止妊娠死亡率,然而这仅指那些死于终止妊娠附带流感的病例,而忽略了死于终止妊娠但没有流感并发症的病例(Bourne,1922:437)。正如国事登记干事也不得不承认:这些数据清楚地表明严重的流感经常导致妊娠终止或流产(Registrar-General,1920:36),然而这并不局限于严重的流感死亡病例,因为流感很可能造成大量的不致命的自然流产(Reid,2005:34),可以看出仅仅因为流感就导致了大量的妊娠终止(Bourne,1922:437)。妊娠终止和早产导致更多的死产和早产病例,即使女性并不特别比男性更容易感染流感,孕妇和她们所怀的孩子也是易感人群。

疫情中社会与经济维度的考量

死亡率可能存在于差异的若干方面中,有一点可以从社会—经济维度加以考量。例如,种族差异可能更多的是社会经济现实差异的表现,而非生物学差异的表现。那些被排除在社会主流之外的社会群体也被排除在主流经济和社会事务之外,被排除在一个领域之外的同时又被排除在其他领域之外。同样,由等级和网络决定的区域差异可能反映了决定这些等级和网络性质的社会和经济结构。较为富裕的地区可能更好地应对了大流感疫情。他们也难免生病,发病率可能是相对一致的,但由于更富有,对危险信息的了解全面充分,并拥有更好的医疗机会和医疗资源,这种正向差异使他们得以生存下来。

社会经济因素和疾病之间的关系一直是很多研究的焦点,其中一部分已经受到结构主义或意识形态方法的影响。这种解释已被应用于 1918—1919 年的大流感疫情,例如切达诺夫等人的研究(Zhdanov *et al.*,1958)。基于疫情的结果,在意识形态驱动的假设下,他们为社会在确定流感流行模式方面的作用和性质提出了令人信服的论据。对流感疫情的这一观点是基于承认 19 世纪结束时,一种流行病在流行的过程中其特点发生了一个根本的变化,在 1889 年到 1890 年的那场大流感暴发之后,流感发病率的上升在全球此起彼伏,一直持续到 1918 年,这显然表明流感本质上是具有区域性和特定人群性的流行病。这一论点认为,流感疫情发展过程的这一新形式成为所有地处温带国家的特征,他们认为这是资本主义经济发展完成后的直接后果,铁路的延伸、机械化水路运输工具的出现、国际贸易的扩展和通过创建大型工业中心所实现的城市人口的增长,所有这些改变了人与人之间的交流方式并且对流感感染的扩散有着决定性的影响(Zhdanov *et al*.,1958,译本 1960:650—652)。这种观点可以被解读为支持大流感传播逐级分散的假设,这种逐级分散基于社会的等级性质,也基于由社会赖以建立的经济模式所支配的地区之间的联系,而且以铁路为特征的资本主义经济的发展以及驱动资本主义运行的人口的城市化,从根本上决定了疾病的传播。

虽然一些特定的呼吸道疾病和呼吸道感染通常被认为与社会和经济环境有密切的关系,但是流感通常不是这样的。流行性感冒通常被认为是一种平等主义的疾病——不分阶级和不分肤色。然而与此相反的少数意见之一来自对 1976 年美国猪流感恐慌的调查,这一观点认为穷人得流感和肺炎的患病率几乎是富人的两倍,而经过对年龄进行区分后的死亡率比较,非白种人中流感和肺炎的死亡率大约比白种人高出 50%(Dutton,1988:298)。此外,有关儿童在传染病流行中角色的研究表明,儿童在疾病传播方面发挥重要作用,而且来自低收入家庭的低龄儿童比中等收入家庭的学龄前儿童有更大的感染风险(Frank *et al*.,1983;Glezen,1980;Glezen *et al*.,1980;Schoenbaum,2003)。

因此,一些观点认为大流感也许呈现出社会—经济层面上的多样性。1918—1919 年的大流感是这样的吗？或者说感染程度如此之高以至于压倒任何其他对这种疾病的限制因素？桑德拉·汤普金斯(Sandra Tomkins)不是唯一持这种观点的人。她认为,"这种流感真是实现了不畏权贵、人人平等"(Tomkins,

1992a:446)。20 世纪 20 年代的一位社评人士指出,当时的普遍认知是大流感可以感染所有人群,不择人们的社会和经济地位,无视个体的活力和体格,但他也怀疑是否有某些阶层仅仅因为他们的经济状况而受影响。他指出,一些研究人员考虑战时条件造成的社会和行业混乱在某种程度上对大流感疫情是具有影响的,他们得出结论说没有证据支持经济状况严重影响大流感疫情的强度的假说(Gill,1928:276)。考虑到吉尔主张的是一种环境决定论的观点,他征集了一些卫生官员的工作来证明大流感疫情与不同阶层之间的经济剥夺没有联系,这就不足为奇了。他认为,每个房间居住的人数提供住户的经济条件指数以及过度拥挤指数。他说,在英国的各种调查发现,平均每个房间居住一人以上的出租房受到疫情冲击的概率并不明显高于每个房间居住不到一人的别墅(Gill,1928:277)。[20] 斯文艾里克·马默伦德(Svenn-Erik Mamelund)认为,在奥斯陆克里斯蒂安(Kristiania)的案例中,不仅整个打工阶层的死亡率高于资产阶级和中产阶级,而且个体层面的社会因素,具体而言住房面积,也影响死亡率(Mamelund,2006)。

然而,在英国的调查没有发现与流感死亡率关联的社会—经济层面的因素,包括过度拥挤,测量内容包括对每一住所的人数、每一房间的人数,以及劣质居住条件的其他方面(Ministry of Health,1920c:164－172)。拥挤可能并不是一个问题,因为病毒极具致命性和感染性,以至于生活在都市条件下的所有人为生活和工作所进行的必要出行和接触都足以为病毒的传播提供大量有效的机会,在此基础上的任何其他附加因素相对来说都是微不足道的(Ministry of Health,1920c:171)。尽管克罗斯拜认为,有时流感、肺炎并发症和拥挤的生活条件之间存在明显的相关性,尤其对于居住条件更拥挤的穷人来说,但他总结在流感疫情中富人和穷人一样容易死亡(Crosby,1989:228)。因此,即使流感死亡率存在社会—经济因素,它似乎也是一个较小的促成因素。

　　当然,在南非,贫穷、卫生和环境卫生的影响被认为是重要的,许多新闻报道都是关于贫民窟潮湿、不卫生和拥挤的生活条件的(Phillips,1990a:143),流感显然是从那里传播到居住条件较好地区的。就连医疗当局也认为,虽然贫民窟没有引发大流感,但毫无疑问那里的条件对于流感的传播起到推波助澜的作用(Phillips,1990a:215)。英国媒体当然认为城市和个人卫生在疾病的传播中非常重要。1918 年 10 月下旬,《泰晤士报》声称,该报常常强调对城市进行更彻底的清洁,更有效地清除房屋垃圾,更仔细地清洗街道。该报还要求向居民提供纯牛奶,并声称如果他们的警告得到重视并采取了行动,那么情况就不会这么可怕。然而,该报并没有宣称这些措施可以减缓大流感疫情,而是说流感病人不会那么容易受到不必要的感染。此外,《泰晤士报》的意图是找一个替罪羊,因为当前灾难的真正意义在于必须采取措施,让某人对国家的健康负责,然后就有可能使相应的责任人意识到其工作疏忽和缺乏远见造成的后果(*The Times*,1918 年 10 月 28 日第 6 版)。[21]

　　《泰晤士报》又回到了更好的卫生条件以及某种形式的国家健康医疗机构之间的关系的话题上。一篇关于流感的报道其实是为副标题"卫生条件差的住房的危险所在"的报道的托词,该报道认为对于住所的检查对维护公共卫生来说是必要的,因为不卫生的住所是危险的。鉴于已认识到流感会使免疫力下降,那么这一系列连锁关系就意味着卫生条件差的居住环境就更危险。这需要对全国进行一次真正专业的卫生调查,必须由一个国家级机构展开,避免地方部门做事不利。《泰晤士报》的医学专栏记者认为,卫生科学已经成为预防医学的一个分支,一个最重要的分支。几乎可以肯定,地方政府委员会的纽钦姆爵士会赞同这一观点(*The Times*,1918 年 11 月 4 日第 5 版)。[22] 随着第二波疫情平息,《泰晤士报》认为,随着口罩和隔离措施的更广泛使用,以及更好的卫生预防措施,疫情消退并不是不可能的,如果当局给予人们充分的警告,人们会很乐意采取这些措施,并且指出导致许多人死亡的肺炎是卫生条件差的结果,接下来,即将成立的卫生部将有权处理这一问题(*The Times*,1918 年 11 月 4 日第 5 版)。

卫生问题不仅是未来卫生部要应对的,也是每个居民个人要处理的问题。在报道一场关于流感及其预防的会议时,《泰晤士报》曾报道,主张"在公共汽车或地铁里咳嗽不用手掩面,或者打喷嚏不用手帕遮住口鼻,应该受到'行为不雅'的起诉"的一位发言者受到了人们的嘲笑和起哄。另一个发言者赫克托·麦肯锡(Hector MacKenzie)博士提出了人们在公共场所行为规范的道德上的观点,而且以阶级维度的视角分析了问题,指出口腔卫生很重要,但是绝大多数的打工人群完全疏忽口腔卫生,这些男人把使用牙刷看成是女性化的表现,这种忽视会引发很多疾病(*The Times*,1919 年 3 月 1 日第 7 版)。麦肯锡的态度加观点其实相当不合常理,流感遍及各处,很难轻易地归咎于个体卫生没有搞好、思想不正确或其他不当行为。尽管如此,在回顾英国卫生部 1920 年关于这个问题的报告时,《泰晤士报》仍在寻找卫生问题在流感疫情中所扮演的角色。可以注意到,该报告认为,战争极大地改变了条件,特别是那些有害健康的条件,既要考虑外界入侵的有害因素,也要考虑身体的自身抵抗力;报告同时指出,卫生部暗示这种疾病在拥挤的、不卫生的区域和在生活条件有利于健康的地区有着同样的表现(*The Times*,1919 年 2 月 2 日第 7 版第 11 版)。

在加拿大一个城市的一项流感调查中,调查人员通过提出诸如死者是否更有可能来自某一特定社会经济阶层或者某些职业,或者工作场所是否比其他的更危险这样的问题,试图确立大流感感染者的社会经济地位和超高死亡率之间的关系(Johnson,1998:59-63 引自 Johnson,1993)。在社会上,流感的死亡发生是均匀分布,还是在某一群体或地区更为突出? 人的生存条件与社会经济因素的许多方面相关,如住房、职业和收入,然而已有数据的局限性对研究有着严重的影响。更进一步地考量,生活方式是否与死亡率有关? 人们的职业性质、工作场所、娱乐场所或生活条件是否对其死亡有推动作用? 尽管按照每片区域内常住人数所计算出的人口密度与死亡率的相关性非常小,但在安大略省基奇纳市(Kitchener)所进行的针对职业与流感死亡率的关系的调查耐人寻味。由于职业是决定收入、社会经济地位和社会阶层的主要组成部分,这就产生了职业,特别是与制造业相关的职业如何影响流感死亡率的问题。工厂是否是患病和疾病传播的最佳地点,从而导致制造业工人的发病率和死亡率上升? 或者员工医疗保障计划减低了疾病的影响并降低了员工的死亡率? 工厂的负面影响在死者名单中是显而易见的,特别是在他们的职业或其直系亲属的职业方面,但基奇纳市的制造商们对其劳工采取了一种家长式的态度以确保他们工人的健康,从而确保公司的健康。通过提供家庭护理、自愿暂停工厂运营、张贴告示建议员工在生病时应该做些什么,以及只有在充分康复后才能重返工作岗位等措施来实现（Kitchener News-Record，1918 年 10 月 10 日：1）。将罹患流感死亡的人或其配偶、父母的职业与整个劳动力市场的职业进行比较，很明显地看出，那些在制造业工作的人的死亡率可能比预期的要低，因为他们只占总死亡人数的 44.32%，而在 1921 年制造业雇工占整个劳动力市场的 57%（Johnson，1998：63）。这可能反映了家庭护理服务、工厂关闭和延迟返工的效果，这是基奇纳市的许多工厂采取的措施，从而减轻了在工厂工作和不太富裕的城市中生活可能带来的有害影响。

在澳大利亚，财富并没有提供绝对的保护，但是大流感存在一定程度的社会梯度，即在专业人士和商人群体中死亡率较低，而在从事体力劳动等地位较低的人群中死亡率较高。在农场从事农业生产的人群实际上呈现出最低的死亡率，这再次支持了这样一种观点，即城市逐级链条中处于高等级的经济活动的地区可能遭受最严重的损失，而较为偏远的近乎隔离状态的地区颇有其优势。尽管很难确定不同职业在死亡率上所呈现差异的实际机制，然而在一些案例中，这可能是工作风险因素的直接结果，而在另一些情况下，则折射出更多的生活方式和社会经济因素，这些因素体现在住房质量和密度、营养状况和一般医疗状况（McCracken & Curson，2003：123—125）。

尽管对大流感疫情和社会经济因素关系的分析大多是模棱两可的，但有一些评论人士认为，死亡率确实是根据社会经济变化而变化的。伦敦郡的行政医务官和学术医务官威廉·哈默相信总死亡率是由人口的社会阶层决定的（Hamer，1918：8）。然而国事登记干事的数据并不完全印证哈默的观点。国事登记干事关于大流感的报告分析了伦敦各个区域大流感死亡率与总体

健康标准和财富之间所假定的联系，其中，健康标准按照
1911—1914 年各个区域的人口年平均死亡率为指示，而财富按
照 1911 年每户家政雇佣人数的比例为参照（Registrar-General，
1920:27—30）。表 4.2 和表 4.3 分别显示了国事登记干事报告
中对这两个因素与年化流感死亡率之间的相关系数、判定系数
和斯皮尔曼等级（Spearman's rank）相关系数（即从零到 α 值的
等级）所做的对比，表明了年化流感死亡率与这些健康和财富因
素之间仅存在中度相关性。[23]

表 4.2　　　　　　伦敦流感死亡率和健康与财富指标

疫情死亡率和健康与财富指标			
行政区	健康指标	财富指标	疫情死亡率指标（%）
肯辛顿	13.6	15.74	3.4
伦敦城	15.1	5.83	3.8
汉普斯特	11.1	16.06	3.9
哈默史密斯	14.1	3.14	3.9
刘易斯汉姆	10.8	5.65	4.1
斯托克纽顿	12.5	4.95	4.3
旺兹沃斯	11.2	5.55	4.4
斯特普尼	16.8	1.30	4.4
兰贝斯	14.2	3.08	4.7
圣马里波恩	14.8	11.64	4.7
德特福德	14.7	2.61	4.8
帕丁顿	13.2	9.70	4.9
伍尔维奇	13.2	2.76	4.9
富勒姆	13.9	3.29	4.9
汉克尼	13.7	2.91	5.0

疫情死亡率和健康与财富指标			
行政区	健康指标	财富指标	疫情死亡率指标（％）
伊斯灵顿	14.6	2.44	5.0
坎伯韦尔	13.6	2.63	5.1
萨塞克	17.9	1.19	5.1
维斯特敏特	13.5	12.24	5.2
肖尔迪奇	19.7	0.87	5.2
格林尼治	13.9	4.04	5.4
伯杨	17.1	1.16	5.4
贝斯纳尔格林	16.9	0.75	5.5
芬斯伯里	18.9	1.21	5.5
霍尔本	15.8	4.15	5.6
伯蒙德西	17.8	0.94	5.6
巴特西	13.7	2.50	5.8
切尔西	13.9	13.07	6.1
圣潘克拉斯	15.4	2.97	6.2

资料来源：Registrar-General,1920:28－29,Tables XIII and XIV。

表 4.3　　　　　大流感死亡率与健康和财富指数之间相关性

	r	r^2	r_s	z 值	a 值
健康指数	0.435	0.190	0.455	2.407	0.8％
财富指数	−0.367	0.135	−0.451	−2.388	0.9％

　　国事登记干事得出的结论是，这次流感的死亡率在讲卫生和不讲卫生的环境区域是一样的（Registrar-General,1920:29），然而，富裕/健康的地方与较低的流感死亡率之间的相关性是明显的，尽管导致流感死亡率上升的直接影响所占比例不超过四

分之一。值得注意的是，最富有的两个区汉普斯特德(Hamp-stead)和肯辛顿的流感死亡率较低，在第三富有区切尔西，仅次于圣潘克拉斯，在整个大流行期间流感死亡率为 6.1‰。卫生部关于大流感疫情的报告试图以 1911—1914 年的年化标准死亡率来衡量，将人口现有健康状况与大流感死亡率(每一波疫情的死亡率)联系起来，但最终也没有给出肯定的结果(Ministry of Health,1920c:48—49)。流感死亡率的模式并不总是反映普遍死亡率或财富。在伦敦，这种相关程度为中等，而在法国则正相反。在法国东北部城市南锡(Nancy)，死亡率和社会经济地位重叠，因为流感更猛烈地袭击贫困阶层和社区(Zylberman,2003:198—199)。然而在巴黎，流感对富裕的第十七大区的打击比对贫穷和人口稠密地区的第十三大区的打击更为严重。这要归因于在巴黎佣人占家庭人口的比例，拥有佣人是财富的象征，但是应该注意到，这些佣人很多是单身年轻女性，生活在拥挤而贫困的环境中，居住在中产阶级家庭小洋楼顶层上拥挤、狭小、简陋的房间里。事实上，据说在巴黎死于流感的妇女中有四分之一是女佣(Zylber-man,2003:199)。

为了调查英国大流感死亡率和社会经济地位之间的可能关系，剑桥大学的人口与社会结构史研究小组建立了一个数据库，将英格兰和威尔士 335 个行政区的大流感年化死亡率与 1911 年和 1918 年的婴儿死亡率、人口结构(男女的年龄结构比例)和职业结构(不同职业类型中的男女比例)，以及职业环境分类联系起来(Garrett & Reid,1995;Garrett et al.,2001)。这些数据来自 1911 年和 1921 年的人口普查报告和国事登记干事的报告(Registrar-General,1920)。对 1911 年和 1921 年职业数据和流感死亡率的初步调查并未充分揭示两者相互之间潜在的重要关

系,但是可以作为进一步分析选择变量的基础(Johnson,2001:
285－288)。在1921年的数据中,剑桥大学的研究小组根据人
口普查中主要的职业类别,将行政区域划分为如下四种情况:农
业、轻工业、重要行业和服务业(Garrett & Reid,1995:76)。所
有与流感死亡率较强的正相关要么来自重要行业,要么来自轻
工行业,而重要行业本身是相关性最强的(无论对于男性人口还
是总人口来说)。此外,负相关系数最强的职业是被剑桥大学研
究小组归类为服务业的行业,选择以下变量进行进一步分析:

　　1921年在重要行业从事工作的男性占人口的百分比;

　　1921年在服务行业从事工作的男性占人口的百分比;

　　1911年在航运业中男劳力的百分比,即航运业变量;

　　1911年每1 000户家庭中佣人的比例;

　　1911年婴儿的死亡率;

　　1921年的人口密度。

　　这6个变量可以说是作为某些因素的指标,如社会阶层(职
业和家庭雇佣人员的比例)、现有健康状况(新生儿死亡率)、拥
挤程度或感染风险,甚至在全国城市逐级链条中所处的位置(密
度),以及接近疾病入境点的程度(如航运业)。对这6个变量进
行线性回归分析,以检验其与流感死亡率的比例或关系,得出的
相关系数 r 为0.511 0,决定系数 r^2 为0.261 2。因此,此假
设——现有健康标准、与港口的接近程度和社会阶层对流感死
亡率的决定性作用并没有得到明确证实。然而,这些因素也有
一定的作用,因为它们可能在一定程度上影响结果,然后重新分
析,在每个阶段逐步去除最不重要的变量,结果表明婴儿死亡率
和家庭佣人的比例对其他变量(如服务行业和重要行业)的贡献
很少或只是简单地补充(表4.4)。

表 4.4　　　　　　　　　　　　　回归分析结果

迁移变量 （所使用变量的数量）		r	r^2	减量 r^2
无	(6)	0.511 0	0.261 2	N/A
家庭中佣人比例	(5)	0.504 6	0.254 6	0.006 6
新生儿死亡率	(4)	0.502 9	0.252 9	0.001 7
人口密度	(3)	0.462 0	0.213 5	0.039 4
社会服务业	(2)	0.458 2	0.210 0	0.003 5
主业	(1)	0.378 4	0.138 7	0.071 3

对回归分析的异常值或残差的检查表明,少数几个地区在多个变量上出现异常值。[24] 例如,在检查服务行业和重要行业的变量与流感死亡率的回归结果时,赫伯恩(Hebburn)、杰罗(Jarrow)和托特纳姆(Tottenham)地区就出现异常值。这两个服务行业和重要行业的变量,似乎在同一个维度上扮演着不同的角色。它们有相似的相关水平,但作用方向相反。赫伯恩和杰罗两个地区记录了最高的流感死亡率,年化死亡率分别为11.94(最高的死亡率记录)和8.77。两个地区重要行业的年化死亡率也远高于平均值(平均值为 27.29,而两个地区分别为49.83 和 42.96,第三分位数为 43.18),而男性劳动力的服务比例非常低(平均值为 36.27,赫伯恩 13.19 ,而杰罗为 20.05)。托特纳姆地区的数据几乎正好相反,流感死亡率为 4.64(平均值为 4.86),重要行业为 10.98,服务行业为 45.45。两个泰晤士河岸边的城镇——赫伯恩和杰罗不仅记录了最高的流感死亡率,而且在 1911 年其男性劳动力受雇于航运行业比例也是最高的。

在考察流感死亡率与新生儿死亡率、流感死亡率与航运业变量的相关度的线性回归时,巴恩斯利(Barnsley)和切斯特菲尔德(Chesterfield)两个区呈现异常值。虽然两个地区都有较低的航运业变量,即在航运业雇佣男性劳动力的比例非常低,然而两个地区的死亡率都高于平均死亡率[巴恩斯利(Barnsley)流感死亡率为每千人 8.35,航运业变量为 0.01,而切斯特菲尔德(Chesterfield)流感死亡率为每千人 7.55,航运业变量为 0],航运业变量出现了。在新生儿死亡率方面,这两个地区都返回了较高的数值,分别为 206 和 171,而新生儿死亡率的平均值为 133.39,第三分位数下降为 153。另一个在新生儿死亡率——流感回归关系中呈现异常值的是盖恩斯伯勒(Gainsborough)地区,其流感死亡率为 8.19(流感死亡率平均值为 4.86,第三分位数为 5.53),新生儿死亡率为 118。

在调查家庭雇佣人员比例时,四个确定地区的价值都高于平均值和第三分位数(161.59 和 206.50),但是这些地区流感死亡率数字差别很大。温彻斯特(Winchester)(322,2.5),托基(Torquay)(383,4.18),切尔西(544,6.05)和威斯敏斯特(545,5.24),与伦敦的两个区都记录了非常高的家庭雇佣人员数量和死亡率水平(与回归线相反)(括号内是每千人中家庭雇佣人数量和该地区每千人流感死亡率)。但是,尽管这两个城区在分析中表现得不寻常,但在考察人口密度时却没有出现这种情况。实际上只有一个伦敦行政区斯特普尼(Stepney)出现在这里,人口密度是 78.5(平均值为 22.57,第三分位数为 26.00),流感死亡率是 6.2(平均值为 4.86,第三分位数 5.53)。在陶顿(Taunton)和伊尔克斯顿(Ilkeston)显示的线性回归分析中的异常值没有呈现较低密度(16.70 和 12.80)和流感死亡率(2.72 和 6.33)的一致性。因此,不存在持续出现的异常值,即使出现了异常值,也是因为其变量受到特定因素的影响。

　　与流感的年化死亡率有较强关联的几个变量之一是 1911 年航运业男性劳动力的比例。有一点值得注意,赫伯恩和杰罗从其他变量分析中呈现残差,而这两个地区在航运行业的男性劳动力中所占比例最高。此外,据澳大利亚报告,在海洋、河流、港口等职业中就业的男性死亡率最高(McCracken & Curson,2003:124)。为了进一步研究英格兰和威尔士的数据,研究人员将这些地区分为两组,一组是航运行业没有男劳力,另一组是航运行业有男劳力。在该行业无男劳力的地区的这一组,流感死亡率的平均值和中位数略低于另一组(即这行业有男劳力的地区的一组),最大值和第一分位数也低于后者,但最小值的第三分位数和标准差都高于后者(表 4.5)。曼-惠特尼 U 检验(Mann-Whitney U-test)随后被用于确定两组是否有显著差异,或者他们是否来自相同的人群,在 95% 置信区间这两组可以看作是相似的,而以男劳力为主的航运业的存在或不存在对地方一级大流感的流行结果没有实质性影响(Johnson,2004b)。

表 4.5　　　　　　　　　各组之间流感死亡率的比较

评价流感死亡率的数值	具有男劳力的航运业	不具有男劳力的航运业
数目	277	56
最小值	1.880	2.093
最大值	11.943	7.548
平均值	4.892	4.675
标准偏差	1.217	1.339
第一分位数	4.061	3.707
中位数	4.726	4.679
第三分位数	5.530	5.584

　　那么,是否存在对流感死亡率有影响的社会经济方面的因

素？尽管大流感死亡率遍及整个社区,而且似乎确实存在阶级差异的因素,但这一关联并不是特别强,正如国事登记干事对大流感疫情的十周年纪念增刊中所宣称的那样,流感确实随着社会阶层的不同而变化,但变化不大(Registrar-General,1921 人口普查第二部分:工伤死亡率、出生率、新生儿死亡率:XVII)。[25]

虽然流感死亡率可能存在社会差异因素,但有人指出,某些职业也经历了流感死亡率的差异。例如,矿工被列为死亡率相对较高的一组(Andrews,1977:24－25;Crosby,1989:227)。[26]马默伦德指出,不仅矿工受到了大流感特别严重的袭击,渔民和士兵的经历也同样严重(Mamelund,1998b)。然而,值得注意的是,在对英格兰和威尔士地区职业和死亡率的分析中,渔业、国防和采矿类别与流感死亡率没有显示出很强的相关性(Johnson,2001)。与流感死亡率有较高相关性的类别包括与金属行业有关的职业,这与国事登记干事在大流感疫情十周年纪念增刊中所发现和所报告的情况一致。研究表明,接触粉尘或其他对呼吸系统有损害危险的工人的死亡率最高,研究发现,最高的数字来自刀具研磨工、黄铜铸造厂的炉工和搬运工、剥棉工、研磨工、地下铁矿工、锉刀切割工和石板匠。因此,这些由于工作导致呼吸系统受损的人,肺部抵抗力下降,必然增加了死亡率(Registrar-General,1921 人口普查第二部分:工伤死亡率、出生率、新生儿死亡率:XVII)。然而,必须注意不要夸大这种巧合,因为这里的比较是在生态相关性和特定阶层死亡率之间进行的。其他受影响最大的职业是医疗行业,即医生和护士。但是,这样的结果并没有从对职业类别的分析中产生,因为它们被归入实际死亡率较低的专业人员和服务类别里。国事登记干事在大流感疫情的十周年纪念增刊中讨论 1921—1923 年流感死亡率时指出,唯一高于平均流感死亡率的一级职业是医生,一个显而易见的结论,即流感是医生一个非常明确的职业风险(Registrar-General,1921 人口普查第二部分:工伤死亡率、出生率、新生儿死亡率,XVII)。

　　并不是所有的职业都受到冲击,事实上,有些可以被认为受到一定程度的保护。葛里格(A. Gregor)上校试图说服英国国家医学研究委员会有必要调研其所认为的暴露在气体和烟雾中的工人实际上可能受益于工作条件对鼻咽的消毒作用(PRO,FD 1 530 and FD 1 531)。[27]葛里格指出一个公认的医学事实,即暴露于气体烟雾中的工人一般认为自己不会患鼻黏膜炎和呼吸道疾病,而且在英国一些地区有一个习俗,即把咳嗽的患儿带到工厂,暴露在烟雾中,让钢铁精炼过程中产生的氧化物把咳嗽带走,据说可以缓解疾病。然后,他试图通过比较在 1918 年的 7 月和秋天一些组织群体的患病数据来证明气体和烟雾的预防作用,这些组织包括 1 个海军汽油厂、1 个陆军营、9 个天然气厂、国家炸药厂和 1 个锡厂(表 4.6)。在海利(Hayle)的国家炸药厂是一个线状无烟火药工厂,在那里工人们可能接触到硝酸或者丙酮烟雾,而在锡厂,工人们则经常接触到二氧化硫烟雾。葛里格还声称,即使是那些生活在锡矿煅烧堆上的人也因受到影响而获益,在排放二氧化硫气体 200 英里范围内的 7 户 27 个居民中只有一个流感病人的记录,而在一个距离此地四分之一英里远的一个小村庄里却有无数的流感病人。

表 4.6　　　　　　　不同职业中所报告的流感发病率

职业组	人数	病例数	发病率(%)
海军汽油厂	1 350	446	33.0
陆军营	1 050	210	20.0

续表

职业组	人数	病例数	发病率(%)
煤气工厂	148	10	6.7
国防炸药厂			
非暴露工种	732	221	30.2
全职硝酸甘油暴露工种	70	11	15.7
半职硝酸甘油暴露工种	230	4	1.7
硝酸甘油随时暴露工种	300	15	5.0
丙酮暴露工种	18	0	0.0
任何试剂随时暴露工种	318	15	4.7
锡厂			
焊锡工	23	14	60.8
(SO_2)铣工	27	3	11.1

资料来源:PRO,FD 1 531。

葛里格的论调里有许多不攻自破的地方,其中包括这样的一个事实,他所研究的仅仅是报道的发病率,这样的研究存在缺乏诊断、报告不足和亚临床感染的未知方面的问题。此外,我们不知道当时的工作环境到底有多拥挤。其实,9 个天然气工厂和选矿厂的工人数量并不多,这表明不那么拥挤,这就可能很少与他人接触,而陆军营、海军汽油厂的工人和地下锡矿工人彼此生活和工作的距离更近。然而,正如葛里格所认识到的,来自线状无烟火药工厂的数据可能表明暴露在烟雾中的人会获得一些益处。有一群人工作、生活的各方面条件都完全相似,除了一个事实,即一些人在工作时间或多或少地暴露在烟雾中,而另一些人则没有。这使他得出结论:某些化学烟雾一定有杀菌作用,这在当时似乎没有广为发现,而且随后也没有被发现。

不过,葛里格的报告还有另外一点引人注意:他提供的数字表明,在夏季受感染的人获得了免疫力,其他来源也表明,在第一波中获得的一定程度的免疫力在后来的几波中起到了一定的保护作用(Schoenbaum,2003:212－213)。在他对海军巡逻人群的研究中,7月的321起病例,只有两起报告说秋季发生了第二次复发。同样,在他对陆军营研究中,夏天感染的人没有再感染,在国家炸药厂的工人中也很少有再受到感染的。这是首批显示获得免疫证据的报告之一。

军队、学校、战俘营
——疫情下特殊群体的特殊状态

某些社区,如寄宿学校、军营或任何日常生活活动中其成员之间具有高交叉性活动的封闭社区都有很高的、规律不明显的死亡率,可能出现严重流行病,发病率高,甚至在更广泛的社区可能只是比较容易受到影响的也是如此(Riordan,1986:31)。据推测,正是在这样封闭的社区中,大流感病毒的毒株出现在一个或另一个国家的军营中。一种说法是英国驻扎在法国伊塔普勒斯的庞大军营可能见证过大流感病毒的早期暴发,每天在这一军营里进进出出的除了大量的家禽牲畜,还有超过10万的军人,而军营中暴发的化脓性支气管炎与1918年的流感非常相似(Oxford *et al*.,2002)。

在澳大利亚,德国一个战俘营里的在押人员非常担心流感暴发在集中营。值得记住的是,澳大利亚曾因远在大洋洲而推迟了疫情,即使这样,战俘营里的囚犯也知道西班牙流感的危险。早在1918年11月20日(停战后),战俘营的囚犯们第一次写信给来访的哈维(Harvey)法官,请求释放他们以便出去养家糊口,特别是在生病的情况下,避免在集中营暴发疫情的危险。哈维法官向联邦政府提出了这一请求,联邦政府拒绝释放任何被拘留者,但是对预防接种、准备重症吸氧室和储备面罩方面已经做出安排,并考虑在必要时提供医院治疗。当大流感袭击澳大利亚时,这些战俘营的在押人员感到有好几次不得不给集中营的来访者写信。集中营来访者和瑞士管理委员会(代表德国利益)都向澳大利亚联邦政府提出了集中营的问题,委员会特别提到了战俘的待遇条件。1919 年 6 月 23 日,一封写给集中营来访者的信件说,霍尔兹沃西营地(Holdsworthy)的流感疫情正呈现严重的态势,数百名在押人员和大量警卫都已经患病。他们担心这场瘟疫像野火一样在整个社区蔓延,他们的家人已经遭受大流感的袭击,抱怨通信的缺乏或者中断,因为邮政服务的混乱和难以获得发送电报的许可,以及几乎不可能使用电话,造成了巨大延误,他们警告这足以让任何人绝望,同时抗议国防部近乎冷漠的态度。他们注意到关于在南非和英国在押人员被释放的报告,并请求获释(PROV,NAA MP367/1 567/7/4467)。

1918 年 7 月,关押在汉普郡布拉姆利集中营的 3 000 名德国战俘中有近 1 000 人生病,这是英国首次大规模流感感染的报告之一(*The Times*,1918 年 7 月 23 日第 8 版)。1918 年底,另一份报告提到,在科尔切斯特(Colchester)军队医院又有 28 名德国战俘死亡,在怀特岛潘克赫斯特(Parkhurst)的军营山监狱,在押人员和工作人员都受到流感暴发的影响(*The Times*,1918 年 12 月 6 日第 5 版)。一旦这种疾病进入平民群体,其他封闭社区就成为另一处报告有高发病率的社区。1918 年 10 月底,《泰晤士报》报道:埃塞克斯大都市的组织机构受到严重影响(*The Times*,1918 年 10 月 29 日第 7 版)。在汉克尼(Hackney)

看守所,30 名护士中只有两名可以值班,包括所有儿童在内的许多在押人员都患了流感。同样,当疫情在罗奇代尔(Rochdale)蔓延,死亡率呈现异常的高,有人指出,济贫院的情况最为糟糕(*The Times*,1918 年 11 月 29 日第 3 版)。封闭社区之中的这种疫情模式也可能是报告的矿工、渔民、士兵发病率与死亡率较高的原因,如前所述,因为他们也是集中在小空间或小区域内的群体。

圣马里波恩(St Marylebone)卫生院的院长巴兹尔·胡德(Basil Hood)博士抽出时间在自己的笔记本上记下了一些关于这场疫情的笔记。在这几页中,他描述了医院承受的巨大压力,因患病和死亡,医院缺少工作人员(包括他自己因疲惫而崩溃),以及他对大流感的回忆。他描绘的是一幅抑郁和极度疲劳的画面。他写道"在应对疫情上,我们的处境几乎糟糕得不能再糟糕了",维持医院的运转,要对付人员转换、人员短缺以及必须处理从其他医院转过来的病例,这些都使得处理疫情极为困难,"当时的体力消耗和精神压力太可怕了"。的确,这几乎不用去想。不仅病例大量增加,许多得了流感性肺炎的病人病情非常严重,医护人员也开始接二连三地倒下。这种情况不断升级,直至他在 12 月完全崩溃,而在下一年的 2 月中旬才恢复过来(CMAC,GC/21,第一卷,93,127-135A)。

位于埃普索姆(Epsom)的伦敦郡霍顿(Horton)战时医院的巴蒂·金(Barty King)少校对医护人员患流感的发病率和死亡率进行了更系统的研究。在第二波和第三波大流行期间,金监测了医院护理人员和女护工的健康,至少每天检查(King,1922:68)。金认为,这种监测,特别是对护士的监测,产生了有利的影响,使死亡率(不是发病率)保持在比其他地方低的水平。一旦确诊,护士就离开病房护理岗位,强制卧床休息并且由其他护士护理。护士人数平均为 329 名,据报告有 84 例病例(25.5%的患病率),2 人死亡(2.4%病死率),而在 49 名女佣中,21 人患病(42.8%的患病率),1 人死亡(4.8%病死率)(King,1922:69,75)。绝大多数病例为轻度或中度。然而,即使是在这里,这份工作也有其危险性。有 4 例死亡病例和另外 2 例病例他认为是由于接触了耳鼻喉病房的一例支气管肺炎急性病例。2 名死亡的护士被认为是在治疗这名病人时感染了大流感,而另一名护士接触了一宗接近死亡的严重流感急性支气管肺炎,还有一名护士的病情较轻。除了以上感染和死亡的护士,这个病人还导致耳科医生和医院牧师死亡,他们也接触过这个急性病例,患了严重的流感和急性支气管肺炎并死亡(King,1922:72)。

鉴于在群体中可能发生的高感染率以及儿童在社区传播流感和其他疾病方面所扮演的重要角色,有必要讨论学校在流行病传播方面的角色(Glezen,1980;Glezen et al.,1980;Kendal,1987;Kendal & Glezen,1998;Schoenbaum,2003)。英国医学研究委员会当然认为,获得有关大流感的性质以及在学校采取的任何预防措施或应对措施的效力的信息是有用的。然而,这仅限于写信给主要公立学校的校医和医务人员,不过,15 所私立学校也对此做出响应。[28] 对此做出反应的学校揭示了相当极端的发病经历。有些学校报告没有或很少发生病例[29],而有的学校报告了相当严重的疫情暴发。其中一个例子是弗利特伍德(Fleetwood)的罗赛尔(Rossall)学校,444 名男孩中有 320 人感染(占 72.1%),其中包括小学 59 人中的 57 人(感染率 96.6%)。[30] 埃塞克斯的费尔斯特(Felsted)学校在大约 250 名男孩中报告了 143 到 162 例(感染率为 57.2%~64.8%)。[31] 其他学校记录高

发病率水平包括德文郡(Devon)的位于老布朗德尔(Blundell)的
蒂弗顿(Tiverton)学校,250 名寄宿生中有 180 名患病(感染率
达 72%)[32],切尔滕纳姆学院(Cheltenham College)的 480 名寄
宿生中有 321 名患病(感染率达 66.9%),除了五大学院外[33],
如惠灵顿(Wellington)学院,疫情在此传播速度之快都来不及记
录,似乎有超过 90% 的学生染上了流感。[34]伯奈特和克拉克对
三所英国私立学校给出的数据进行了分析,他们认为寄宿学校
的条件可能与士兵在船上相似,夏秋两季的发病率,三所学校夏
季分别是 35% 、52% 和 21%,秋季分别是 22%、26.6% 和 67%
(Burnet & Clark,1942:84)。

　　从一些学校给英国医学研究委员会的反馈可以看到寄宿学
校里的女佣和其他工作人员如何受到大流感的影响。在剑桥,
很多女佣都生病了,莱伊学校因此影响了学校的正常运行,学校
决定把男孩们送回家,结果只有 20 个男孩生病了。[35]这与在剑
桥大学国王学院所报告的情况完全不同,该校校长杰尔夫(Jelf)
先生认为,所有寄宿生在 1918 年 7 月都受到了流感的袭击,对
于后期的疫情产生了免疫。[36]在与埃塞克斯郡接壤的萨弗隆瓦
尔登(Saffron Walden)文法学校,30 名寄宿男孩中有 19 人在秋
季那波疫情中受到袭击,流感在学前班里也很普遍。9 月下旬,
来自剑桥学校的第一批报告显示,圣保罗(St Paul)学前班学校、
斯图顿街(Sturton Street)学前班学校和东路(East Road)学前
班学校出现了一些病例。在 1918 年 10 月 14 日之前,报告的其
他病例很少,当时斯图顿街学前班学校有 63 名儿童和 2 名教师
患病,圣菲利普(St. Philip)学前班学校有 2 名,圣巴纳巴斯(St
Barnabas)学校有 79 名,东路学前班学校有 144 名。[37]这场疫情
确实在该市的学前班学校蔓延开来,高校也没能幸免。卫生部

长向 2 595 名大学住校生发放了调查问卷,其中 1 766 份完成递交,这其中,1 263 人报告患有流感(问卷回收率 72%)。然而,尽管流感广泛传播,但对剑桥大学的影响非常小,已知只有四名本科生和三名住校毕业生患病死亡,还有一名大学讲师、一名国王学院的研究员和一名三一学院的图书馆馆员。[38] 对流感在剑桥传播的研究得出结论,从其源头开始,流感后来是基于大学城和大学之间的亲密关系传播开来的,据信,最早由入驻学院的海军军校生带到大学城,随后在各个教区里传播(Smallman-Raynor et al.,2002:465)。

尽管在一些学校(并不是大多数学校)发生了大规模的疫情,但几乎没有证据表明这导致了整个学年的大范围中断。在英国,几乎没有改变学期日期或活动的情况,以采取减少学生间相互接触使之处于一个明显更安全的环境,似乎也不考虑重新安排考试时间。那几年因为生病和学校关闭,学生们不得不以较少的上课时间面对考试。对此做了哪些考虑?它对那些完成毕业考试或大学考试的人有什么影响?

虽然目前所描述的孤立的、离散的或封闭的社区可能是疫情中遭受很大打击的地方,但还有另一个地方可能特别危险。船上可能是经历大流感疫情最糟糕的地方之一。在船上,特别是拥挤不堪的运兵船,设施原始而简陋,容纳着拥挤在一起的人群,无法避免感染,一旦感染开始蔓延,逃生的机会就微乎其微。看到同伴迅速染病,出现骇人的预示着死亡的紫绀症状;知道病毒在整个船上传播却无处躲避,这些都是可怕的折磨。英国卫生部当然认为这是近年来流感历史上最悲惨的事件之一,即一定数量的交通工具带着大量军人和病毒到欧洲(Ministry of Health,1920c:170)。几波流感疫情的暴发情况进入战争内阁文件,其中之一是,1918 年 5 月当英国海军副参谋长通报内阁——亚得里亚海英国纵队的海军准将发现有必要延迟韦茅斯号(HMS Weymouth)靠岸,因为船上有 211 例流感病例。这次暴发是流行性感冒的一部分,不仅在纵队,而且在几个海军基地(PRO,CAB 23 6 战时内阁 413 号文件,1918 年 5 月 17 日)。

《泰晤士报》认为,跨大西洋航线上发生的情况尤其不妙,因此有必要采取严厉措施。在 1918 年 10 月的一篇题为《一场严重的流感疫情》的社论中,对该疾病描绘了一幅前所未有的悲观图景,指出这场疫情绝不像我们所想得那么简单。作者批评了官方的乐观态度,并注意到这种最致命的败血性肺炎是如何渗透到社会各阶层和所有地方,在英国和美国夺去了众多的生命。作者认为警惕是合理的,采取最坚决的措施也是合理的。争论所采取的措施是否会带来不便是无关紧要的,因为如果灾难能够被扑灭或至少得到控制,这些不便也会被接受。社论认为,跨大西洋航运问题至关重要,需要立即提供医院工作人员和其住宿,在上船前对乘客进行检查,并在航行之前对船只进行大范围消杀(*The Times*,1918 年 10 月 26 日第 7 版)。[39]

与学校一样,从一艘船到另一艘船可以千差万别,如英国皇家海军非洲(HMS Africa)号上有 779 人,大约 75％的人感染大流感,9％的人死亡;纽卡斯尔(HMS Newcastle)号载有 450 人,有 51％的人患病,但无死亡病例。澳大利亚海关检疫部主任约翰・卡姆普斯顿(John Cumpston)收集了进出澳大利亚水域船只的流感统计数据(Cumpston,1919):对 92 艘船只的观察,其中有些船只记录了疫情大暴发,但据报告有 34 艘船只中只有一例流感病例,然而,也有船只报告了严重的疫情(表 4.7)。

表 4.7 运兵船大流感统计数据

船只	总人数	病例数	死亡数	患病率(%)	病死率(%)
巴拉巴赫	997	800	25	80.3	3.1
南非 H. M. S.	775			75	9
凡托姆	124	78	0	62.9	0
阿图阿	163	88	16	54.0	18.2
纽卡斯尔 H. M. S.	450		0	51	0
博纳	1 095	470	18	42.9	3.8
麦迪克	989	313	22	31.6	7.0
马塔兰	198	61	0	30.8	0
米德(未确认)	5 951	1 668	317	28.0	19.0
尼亚加拉	567	156	5	27.5	3.2
马库拉	406	94	4	23.2	4.3
卡隆	113	23	1	20.4	4.3
日兴号	244	30	1	12.3	3.3
萨丁尼亚	1 378	120	10	8.7	8.3
德文郡	1 096	95	0	8.7	0
马拉松	1 041	89	4	8.5	4.5
达尔文港	1 237	90	2	7.3	2.2
内斯顿	1 903	69	0	3.6	0
马尔顿	898	16	0	1.8	0
撒克逊	1 603	25	1	1.6	4.0
利特尔顿港	929	12	1	1.3	8.3

资料来源:Burnet & Clark,1942:84 引自 Cumpston,1919;Thomas,1998:2;Ministry of Health,1920c:58;弗雷德·米德(Fred M. Meader)将军在皇家医学会大流感研讨会上的发言(Royal Society of Medicine 1918:71—76)。

库欣,后来被称为神经外科之父,他的关于流感的传记于 1925 年获得普利策奖。这是一本关于 1918 年美国军队外科医

生威廉・奥斯勒(William Osler)的传记,在书中库欣讲述了奥
斯勒的一位同事巴格利(Bagley)的经历,展示了疫情发生时医
护人员所面临的苦难的生动画面。

　　1918 年 10 月 15 日

　　经过大约三个星期的努力,巴格利终于出现了,他通过海峡
从南安普顿登陆来到总部。这次运输船是 56 号,即奥林匹克
号。巴格利是船上的医官。在美国本土的时候士兵中还没有流
感病例,但航行中出现了 9 例,其中 1 例死于肺炎。他们在上岸
前被滞留在南安普顿港口 24 小时,在这短暂的时间里又有 384
个病例出现,而且非常严重,一开始就有人出现 40.5℃ 的高烧。
站岗的人会突然摔倒。他们被送到南安普敦附近的休养营,一
周后,又有 1 900 例病例出现,其中有数百例肺炎,119 人死亡。
在部队下船后留在船上的 342 名护士中,134 人得了流感。
(Cushing,1936:472)

　　运兵船把这种疾病带到了世界各地。士兵们登陆后,当地
的交通网络,特别是铁路,为这种疾病通往所有社区提供了便
利。正是这些交通网络把各地联系在一起,并在一定程度上决
定了疾病蔓延的等级,军队在世界各地的流动是这次流感成为
全球疫情的一个因素。[40]许多服役人员都患上了流感,结果往
往是悲惨的[41],比如北方燧发枪队和机关枪队的艾伦・约翰・
莫森(Alan John Mawson)中尉,在战争之前,他曾做过职员和药
剂师助理。1918 年 12 月 4 日莫森在格兰瑟姆(Grantham)的军
队医院死于流感,时年 31 岁。他于 3 月 19 日收到任命,而他的
母亲要求在他死后有权领取他的抚恤金。政府试图根据他是如
何感染和何时感染疾病并死亡来确定他的母亲获得抚恤金的权
利。1918 年 11 月 22 日,他在返回基地前一直在家里休假,4 天

后在那里住院,这一事实使他的情况变得复杂起来。他的医疗档案记录了他的病情,并表明流感在莫森驻扎的部队中大范围流行。他的母亲提醒美国陆军部,当时流感正处于高峰期,每天都有大批军官和士兵死亡。在这之后的某一时间,莫森的母亲得到儿子的抚恤金,直到 1945 年 2 月她去世(PRO,PIN 26 22103)。

流感通常不会导致死亡,但产生的副作用可能会持续。例如,护士奈丽·史蒂文森(Nelly Stevenson)声明自己在履行护理职责时感染了双重肺炎,并因此申请了一笔军队抚恤金。1919 年初,她被认定 100％残疾,并获得全额养老金。1919 年 7 月 28 日,医疗委员会检查发现她的情况稍有好转,但她极度紧张,身体颤抖,身体虚弱——不适合任何任务,被列为 80％残疾。1919 年 10 月 13 日复检描述类似,尽管如此,她的残疾评估降到了 60％。不到一个月后,尽管她很容易疲劳,无法长时间运动,残疾评估还是减少了一半。在这种情况下,她是否能靠当护士谋生变得不确定。评估仍在继续,但结果不一致,1920 年 1 月复检鉴定尽管"有一些改进",但仍有 30％的残疾。在 1920 年 2 月复检评估她有 50％的残疾,却注明'病情改善令人满意',接下来的一个月她被认为适合做家庭服务,包括在部队服役至 1920 年 3 月 19 日她退役。一个月后,这一结论被推翻,委员会评估她有 20％的致残率,这与 1921 年、1922 年和 1923 年的 4 月,重新调查委员会的结论一致。总之,史蒂文森的痛苦总共持续了五年多(PRO,PIN 26 20251)。

军事当局不仅要为病人和死者负责,而且有责任和义务通知其近亲。有时这需要比平时做出更多的工作。在悉尼,威廉·麦德利(William Medley)下士死于流感肺炎。他有一头金发、一双淡褐色的眼睛,这位显然未婚的壮汉,曾在军队服役多年,1915 年 11 月 1 日在悉尼维多利亚军营入伍,当时 36 岁零 8 个月。在入伍时,这个 5.9 英尺高、仅 146 英磅体重的麦德利被告知,他以前患有的双疝气并不足以导致他被拒入伍,他在战争中服役了很长一段时间,军团指挥手册上没有记录他有任何麻烦。他的死亡证明上说他的死因:第一,肺炎流感;第二,支气管肺炎;第三,心脏衰竭。其实麦德利已经结婚,到 1923 年军事当局试图联系他在昆士兰的太太,以确认她是否真的嫁给了他,这样他们可以颁发纪念匾额和卷轴以纪念他的贡献,并确保这些纪念品按照规定定制。1915 年,他以单身身份入伍,但军事当局却不这么认为,为此军方需要寻找证据(NAA,MT1487/1 MEDLEY W)。

不仅是战争备忘录记录大流感的规模。其他作品,如威尔·皮克(Will Pickles)在其著作《流行病学实践》(Pickles,1939)中也写道,在过去的几百年里,流行性感冒和大量死亡在温斯利代尔(Wensleydale)是罕见的,过去所发生的无法与我们这个时代(1918 年 11 月和 12 月)相比,那段正是大流感疫情暴发期。他曾经担任英国皇家海军医疗官,抗击大流感疫情(Pickles,1939:11)。他的传记作者回忆道,皮克和他的医疗队同事非常劳累,他们不得不把两所房子改造成病房。士兵们在军队临时驻扎点患了流感,皮克在担架手的帮助下把病倒的士兵抬送到急诊医院。在许多情况下,他知道他正在帮助的人难以治愈,因为他们的脸出现了致命的紫绀的征兆(Pemberton,1970:83)。皮克的经历无论在民事或军事中都不是独有的,这场疫情对人们的生命造成了前所未有的损失,类似的经历随处可见。[42]

第五章

大流感对各方的触动

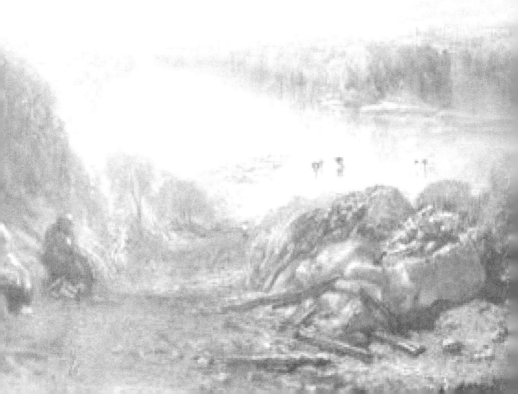

太平洋岛国西萨摩亚在 1918—1919 年的疫情中丧失 22% 的人口，而在 2020 年这次疫情中，几乎毫发无损，原因何在？

流感病毒真的对人类基因有选择性攻击？许多原住民为何在疫情中遭受灭顶之灾？

同样生活在美国，为什么不同族群患病率和死亡率存在巨大的差异？

作为一个生命体，流感病毒在寻找宿主繁育其种群时，并非以人类的思维方式进行的。

对包括流感在内的许多疾病在历史上暴发情况的研究,存在的一个主要障碍是缺乏发病率的证据。死亡率数据虽有其局限性,但通常是合理地系统地收集的,至少在过去几个世纪是这样。而发病率数据却不是这样,流感尤其如此。发病率数据通常很简单,并且有局限性。首先,发病率很可能被低估;其次,通常没有时间或空间元素——没有关于病例发生的地点或时间的详细情报。流感通常是自我诊断和自我治疗的,只有一小部分病人看过专业医生,即使如此,诊断也不确定。这些问题在现在和过去一样,都是真实的。因此,现代流感监测常常以血清学检测和人群样本的病理学为基础。有关 1918—1919 年大流感疫情发病率的资料很少,即使有,也往往是轶事。

对流感的强制通告在疫情期间是罕见的,一些斯堪的纳维亚国家是明显的例外。然而,在一些地方,这种情况在大流感疫情之后(至少在一段时间内)发生了改变。例如,从 1919 年初开始,在英国流感肺炎被规定为必须呈报的疾病,当时,地方政府委员会发布了一份要求呈报的备忘录(Local Government Board,1919a)。[1]英国卫生部于 1920 年 4 月 23 日发出的《传染病呈报规定,85 号通报》确认了英国的通知要求(Ministry of Health,1920b)以及 1927 年颁布的《公共卫生传染性疾病的规定,1927》,在 1935 年英国卫生部对其重新修订。[2]

在大流感疫情期间对于传染病呈报的缺乏是令人遗憾的,原因有很多。病毒学家基尔伯恩指出了这一不足,并呼吁在这一方面历史学家协助科学家:

鉴于没有 1918 年与年龄相关的发病率的确切数据,只有合理可靠的与年龄有关的死亡率的数据。为了探究老年人没有受年轻人高死亡率的影响,我们需要知道:是更少的老年人被感

染,还是更多的老年人的病情并不严重。(Kilbourne,1998:11)

有人认为,在流感大流行期间,青壮年的发病率并不比其他年龄组高。然而,他们的死亡率比其他所有年龄组都要高得多(Burnet & Clark,1942)。

结果,由于所掌握的发病率信息很少,我们可能无法对病死率得出特别可靠的统计结论,但它可能提供一些对大流感疫情的洞察,包括理解疫情给社会带来的破坏程度。流感可以非常普遍,甚至在非流行期。据报道,即使在普通年份也有多达20%的人患流感(Dillner,1995),以及全世界每年因流感引起300万到500万例的严重疾病,250万至500万人死亡(WHO,2003)。全球性疫情通常是由全世界范围内出现了异常高的发病率而定义的,而1918—1919年的流感无疑是全球性疫情。发病率上升是可以预料的,因为人体对该病毒很少有或没有免疫经验,因此身体免疫力低,特别脆弱。现代血清学检测表明高达90%的人口受到感染,包括流行病中的亚临床感染。因此,当时估计1918—1919年有10亿人受到感染(占当时全球人口的一半),实际上可能是低估了。得到的大流感疫情发病率数据的变化非常大。这种变化可能是由于诊断和报告问题,而不是由于不同程度的接触和感染。已报告的发病率占感染人口的25%～100%。[3]

这种无处不在的瘟疫一定对生活产生了巨大的影响——患病的程度、企业员工请病假、服务业的受损、大量的尸体,这些都不能被忽视。然而,这种影响显然已经被人们遗忘了。第一波疫情对社会几乎没有明显的影响;第二波因死亡人数的激增产生了影响;第三波引起了人们的注意,因为报纸和医学期刊对流感的报道明显增加,在疫情的这一阶段,宣传流感的治疗方法增加了,药店的销售也增加了。

英国人可能已经习惯了国家在战争中的紧张生活,但是流感给交通、通信、紧急服务和生活的每一个方面都带来了巨大的破坏。公共汽车和火车服务受到限制,学校、医院、药店、邮局、面包店和洗衣店人手短缺,警察和消防部门受到同样的影响,殡葬服务业不能提供足够多的棺材,挖足够多的墓地,或埋葬尸体的速度不够快。一些殡仪馆不得不拒绝殡葬请求,而在一些地区,墓地开放时间不得不延长,以便容纳更多的殡葬,许多地方当局或军队人员被请来帮助处理成堆的尸体。邮政局局长呼吁人们只打必要的电话,因为许多接线员无法到岗,电话服务受到了干扰。[4]汤普金斯指出不但与战争相关的行业(如采矿和军工厂)由于人手缺乏而受到了特别的关注,服务业、小雇主和政府机构也受到影响(Tomkins,1992a:441)。

在里丁(Reading),一名护士哀叹:

事情发生得太突然了。早上,我们接到命令要为流感开一个新病房,到了晚上我们搬进了一个经过改造的修道院。桌子还没抬出来,60副至80副担架就抬了进去,随后两张帆布床都挤不进去。这些官兵病得非常严重。(Kilbourne,1987:15引自Morton,1973)

距伦敦不远的东边的切尔西健康协会和母亲学校的年度报告指出,除了流感流行期间,去年的出勤率一直稳定,由于疫情的影响,1918年该行政区的死亡人数超过出生人数(1 114:790)。[5]格拉迪斯·沃瑟普(Galdys Wauchope),伦敦皇家医院的第一个女学生回忆起作为一个学生看到满脸紫绀色的病人被推送接诊室,外科病房变成了流感病房,她的一个医学院同学汤普森(Thompson)周六还在代表医学院打橄榄球比赛,而周一就死于流感(Wauchope,1963:40—41)。[6]圣巴尔多禄茂(St Bartholomew)医院的员工都被感染了。杰弗里·伯恩(Geoffrey Bourne)记录了两个年轻伶俐有抱负,已经获得永久职位的医生,一个是内科医生斯坦斯菲尔德(Stansfield),另一个是外科医生布莱克韦(Blakeway),都在感染几天后就病故了。晚些时候,在埃韦利纳(Evelina)儿童医院,伯恩发现仍在肆虐的流感依旧危害着人们的健康,一名9岁的女孩患了流感,剧烈咳嗽、脸色发青呈现致命的紫绀色(Bourne,1963:165)。不到两天之后,他自己就出现了头痛、不适、肌肉疼痛和发热的症状(Bourne,1963:165),而且病情还在恶化,他写道:

> 我感染了,觉得很痛苦。而后我知道我面临着严重的情况。那天晚上我神志不清,处于半清醒的昏睡状态。我意识到了这次感染患病的致命危险,但我越往坏里想,我似乎就越能达到一种淡漠的、听天由命的状态。我对地点、时间和现实有模糊的幻想,几乎没有因呼吸困难而感到痛苦和压力。我仍然记得那种咬紧牙关、战斗的感觉。整个经历可能只是头脑中的虚幻,但我仍然认为我离死亡很近。(Bourne,1963:166—168)

尽管面对着铺天盖地的一波又一波的疾病,奋力抗疫的医护人员们仍然让生活充满了片刻的轻松。在阿伯丁(Aberdeen),马凯(A. H. Mackie)医生回忆:

> 有一天,这事发生在我身上。我在一条街上看急诊时,一位妇女请我去她家。当我来到厨房时,她告诉我,她养了一只被驯服的棕鸟,折断了腿,问我是否可以看看它?哦,当然啦,我给小鸟看了病,很高兴它没得流感。(Mackie,1949:44)

政治家们注意到,当时的情况相当混乱。议会直到1918年10月底才提到疫情,而他们的活动确实在此之前某些情况下受到限制。[7] 在桑德兰（Sunderland），流感疫情导致候选人决定在竞选期间放弃挨家挨户地拉票，并在投票日不使用马车运送选民（*The Times*，1918 年 11 月 28 日第 3 版）。

　　一场在不到一年的时间内折磨数十亿人并导致数百万人死亡的疾病暴发，带来的影响不仅仅是发病率和死亡率，社会生活的中断和混乱必然是巨大的。这种破坏力很大程度上来自这种流行病的规模和速度。社会系统和后勤网络都因为庞大的患病人数而失去运转能力，处理如此大规模的疾病和死亡的后勤工作压倒了医疗业和殡葬业，并扰乱了所有形式的社会活动。这些混乱或多或少是普遍存在的问题，缺乏足够的医护人员，口罩不够用，缺少强制隔离，棺材不够用和殡葬服务短缺，其他行业和服务业也出现员工严重缺勤情况，几乎各个社区都面临这些问题。英国自然也经历了世界其他地方所经历的各种资源的短缺和艰难。在所有文献中，不断呈现这样的画面：由于疾病和死亡的严重程度，交通网络、通信（如电话接线员不能应付缺勤问题，信件也无法投递）以及各种形式的社会和经济活动中断、受损或停止，正常生活受到大规模破坏。无论是交战国还是中立国，无论是西方还是非西方国家，都是如此。这些影响从对社会运行系统如医院、公共交通、电话和邮政等的压力到对工业的损害，包括对许多国家重要的军需行业的影响，再到对社会的影响。后者包括关闭公共娱乐场所、赛马场、理发店、学校、教堂，甚至取消重要的社会活动，如争论关于是否取消在加的斯（Cadiz）的狂欢节（Rodriguez，1996），是否取消在悉尼的世纪皇家复活节秀（McQueen，1976：137）以及放弃北美职业冰球斯坦利杯（Stanley Cup）的附加赛（那次是 2005 年劳资纠纷事件之前的唯一一次不授予斯坦利杯的年份）。

关于流感有很多争论。争论的一个主要方面是对口罩的使用。在一些地方戴口罩是强制性的,这就往往出现不同程度的强制执行和抵抗。这给人们留下了一些关于这场疫情的几个挥之不去的印象:西雅图戴口罩的警察,悉尼戴口罩的医务人员、志愿护士、邮局和银行职员(图 5.1),以及芝加哥戴口罩的清洁工人。在澳大利亚,戴口罩是这次大流感疫情最令人印象深刻的记忆之一(Curby,1998;Taksa,1994)。在英国,尽管有人鼓励使用口罩,但是并不是强制性的,而且英国各地的反应非常分散,地方政府委员会几乎没有给出具体的指示,而是把关闭学校、隔离、使用口罩与否,以及是否提供援助这样的决定权交由地方当局及其卫生部来决定。[9]

强制执行带来很多不便,但没有引起公众太大的反应。[10]除了因关闭教堂、学校或公共娱乐场所引起的不安这些相对孤立的事件外,当局的行动几乎没有遭到反对或抵制,而公共交通等其他拥挤的场所仍然开放。反对关闭教堂的观点包括,在这个危机时刻,人们应该转向宗教,而不是被排斥在外。在当代,对于应对特殊时期采取特殊办法的争议并不是很强烈,而且世卫组织《全球流感防疫计划》(WHO,1999d,2005c)明确指出,在全球疫情面前要维持法律和秩序,尽量减少公共秩序混乱。显然,现代医疗保健规划者们预见到了大规模的公众愤怒或行动的可能性,在全球疫情下,特别是在当局被认为没有向人们发出警告或忽视了对民众应尽的责任和义务时。世卫组织认为,最坏的情况是大流行病迅速蔓延,发病率和死亡率没有任何改善,导致医疗保健服务过度紧张,工作人员减少,工作量大增,后果可能是国民经济受到严重影响。出于这些原因,很有可能出现大规模的公众的恐惧和抗议,社会秩序有可能被扰乱(WHO,

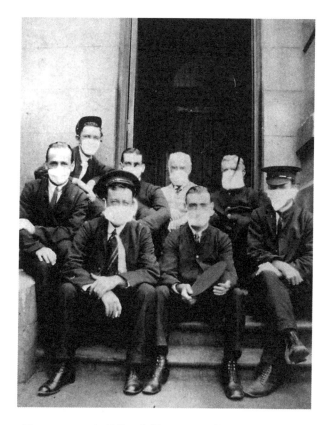

图 5.1　1919 年悉尼巴尔曼(Balmain)戴口罩的邮政人员
(照片由澳大利亚国家档案馆提供:C4076,HN558)

1999d:25)。出于这些原因,这项计划还建议,军队和执法部门应该成为各国应对流感疫情准备工作的一部分。此外,有人建议各国不妨考虑需要哪些法律和条例来管制公众集会(WHO,1999d:26－28)。有必要思考一下为什么在 1918—1919 年死亡和疾病如此普遍的时期很少发生内乱和恐慌,对今后类似事件的处理将是很有帮助的。与战争相连可能也在其中发挥了作用,当时人们不可避免地会将两者混为一谈,而且这场疫情也被认为是人类对此几乎无能为力的灾难。仅仅称其为流感可能会使人们淡化自己的经历,否定了疫情的规模。在 1999 年世卫组织计划的结论中,对这些问题的强调最为突出。结论中突出的一段如下:

> 风险管理并不意味着有能力预防大流行,而是最好地利用现有资源,以减少疾病的程度,减少次生灾难的影响,并防止民众中出现恐慌。(WHO,1999d:31)

政府检疫隔离制度的确立与规范

隔离是在地区和国家范围内广泛考虑的一种应对措施。而对于像流感这样容易传播的疾病,隔离几乎不可能成功。国家隔离很少实施,因为它们被认为是不切实际和不成功的。最常被引用的国家检疫隔离的是美属萨摩亚(与西萨摩亚对应)和澳大利亚。然而,隔离常在地方一级被争论和实施,范围从关闭整个定居点到所有入境交通(很少实现,更很少成功),一直到关闭某些场所或限制某些活动。地区隔离通常并不意味着一个定居点与外界隔绝,而是限制或强制关闭某些活动或场所,包括关闭公共娱乐场所,如酒吧、剧院、音乐厅、电影院或理发店、学校、主日学校和教堂。这类措施往往非常有争议,因为它们可能成为有关社区的道德问题。控制和限制不可避免地会引发人们的不安。这些不安在许多情况下出现,有时是由于这种控制规定不均等,在某些情况下某些活动停止而其他活动没有停止。这种隔离和关闭往往暴露出精英阶层的特权或其他偏见。一个值得评论的方面是公共交通的过度拥挤,即人们不再被允许参加各种社会活动,但他们一般仍然要去工作,在上下班时拥挤在一起。

　　全球很少有地方没有遭受这次大流感疫情的波及。少数的幸运儿是偏远的岛屿,包括南大西洋的圣海伦岛(St. Helena)和一些南太平洋群岛。[11]其中的大多数似乎是由于相对地理位置的隔离和与感染者缺乏接触而逃脱,而不是通过实施隔离手段。[12]然而,也有人认为那些在西南太平洋未受影响的岛国大部分与澳大利亚有贸易往来,他们未受疫情袭击可以合理地归因于澳大利亚严格的出境检疫(Burnet & Clark,1942:74)。与此形成鲜明对比,有些西南太平洋上的岛国将大流感的来源追溯至从新西兰出航的船只(Edwards,1986;Herda,1998;Rice,1988,1989;Tomkins,1992b)。[13]

　　澳大利亚是实施国家隔离措施取得成功的少数国家之一(Cumpston,1919)。虽然它是一个非常大的岛屿,但作为一个偏远的岛屿,海岸检疫显然是可行的。澳洲大陆地处偏远,任何远渡重洋的船只上即使暴发疫情也可能在抵达澳大利亚之前已经消退了,这使得《澳大利亚医学学报》过早地宣称,联邦检疫局可以骄傲地说自己取得了流行病历史上最大的胜利(MJA,1918 年 11 月 30 日第 455 页)。船只被迫在乘客上岸前等待在海港,或让旅客在上岸后在隔离站停留数日后才获准进入澳大利亚。这一延迟使许多从战场返回的部队官兵感到沮丧,他们经历过战争并幸存下来,而现在却因疫情检疫被滞留,参军时抛家弃子的亲人近在咫尺却不能团聚。事实上,逃离隔离的士兵被指责为流感最终渗透到澳大利亚社会的罪魁祸首(Hyslop,1984,1995,1998a,1998b;McQueen,1976;Mihaly,1998;Thomas,1998)。[14]

　　当澳大利亚的国家隔离最终被打破时,美属萨摩亚却成功地维持了国家隔离,因为美国总督约翰·颇耶(John M. Poyer)动员原住民确保了这一隔离措施成功。与他们的邻国西萨摩亚相比,其成功更加引人注目。西萨摩亚受到流感的蹂躏,其程度在其他地方没有见过,估计丧失了 22% 的人口,而美属萨摩亚没有任何病例(Boyd,1980;Crosby,1989:232—240;Herda,1998;Tomkins,1992b)。颇耶得到了海军十字勋章的嘉奖,表彰如下:

> 表彰美属萨摩亚的总督约翰·颇耶,肩负重大责任,嘉奖其在该地区的优质服务,表彰其对该地区智慧而成功的管理,特别是在大流感疫情中当萨摩亚邻近的岛屿有超过 1 万死亡病例发生的时候,以及当波利尼西亚群岛报道其死亡病例占人口的 30%～40% 的时候,约翰·颇耶所采取的非常成功的措施,使得美属萨摩亚完全免于大流感疫情的袭击。[15]

南非政府非常清楚这次大流感病毒通过船只输送的危险,并奋力警告那些经常与南非有航运往来的国家,但南非政府却没有相信隔离的好处。南非流感疫情管理委员会宣称:

> 证据明显不支持海岸检疫对防范诸如大流感疫情这种性质的疾病的有效性,因此尽管充分肯定了澳大利亚的经验,但是南非委员会并不准备实施海岸检疫,而且也不认为,纵然及时地实施海岸检疫就必然会防止大流感疫情在南非暴发。(Union of South Africa,1919:9)

在谈到塞内加尔的疫情时,马隆·伊肯伯格(Myron Echenberg)同意"即使公共卫生当局尽力而为也无法阻止疫情",因为这种空气传播的病毒"几乎不可能通过检疫措施来阻止"(Echenberg,1998:6)。"澳大利亚极其重视检疫措施的效果和价值"(PRO,MH 113 51)[16],但有些人认为检疫是浪费时间。其中一些批评是基于"无法阻止一种无法探测的生物进入该国,而且由于战争需要维持社会活动等"。其他的批评来自完全不同的论点。吉尔认为,事实上,"联邦政府在 1918 年 10 月 17 日实施的严格的检疫规定"与澳大利亚流感疫情的延迟没有任何关系,他认为,实际上是澳大利亚的气候决定了流感的暴发时间(Gill,1928:292－295)。[17]

　　虽然在澳大利亚和美属萨摩亚实施了国家区域隔离,但是这种措施在其他国家和地区并没有被广泛采用。在英国,有关流感对其他地方的影响的报道在报纸上出现,一些人呼吁控制疫情。例如,《泰晤士报》在 1918 年 10 月下旬注意到病例数量不断增加,呼吁采取"最坚决的措施"(The Times,1918 年 10 月 26 日第 7 版)。地方政府委员会的纽勠姆爵士持有完全不同的看法并反对所有形式的检疫,无论是国家海岸检疫还是地方检疫。在 1918 年 11 月 13 日英国皇家医学会关于流感的学术讨论中,他指出"在战时采取预防措施的困难",呼吁"继续正常生活的必要性",并且辩论"战争的无情引发了病毒传播的风险应该被看作是合理的"(Royal Society of Medicine,1918:12－13)。在大流感疫情之后,另一名地方政府委员会的官员康沃斯(T. Carnwath),专门回答了为什么不实施隔离的问题,他告诉皇家公共卫生研究所:

　　主要由于有大量无法识别的病例,隔离被认为是不可行的。必须记住,这种疾病是在 5 月份以一种温和的、无法辨认的形式传入英国的,而秋季的疫情是这种已经传入的疾病的复发。(Carnwath,1919:149)

　　1927 年修订的《流感备忘录》重申了这种不可能和不可行的观点,该备忘录指出通过检疫方式预防流感从国外输入的问题,并认为是行不通的(Minister of Health,1927:11)。[18]鉴于该疾病具有高度传染性,可能不宜将资源浪费在试图实施流感检疫上,而应将这些资源用于其他领域,如流感疫苗研发、公共卫生信息和疫苗接种运动。

虽然在更大的范围内很少实行隔离,但有许多地方行动起来,特别是试图采取预防、限制和控制措施。这包括强制戴口罩、限制或关闭某些形式的商业和社会活动,在某些情况下甚至隔离社区。对各种公共和半公共空间的控制和管制,如关闭学校、教堂和公共娱乐场所(如电影院、剧院、酒吧等),以及戴口罩的情况相当普遍。人们对这些措施的效率提出了很多质疑,一般认为,检疫和关闭公共场所对该病没有任何重大影响。例如,1918年10月7日,加拿大安大略省的基钦纳市卫生局发表了一份声明,他们考虑为了公众健康的利益关闭学校、教堂和影院以及所有公众集会,直至另行通知[19],这个措施后来扩大到所有的娱乐场所。然而,通过对疫情发展的监测,以及对大流感死亡率分布图和该流感死亡率曲线的核查分析,发现该法令颁布后疫情没有中断,仍在持续进行。显然,对基钦纳市实施的隔离是一种可渗透的屏障,其效果微乎其微,疾病按照其发展规律运行。看来,隔离措施只有当易感人群足够少,无法支撑病毒继续传播时才会发挥作用(Johnson,1993:150-151;1998)。

在地方性限制似乎比较普遍(而且无效)的地方,一些社区采取了更有力的措施。理查德·科利尔(Richard Collier)注意到一些更极端的例子,包括位于旧金山耶尔巴布埃纳岛(Yerba Buena Island)上的海军基地训练营对4 000人进行了为期9周的隔离——所有人的自由被禁止,每隔一小时用煤气消毒一次饮水台,强制新学员彼此相隔20英尺。但是这样的限制在军事管理区之外是罕见的或者难于接受的。有为数不多的个案,其中之一是新西兰的科罗曼德尔(Coromandel)村,该村通过一群配备猎枪的治安维持者轮岗,将自己与外界隔绝开来,成功地阻止了流感在该地区的蔓延(Collier,1974:144-145)。但即使是这样极端的措施也不总是确保成功。李·瑞亦(Lee Reay)当时还是美国犹他州梅多(Meadow)的一个小男孩,他回忆说:

当时小镇的人们意识到疾病正在向此逼近。父亲被选为卫生官员。我们镇上以前从来没有过卫生官员,但现在我们觉得我们需要一个。我跟着父亲走到小镇的边界标志,我们贴了一个标志,上面写着"这个城镇已被隔离,不要停下来"。所以我们自我隔离。但这还不够。最终疾病还是来了,由邮差带来了。(Channel 4/WGBH 1998)

邮递员会带来流感危险在澳大利亚首先是在堪培拉被意识到的。那里发布了规定,对从疫区抵达的人实施为期 4 天的隔离,然而当局不确定如何处理一名邮车司机。[20]在南非,对个体农场和房屋以及一些偏远村庄也采取了类似措施,那里不仅禁止入境的交通,而且停止了所有活动。事实再一次表明,成效各不相同。隔离很容易被这种容易传播的病毒破坏,因为有无症状的感染者(Phillips,1990a:135-136)。

不只是当地社区和当局试图实施控制,在一些国家,人们试图将疾病控制在特定的城市或该国的某些地区,例如冰岛、西班牙和澳大利亚。一旦流感传入冰岛,通过实施最严厉的措施隔离雷克雅未克地区,使疾病通常被控制在西南部。然而,也有一些情况,如通过邮船或一群雷克雅未克青年参加在另一个城镇的舞会使得这一禁令失效(Cliff et al.,1986:148-150)。西班牙也采取了类似的控制隔离措施,特别是加那利(Canary)群岛,那里的火车站设立了卫生警戒线,乘客下船时进行检查,并对出现流感症状的人进行隔离。那些获准继续旅行的人被大量地喷洒难闻的消毒剂(Echeverri,2003:180)。这些控制措施后来扩大到关闭西班牙与葡萄牙和法国的边境。然而,针对铁路旅客的规定似乎对遏制这种疾病没有起到什么作用。海上检疫措施在限制加那利群岛的死亡率方面发挥了作用,主要是因为涉及的人数较少(Echeverri,2003:181)。实行这种隔离往往会引起争议,例如,在港口城市加的斯,这不仅包括被隔离者的抗议,也包括当地居民的抗议,他们反对被隔离者待在城市的安置地点(Rodriguez,1996),就像在澳大利亚的悉尼,在州议会上有人问,曼利(Manly)的隔离站是否离该市不断增长的人口太近了。

在澳大利亚,一旦全国海岸检疫被打破,州际检疫就变得更加重要。而这些措施很快就失败了,疾病蔓延到全国各地。州际管制的失败迅速成为各州之间唇枪舌剑的源头,因为各个州把责任推给了邻近的州。[21]澳大利亚的经验是有启发性的,尽管为维持国家和地方隔离做出了艰苦的努力,但最终未能成功,那里仍然出现大量死亡病例。这些例子表明,隔离和限制几乎普遍失效,只有极少数在完全排除的情况下例外。在绝大多数情况下,这种控制即使不是不可能,也是不现实的。

除了英国民众对国家海洋检疫的反感之外,政府也不希望采取任何控制措施来防止流感的传播。这在很大程度上取决于地方政府的想法和决定权。尽管在媒体和皇家医学会等会议上,人们就口罩的使用和其他控制措施展开了辩论,但当地政府委员会几乎没有采取任何行动,而是把所有决定都交给了地方政府。[22]值得注意的例外是电影院,因为它们成了疫情期间唯一受到严格管制的公共场所。在这里,当地政府委员会发布了规定,限制了表演的持续时间,规定了必须遵守的通风惯例。这些规定更多地反映了对反恶习的关注,即关注电影放映中的不良状况,而不是对公共健康的关注(Tomkins,1992a:443)。这也表明了医疗机构对电影放映机构的深深的厌恶,这种厌恶是由阶级和其他因素所驱使的(Lawrence,1999)。而南非政府认为电影是向大众普及流感知识的一种方式。英国政府的反应更为矛盾。地方政府委员会确实为卫生部制作了一部关于疫情影响的教育影片,但也认为电影院是最令人讨厌的场所。医学历史学家克里斯朵夫·劳伦斯(Christopher Lawrence)注意到,贵族医学精英们认为大众消费和娱乐沉迷堕落,特别是电影的上映应尤其受到鄙视。他引用了克鲁辛克[23]的话,"将电影描述为那个时代知识文化的最大敌人,特别是将进化的低级阶段反复与猴子、电影明星和弱智联系在一起"(Lawrence,1999:7-8引自 Crookshank,1931:107,179)。鉴于这种观点,电影院成为监管目标也就不足为奇了。

利用媒体进行辩论,地方政府委员会采取这些控制措施。地方政府委员会还就如何处理疑似传染源的地方咨询地方政府和医疗卫生官员的意见。据报道,朴次茅斯卫生委员会请求地方政府委员会批准于 1918 年 10 月下旬关闭公众娱乐场所,包括爱丁堡、格里姆斯比(Grimsby)、利物浦、莱斯特和纽卡斯尔在内的其他地区也讨论了这个问题,并制定了一些限制。据报道,1918 年 10 月 28 日,在朴次茅斯的军事当局当天发布了一项命令,禁止部队进入驻军区内所有的剧院和电影院,并建议所有的军官鼓励士兵进行户外运动。[24] 在这种压力下,地方政府委员会审议了这个问题,并于 1918 年 11 月 4 日向所有卫生当局发出了一封信,要求关闭公共娱乐场所,特别是影院。与以往一样,地方政府委员会没有做出明确声明,而是向地方政府建议,基于对这些地方可能是传染源的重要性的认识,医疗卫生官员应仔细考虑这一点。当地政府委员会建议,除了延长间隔时间和加强通风外,还可以考虑在间隔时间内用新鲜空气彻底"冲洗"整个建筑物。这些建议成为随后迅速出台的法规的主要内容(PRO,MH 10 83,184-18,1918 年 11 月 4 日给卫生权威部门的信)。

但给当地政府委员会的压力加大了,几周之内,他们就宣布了专门针对电影院的管制规定。虽然认识到许多影院经营者在放映中更改了操作(如放映时间的限制和通风措施)。当地政府委员会仍然颁布了《1918 年公共卫生(流感)条例》,要求公共娱乐场所不得举办连续三个小时的演出,并且两个场次的间隔至少 30 分钟,并且在间隔时间里场地要彻底通风。公众娱乐场所的定义是指用作剧院、音乐厅、公众唱歌跳舞或演奏音乐的场所、放映电影的场所,或从事其他文娱活动的建筑物,公众凭门票收费进入,这些规定所强调的重点和目标与电影院一样(PRO,MH 10 83,197-18)。德特福德(Deptford)市政议会的公共卫生和住房委员会明确宣布了这个规定,委员会的报告中说,虽然我们意识到一定程度的感染有可能通过剧院、音乐厅、教堂和小教堂传播,但我们认为,更大的感染风险应是电影院(*The Times*,1918 年 11 月 5 日第 3 版)。影院经营者的反应也不怠慢,事实上,就在声明发表的第二天,《泰晤士报》刊登了位于莱斯特广场的达利(Dally)剧院的广告,副标题是:伦敦城通风最好,但绝不是四处冷风嗖嗖的剧院。(*The Times*,1918 年 11 月 5 日第 3 版)。

这些规定显然还远远不够,两天后,地方政府委员会颁布了

一项修订条例,即《1918 年公共卫生(流感)条例第 2 号》,对
《1918 年公共卫生(流感)条例》的某些细节进行了修改,适用于
电影院以及展览馆。这些修订实际上允许在间隔之前增加放映
的持续时间。然而,他们对进入这类场所的人员也做了限制,禁
止儿童进入电影院,只要该地区的学校因流感疫情仍然处于关
闭状态(PRO,MH 10 83,202—218)。[26] 自然,影院运营商对被
单独挑出来感到不满,甚至发起示威游行并上告法庭。在克拉
彭(Clapham)女王电影院的所有者被控连续不间断地放映了 4
个多小时的娱乐节目,而他们的辩护未能成功。他们被罚款 5
英镑,并被要求在西南警察法庭支付费用。由于一些地方政府
基本上无视这些规定,而另一些地方政府则严格执行这些规定,
这种不公平感可能会加剧(Tomkins,1989:141—142)。[27] 当地
政府委员会最终在 1919 年 5 月废除了这些规定(PRO,MH 10
83,53—19)。[28] 英国人对待电影院和剧院的方式与澳大利亚人
形成鲜明对比。在那里,一位医疗卫生研究员威廉·亨利·凯
里(William Henry Kelly)[29] 问贸易和海关部长,后台缺乏空间
和卫生条件是否会成为流感暴发的焦点,以及是否应该对它们
进行监管。部长询问各州政府并且指出所有州都不关闭剧院,
因为它们不是"特殊的感染热点"(NAA,A2:1919/2930)。

对是否关闭学校的问题各地展开了广泛的讨论。在英国,
中央政府又将这一问题留给地方当局来决定。学校关闭的情况
越来越普遍,只有伦敦例外,那里只有因教职员缺席而无法继续
上课的情况下,学校才会关闭。学校停课实际上是疫情在英国
最常见的报道之一。很多报道称,学校停课长达 3 周。[30] 关于
学校停课的争议通常围绕着孩子们在学校里是否更好,如果他
们不在学校应在哪儿,这样的争论不仅限于英国。[31] 后来人们

认识到学龄儿童在流感传播中的重要角色,因为有学龄儿童的家庭往往比没有学龄儿童的家庭更早卷入疫情。然而,儿童在传播疾病方面的作用并不仅限于学校到家庭传播。因为未接种疫苗的儿童在社区中似乎是一个庞大的易感人群(Cate,1987;Schoenbaum,2003)。事实上,世卫组织建议,如果未来发生流感大流行,应考虑关闭学校(WHO,1999d:27)。

从报纸的报道明显地看出,关闭学校在英国非常普遍,至少在伦敦以外的地区是这样。这一情况在整个三波疫情中都有出现,包括疫情不严重的第一波。据后来的报道,伦敦郡委员会的首席医疗官说:

在伦敦,我们不会因为流感疫情而例行公事地关闭学校,但是发布了当教师和学生中出现流感症状时应采取的预防措施的指示。毫无疑问现在还有很多这么做的学校,我们还听说有的学校教师少了一半。(*The Times*,1918 年 10 月 21 日第 5 版)

仅仅两天之后,媒体报道在英国其他地方有大量的学校关闭,同时指出首都医疗卫生官员认为这样做是放任孩子,他们会在感染危险更大的地方聚集,所以拒绝采取这样的措施(*The Times*,1918 年 10 月 23 日第 3 版)。在英国至少有一所学校采取了相反的方法,他们没有关闭学校而是切断了与外界的联系。在给医学研究理事会的一份报告中,切尔滕纳姆学院的校医写道:男校避免了感染,因为没有一个男生、教员或住校生的服务人员被允许去镇上,而且在我的建议下,女校也是如此,即使校长的女儿在流感盛行的时候也不允许去镇上,直到流感肆虐停止(PRO,FD 1 537)。

在 1918 年 10 月底之前,关于学校的问题和学校是否应该关闭的问题已经成为议会的焦点。国会议员费舍尔(H. A. L.

Fisher)作为教育委员会的主席,回复他的同事——约克郡地方
议员朗特利先生(Mr. Rowntree)关于关闭学校以及遣散在校生
的问题,表示虽然"适当的指示"是由教育委员会和地方政府委
员会提供的,但是关闭学校或遣散在校生完全由当地机构(地方
当局或学校管理者)决定,这在很大程度上取决于当地的情况。
"当地情况不可能由委员会具体宣布,但是应该考虑疫情的程度
和疾病的严重程度,以及要被遣散的住校生的家庭情况或其他
相关情况。"他说,"任何表现有鼻黏膜炎、发热或其他疾病的住
校生都应立即遣散回家。"在免除政府的责任后,他承认许多学
校可能会因为流感而关闭。通过观察,他得出结论:在偏远地区
关闭学校更有效,如果学校被关闭,操场也应该关闭(*The
Times*,1918 年 10 月 31 日第 8 版)。但在伦敦,当地学校委员
会继续遵循哈默的建议,即认为关闭学校对疾病传播的影响无
足轻重(*The Times*,1918 年 11 月 6 日第 2 版)。[32]

官方的举措

身处大流感疫情的第一线,世界各地的医务人员承受了巨
大的压力。在那些卷入战争的国家,很多医护人员去前线救援,
另一些医护人员只能力所不能及地承受抗击疫情的压力。许多
医护人员参与国内的军事医疗事务,照顾返回的伤员、为入伍的
新兵体检,以及执行其他军事医疗任务。在这种情况下,人员和
设施普遍短缺。面对一种他们没有治疗方法的疾病,所能做的
除了设法减轻病人的痛苦,其他的无能为力。一位加拿大医生
回忆他当时的力不从心——让病人躺在床上,仅此而已。保护
病人免受更多的接触,这就是你所能做的(Hagmeier,1981)。面

对这种铺天盖地而来的"敌人",而且某种程度上是未知的"敌人",前线的工作往往由志愿者承担。[33] 在英国,组织这样的志愿者是地方当局为数不多的成功行动之一(Tomkins,1989,1992a)。如果没有这些志愿者,许多地方医疗系统很可能根本无法应对这场疫情。卫生保健体系的失败(或者更确切地说缺乏卫生保健体系)暴露出许多在国家层面的问题,这引发了一些国家对卫生保健体系的建立或重大修订的改变。

但当这种疾病夺走了数千人的生命时,英国各级政府在做什么呢?他们似乎并未做很多事。政府和医疗机构的反应被汤普金斯描述为"专业性的失败",尽管英国拥有当时最发达的公共卫生机构之一(Tomkins,1992a)。1918 年,负责英国公共卫生的中央政府部门是地方政府委员会,这一部门在大流感疫情中态度暧昧,行动迟缓,偶尔发布关于避免和治疗流感的建议备忘录(Local Government Board,1918,1919a,1919b),发行关于预防流感的电影,应对流感疫情的决定权通常留给地方当局及其卫生部长。

直到 1918 年 10 月底,地方政府委员会才向地方当局发布了一份九页纸的《关于大流感鼻黏膜炎和流感备忘录》(Local Government Board,1918),并附上了一封信,建议卫生部长考虑是否需要准备一些预防指示。在此之前几周,地方政府委员会一直在与英国医疗研究理事会就疾病的起源、流感的周期性以及流行病是如何一波一波地流行的进行沟通(PRO,FD 1 535)。随后,11 月 3 日又发了一封信,要求地方当局收集关于"目前的致命性流行病"的详细信息,因为地方政府委员会没有足够的工作人员来收集这类数据。第二天,联邦政府提醒地方当局注意最新颁发的备忘录,授权他们"在其地区内进一步提供医疗(包括护理)援助",并敦促考虑使用隔离医院或争取利用一栋大楼实现这一措施。这封信还首次暗示电影院将成为重点监察目标(PRO,MH 10 83 信函编号 171－18 和 184－18)。

在 1918 年 11 月 13 日英国皇家医学会关于流感研讨会的开幕式上,地方政府委员会首席医务官纽劭姆爵士采取了一种自我辩白的姿态,认为他们不可能预测到这种流感疫情,即使能,他们也不可能做太多事情(Royal Society of Medicine,1918)。鉴于诸多地方对疫情的广泛报道,第一点是有争议的;第二点可能是比较公正的。在举办这个研讨会的时候,大流感疫情在伦敦达到了顶峰,只在这个时候,地方政府委员会才与医疗专业人员和地方当局做了很多沟通。11 月 18 日,在大流感达到高峰之后,地方政府委员会向皇家外科医学院发送了备忘录的副本,提醒皇家外科医学院及其成员关于地方政府委员会的想法,即希望全面收集该疾病的数据,这表明皇家外科医学院在此之前只获得了片面的信息。两天后,地方政府委员会显然被激怒了,采取行动监管电影院,并颁布了《1918 年公共卫生(流感)条例》,强制实行更长时间的放映间隔时间和更多的通风时长。两天后,地方政府委员会又颁布了一项修订条例,即《1918 年公共卫生(流感)条例第 2 号》,对《1918 年公共卫生(流感)条例》进行了完善,改变了放映演出活动的最长持续时间,并规定在该地区的学校关闭时期禁止儿童进入这些场所(PRO,MH 10 83 信函编号 197－18 和 202－18)。

在 12 月中旬,地方政府委员会通知当地政府上映一部 15 分钟的电影——《医生为您讲解流感》(Dr. Wise on influenza),这部影片向观众讲解如果不幸感染流感应采取的预防措施,从病人的自身利益以及从与他接触的人的双方利益考虑。医生的专业建议和科普内容是以流行风格的电影画面传递的,旨在为观众留下深刻印象。为了使这部电影更具权威性,该片由当时的地方政府委员会主席[34]奥克兰·格迪斯爵士(Sir Auckland Geddes)向公众的呼吁作为引言,他呼吁公众遵守卫生官员发布的指令采取预防措施。地方政府委员会有许多这部电影的拷贝,他们愿意借给卫生部向广大民众展示。然而,由于借用的需求超过电影的拷贝数量,这部电影借期很短,而且地方当局必须填写一份申请表和一份流感流行程度的声明。由此可见这部电影的宣传目标是向那些已经受到疫情袭击的地区提供帮助,而不是向未感染的地区提供某种形式的警告(PRO,MH 10 83)。

早在 1919 年,地方政府委员会向卫生医疗官员发布了一份关于 1918 年年度报告的备忘录,在这份备忘录里地方政府委员会特别要求卫生医疗官员们关于流感提供比平常更多的细节的报告,具体参照 1918 年 11 月 3 日纽劭姆爵士的关于流行性感冒的通报里对流感所寻求的信息(PRO,MH 10 84 5—19)。地方政府委员会发布了一份关于肺炎的简短备忘录,这显然是受到与肺炎并发症相关的流感高死亡率的推动(Local Government Board,1919a)。地方政府委员会方面缺乏明显的行动促使《效力》(Punch)杂志又做出其风格一贯的尖锐评论——地方政府委员会纽劭姆爵士说:"我们控制流感的主要希望在于进一步的调查。"那么从现在到复活节期间执意行事而患上流感的人则须风险自负(Punch,1919 年 1 月 22 日第 156:53)!

1919 年 2 月,在第三波流感大流行期间,地方政府委员会发布了其 10 月备忘录的修订版本,这次的标题是《预防流感备忘录》(Local Government Board,1919b:3)。地方政府委员会认识到在 1918 年所面临的流感问题之广,特别是流感对年轻人的

影响,在这一版本中指出,对流感可采取的措施很有限,倡导一系列以个人为重点的预防措施:

(1)黄金法则是保持健康,尽量避免感染。

(2)保持健康的方法是养成健康和有规律的习惯,健康饮食,避免疲劳、寒冷和酗酒。健康的生活方式本身并不能保证不受流感攻击,但它能使人一旦患病能够有体力承受并发症,这些并发症会导致死亡。

(3)不可能总是避免感染,但可以通过如下方式减少风险:健康生活;在通风良好的房间工作和睡觉;避免拥挤的聚会和密闭、通风不良的房间;穿温暖的衣服;漱口和喉咙、冲洗鼻孔;在护理或照顾流感病人时戴口罩和眼镜。

在如果患了流感应该做什么的建议之后紧接着是对流感的观察,以及进一步建议个体应该做什么。备忘录的第三部分简要地讨论了卫生当局可以做什么,这在很大程度上相当于教育科普运动,告知公众如何利用地方当局寻求帮助,如家庭护理或家务方面,以及各地在托儿所、公共厨房、救护车、出诊医生和医院方面的安排供应。应对这一流行病的责任很大程度上落在地方当局和医疗专业人员身上,分别由卫生医疗官员詹姆斯·尼文(James Niven)和约翰·罗伯逊(John Robertson)提供了以曼彻斯特和伯明翰的相关部门采取行动的详细说明作为例子(Local Government Board,1919b)。

地方政府委员会备忘录应国内地方当局的要求,分发给各自治领和殖民地。在许多这些地方,这些建议被反复重复或其他类似的建议以公众通告和传单的形式提供给民众,例如1918年11月发布的维多利亚卫生通告(图5.2和图5.3)。[35]由于英

维多利亚州公共卫生委员会
关于"西班牙大流感"的告示

"西班牙流感"是一种与细菌有关的,可以诱发肺炎的普通流感。

症状:发病通常是突然的,开始时感觉冷或者伴有寒颤和高烧。肯定会有头痛和背痛,接着全身疼痛和非常虚弱无力。有时,该病始于眼睛发红、流涕、咳嗽、打喷嚏和喉咙痛。

有时候患病以如下症状开始:

(1)呕吐和腹泻,并伴有严重的腹部疼痛。

(2)或突然晕倒。

(3)或癫痫发作。

(4)或急性躁狂症状。

(5)或震颤性谵妄。

并发症——流感最重要和最危险的并发症是肺炎。肺炎表现为高热、脸红、咳嗽、呼吸急促、困难和胸部剧痛。

治疗——一旦出现症状,就应卧床休息。完全休息是预防并发症的最好方法。应该多进食和多饮水。奎宁、水杨酸盐、阿司匹林和非那西丁被证明是缓解症状最有效的药。然而,它们不能预防或治疗流感。房间的通风和采光要好。即使轻微的流感病例也可能出现危险的并发症,建议及早就医。

流感是如何传播的——从口鼻排出的分泌物中含有感染微生物,因此,这种疾病是通过感染微生物从感染者传播到健康人身上来传播的。这种疾病最常见的感染方式是通过吸入少量被感染的痰或鼻黏液,这些痰或黏液是在咳嗽或打喷嚏时排出的。共用毛巾、水杯、酒杯和其他被感染分泌物弄脏的物品也会引起感染。

预防——

(1)隔离病人和接触者。

图 5.2 维多利亚州公共健康委员会发布的关于大流感的告示(正面)

(2)病人及接触者口鼻分泌物的消毒。

(3)用灌洗液、漱口水、喷雾剂及吸入剂清洁消毒鼻腔及口腔。

(4)对病人和接触者护理时应戴纱布口罩或适当的呼吸器。

(5)避开人群,尽量在户外活动。所有的起居室、卧房和办公室都要有很好的采光和通风条件。避免疲劳,对咳嗽和打喷嚏的人要多加注意。

(6)来自南非的证据表明,特殊的疫苗可预防严重并发症,即使不能预防大流感疾病本身。该疫苗由卫生部理事会提供,建议向该机构申请接种。

消毒口鼻——

灌洗液——将一茶匙的盐、小苏打和硼酸溶解在一夸脱温水中。

喷雾剂——高锰酸钾按照 1/1 500 或 2% 的比例溶解在双氧水中。这也可以用作漱口水。

吸入剂——桉油 7 份,萜烯 2 份,薄荷醇 1 份。

上述的方法效果令人满意,但还有许多其他方法可供选择。在不同情况下,什么是最好的使用方法,应该寻求医学建议。

法律责任和义务——

(1)每一户如在院舍内发生流感或类似流感的疾病,均应立即书面向委员会提交报告,报告须包括病人的姓名、年龄和性别,以及院舍的确切位置。

(2)任何人士如有流感症状,须立即通知其所居住房屋内所有的人。

(3)每名曾与流感个案接触的人士均须立即向委员会提交报告,报告须包括该人的姓名及地址。

(4)任何出现流感症状和接触显示有流感症状的人士,均不得进入任何人员聚集的公共场所或地方。

(5)任何不遵守上述规定或疏忽职守、不服从规定的人,将被处以 20 英镑的罚款。

命令签署:墨尔本秘书长 霍尔姆斯(T. W. H. Holmes)
1918 年 11 月 23 日

图 5.3 维多利亚州公共健康委员会发布的关于大流感的告示(反面)

国对此次疫情的反应采取了一种权力下放或分权的方式,使得全国范围的更大的统一行动难以实现。然而,在澳大利亚墨尔本,展览馆被改造成一个大型临时医院(这里接治了 4 000 多名病人),并且同时在悉尼和墨尔本,军事医院被用作紧急民用医院(SRNSW,4/7776;Hyslop,1996)。这些措施并不是没有问题,包括关于天主教医院的医护人员是否应该出诊的宗教派系争论;在州与政府之间争论多年的关于哪方应该支付什么费用;军队医务人员是否应该由于额外的工作被支付双倍工资。[36] 在英国,救援工作和援助供给往往是地方当局的工作,而在墨尔本则是由市政府部署安排。[37] 在悉尼州长向州议会汇报——政府发放了价值 10 万英镑的食品购买券,房租补助 9 000 英镑,州政府支付了 12 900 英镑的食宿费,全州建立了 79 所紧急医院和 109 处救助网点。[38]

最终,英国国家层面上采取的行动包括奎宁的使用规定、对乙醇(酒精)以药物用途为目的的轻微放松的管制、降低肉类的配给,以及从部队中派遣一些军医到民用医疗机构帮助抗击流感,加入那些从军队退役的医生的行列共同帮助地方抗击疫情。在战争的最后一年,征兵是由地方医生来进行体检,大批未穿制服的英国医生在从事一项困难而费时的任务,即确定 250 多万男子是否适合参军(Winter,1982:724)。[39] 医务人员的这种大调用频频告急,大流感疫情期间,平民的健康岌岌可危,各个领域的请愿和恳求纷至沓来,除了地方当局,特别在农村,急需援助,民众要求归还他们的医生、要求已经退休的医护人员重新返回岗位,有的地方干脆处于得不到医疗援助的境况。尽管很难量化,但是可以得出结论:整个英国的医疗干预水平显著降低(Winter,1982:724)。

　　地方政府委员会及其继任者卫生部,在疫情之后最终意识到事态的严重,采取了更多的行动。卫生部成立后不久,乔治·纽曼(George Newman)[40]编写了一份新版的《预防流感备忘录》(Ministry of Health,1919b)。当时担心冬季流感疫情再次发生,该备忘录于 1919 年 12 月颁布。新版更新了以前的备忘录,记录了大流感疫情的规模,保留了前一版本的很多内容,对个人预防的强调仍然占主导地位。但是,目前正在具体讨论一些措施,例如关闭学校、电影院和其他过度拥挤的中心,同时考虑为组织退伍军人医疗和护理服务以及提供体制条件下的治疗可以采取的措施,但是这些仍然把责任落实到地方当局。纽曼授权颁布了一份关于疫苗的三页的文件,通知卫生部的各部门防范流感的发生,以及鉴于对这一问题的意识,卫生部正在准备抗击流感的疫苗的储备工作。尽管意识到致病有机体已经确认被分离出来,但是我们仍然不能指望有一种保证有效远离流感袭击的疫苗(Ministry of Health,1919a)。这意味着人们对各种疫苗满怀希望,希望疫苗能有所帮助。但是匆忙分发未经验证的疫苗引起皇家医学的不安,委员会主席弗莱彻满心忧虑地记录他对这一问题和其他问题的担忧(PRO,FD 1 535)。

　　1920 年出版发行了卫生部对大流感疫情的详细报告和国事登记干事对只涉及英格兰和威尔士疫情的 1918 年国事登记年度报告的补充报告(Ministry of Health,1920c;Registrar-General,1920)。虽然一些国家或州对此事进行了调查或成立皇家委员会,但是在英国没有也不需要这样的调查。[41]人们似乎认为,新成立的卫生部将处理这些问题。当时,整个国家极为关切并忙于对战争的诉讼,这成为压倒一切的任务。因此他们把应对大流感的任务留给了地方当局(Tomkins,1989,1992a)。

证据表明政府对流感的重视程度非常低,包括源于战争的需要不考虑任何形式的检疫,因为日常生活和工作需要继续,以及让退伍的军医和护士从事民事医护工作的困难,甚至即使停战协议已经签署了。是否可能在流感活动高峰期间和之后都缺乏行动,与每个高峰持续时间短有关?会不会是这样一种快速传播的疾病削弱了中央行动和中央计划的影响?疫情冲击来得如此迅猛是否使组织工作、准备工作和资源提供显得基本上毫无意义?这就把计划和资源提供的职责都交给地方当局,因为他们是唯一一级在此情况下足够接近提供任何帮助的政府。地方当局是否有资源提供援助,特别是在战争末期。战争的阴影再一次沉重地笼罩着疫情。也有可能是多年的残酷战争使得在短短几周内快速传播的流感疫情显得无关紧要。

在采取行动之前,必须认识到问题的存在,然后立即采取行动,这种需求在地方上可以真切地体会到。[42]1918 年这种情况在英国似乎没有发生,也就是说在全国范围内,没有发现任何可以解决的问题,结果中央政府没有采取任何行动。汤普金斯认为地方当局采取了行动,而问题也都是在地方政府这一层面上被看到和遇到的。流感是一种不太明显的疾病,其死亡率较低,而且经常出现。即使一种疾病最终被认识到是一个麻烦,也可能存在障碍难以有效应对。例如,在讨论 19 世纪 90 年代俄罗斯大流感时,史密斯(F. B. Smith)认为:

一旦流感与其他那些公认的可以通过空气传播又颇具神秘的传染性疾病结合,例如霍乱,那么政府就有权强制隔离和进行防疫检查。但是政府的行动会被诸如早期诊断的不确定性、检查成本,以及民众对官方干预日常事务控制公众眼中的小病的抵制情绪所遏制。(Smith,1995:64)

　　几十年后,许多同样的障碍再次出现,其中许多与当时的医疗条件、专业医护人员的实际状况及政府的角色有关。

　　医学专业和管理方面的一些变化与对疾病的看法的转变有关,变化在于将地方卫生当局的关注从环境卫生转向控制感染的病人(Eyler,1992:276)。通常更多的是关于个体的控制(从大流行期间提出的预防措施中可以看出),而不是疾病本身的控制。这些控制来自并促进了走访通报、对先前病例和接触者的流行病学追踪、个体的隔离和隔离医院的建设。在当时的政治气候中,个人权利至高无上,中央政府采取什么行动将受到限制。这是其中的一部分,社会底层人民的待遇得到改善。例如,除了隐含在卫生改革中的政策和管理职能之外,地方当局开始向这种疾病及其家属提供治疗和其他服务,而到 20 世纪的第二个十年,从婴儿开始,地方当局开始同时为病人和健康者提供专项服务,希望能预防未来可能罹患的疾病和残疾(Eyler,1992:276)。

　　这些变化伴随着人们对穷人看法的转变。在《济贫法》中,接受福利被视为个人的失败和人格缺陷的标志。接受救济不仅会失去一些公民权利,有时还会失去自由,而且会在道德上被打上烙印、受到污辱(Eyler,1992:277)。20 世纪早期,变化了的福利环境视提供一些服务为接受者的一种权利,其惩罚性含义要少得多。然而,这种政策上的变化并不一定引发运行体制上的迅速变化以及政策执行人态度的转变,因为改变人们的思维定式和态度,以及政策切实落实到运行体制上需要时间。约翰・埃勒(John Eyler)认为纽劭姆爵士可以作为英国公共卫生体系发生和表述的一个非常好的案例研究,因为纽劭姆爵士的职业生涯与许多这些变化并行。[43] 多年来,纽劭姆爵士一直致力于个人主义和道德主义的医疗卫生主题,促进医生权力的同时,在关于公共卫生的著作中,他主张拒绝环保主义并扩大医疗卫生商品化。乔治·卡恩斯(George Kearns)在研究纽劭姆爵士关于肺结核的著作时阐述了这一点,并说明了当时的公共卫生是如何从国家效率的需要和帝国作战对人口需求的角度来考虑的(Kearns,1995;Winter,1980)。在这个时候,社会疾病可以定义为那些源于个体失败导致的抱怨,而且使得国家效率降低。因此,流感作为一种社会疾病,也能与环境卫生有关,而疫情、环境卫生、国家效率和民众身体素质之间的联系当然也被讨论。[44]环境卫生被认为是一个关键问题,地方政府委员会的许多建议都是关于环境卫生的。报纸的许多报道,特别是《泰晤士报》医学栏目的记者的评论都集中在环境卫生上,要么是针对个人,要么是作为新卫生部的主要目标。从个人清洁和死亡率被提及,到对电影院的管理条例中,是所有其他公共集会的重中之重。当国事登记干事总结说,后期疫情的死亡率对于讲卫生和不讲卫生的地区几乎是一样的时,就大大削弱了对清洁卫生这一因素的考量(Registrar-General,1920:29)。

在哈默对纽曼的研究中,她几乎没有提到大流感的问题,尽管此项研究发生在纽曼与纽劭姆爵士两者之间就即将组建的卫生部的问题争论最激烈的时候(Hammer,1995)。她认识到纽曼长期以来对纽劭姆爵士的蔑视,1918 年 10 月 29 日纽曼在日记里记录地方政府委员会针对大流感召开的研讨会中将纽劭姆爵士的人品定格描述为软弱、摇摆不定、不称职、不值得信赖和自私的人(PRO,MH 139 3)。[45]这种反感可以追溯到他们对妇幼福利的意见分歧以及纽曼所在的医疗部门在教育委员会的活动上的意见分歧。关于"什么是预防医学"这一问题,两人有着截然不同的观点。纽曼认为这是教育和社会状况的问题,纽劭姆爵士的概念则是偏于环境论的方法来预防疾病(Hammer,1995:217—218,260—261)。两者之间的分歧并不局限于关于公共卫生和未来任何部门的作用。地方政府委员会被许多人视为未来任何部门的逻辑核心,这与纽曼对地方政府委员会行政管理的效率低下持有相当轻蔑的态度格格不入,这更加剧了两者之间的矛盾(Hammer,1995:213)。纽劭姆爵士早些时候被任命为地方政府委员会成员,被那些推动设立部委的人视为向前迈进了一步,但是,他后来未能在那个方向上推进地方政府委员会,未能使其在卫生管理中发挥更有效的作用,这些对他很不利,尽管他一直致力于建立一个以地方政府委员会为基础的国家卫生服务体系(Hammer,1995:214)。哈默认为两者之间的斗争主要是以成立卫生部为中心,并围绕着妇幼福利、预防医学的概念,以及医疗专业人士或者政府是否应该控制卫生政策,而不是关注任何像单一流行病这样乏味的事情(Hammer,1995:第6章,187—272,259—267)。值得注意的是,这些冲突拖延了事项的进展[46],使得在大流感疫情发生时英国没有卫生部。可以说,在当时英国卫生管理的鼎盛时期存在着真空。这进一步使得处理大流感疫情确实的责任落到了地方当局身上。然而,流感的发生在两人之间的斗争中起了一定的作用。成立卫生部势在必行,纽曼取代纽劭姆爵士在地方政府委员会的位置,而地方政府委员会将成为新部委的核心,哈默认为纽劭姆爵士的离开并不完全出乎意料,鉴于他在处理流感疫情方面被认为无能(Hammer,1995:274)。[47]

　　由于地方政府委员会的行动仅限于提供咨询意见,因此采取任何直接行动的都是地方当局。对大流感疫情的反应在伦敦大区分为三个层次（Tomkins，1992a，1989），从很少或没有反应，到按照地方政府委员会的建议行动并把信息传递下去，再到非常注重应对疫情的效果，包括家庭护理、家政服务、医院和葬礼服务。[48] 基本上，这些是在面对疫情时真正具有实际作用的行动，但往往难以实施。正如地方政府委员会的医疗监察官康沃斯指出的：

> 最大的困难是确保早期且充分的治疗。许多医生被要求去支援军队，结果留给民用诊所的负担就非常沉重。我们更感到护士的短缺。一些当局利用每一个受过训练的护士来维持供给，然后召集了一批或多或少受过训练的志愿者。地方当局最终被迫暂时停止妇幼福利工作，并让只是做保健的非患病人员做家庭理疗，在提供居家护理方面做了很多工作。一些地方政府甚至设立了紧急医院、托儿所、厨房、提供床单用品，以及资助地区护理协会的活动。（Carnwath，1919:154—155）

与世界上许多其他城市不同，伦敦对疫情的反应是分散的，并把任务落在地方当局的肩上，就像整个英国一样。战争的继续进行比国内的卫生问题更重要，并且鉴于这种疾病被认为超出了医疗专业人员的能力范围，应对流感疫情的专业性也已经由于大量医护人员被转移派遣到军事行动中被削弱，各地对疫情的反应不同，从不采取行动到动员护士和志愿人员、提供包括婴儿食品在内的食品和挨家挨户的检查。在曼彻斯特，卫生部的尼文（Niven，1923）采取了最积极的应对措施之一。人们深信小安东尼的故事——小安东尼·伯吉斯（Anthony Burgess）的父亲回来发现妻子和女儿死于流感，而本应喊叫着要食物的小安东尼却在婴儿床上咯咯笑着享用一瓶葛兰素（Glaxo），这是得了流感的邻居提供的帮助。其实那瓶葛兰素（Burgess，1987:

18)是从紧急援助中得来的,1918 年 12 月 4 日到 1919 年 1 月 11 日期间,曼彻斯特为流感受害者提供的紧急援助的近一半是葛兰素的产品,即婴儿奶粉(Reid,2005:53—54)。

英国的医护界失败了吗? 是否存在结构局限或者地方政府委员会的失败? 当时的社会已经意识到了这种疾病,但却对其危险漠不关心。直到第二波和第三波疫情,人们才意识到当时的危险有多严重。英国的大流感死亡率与其他地方的情况并没有特别不同,根据这一标准,对大流感疫情的反应并不一定是失败的。各地的医疗和公共卫生专业人员都因缺乏知识而受到阻碍,由于战争而缺乏资源,这通常会使事情变得更加困难。由于一种全新的流感病毒的出现,人们一开始对这种病毒没有免疫力,数百万人注定会感染,其中许多人死亡。可以认为,地方政府委员会更多的是监管和咨询机构而不是服务提供机构,从体制结构上就完全没有能力应对这种疫情,因此,他们的反应只能是无声的。然而,随着疫情迅速达到顶峰和下降,一个大的中央集权是否能够减少死亡人数或可能减轻影响是有争议的。抗击疫情取得任何程度的成功,都需要有大量的分布在地方一级的资源良好的医务人员,但是即使这样,除了减轻病人的痛苦也很难做更多的事情。近一个世纪后,医学界担忧大流感疫情将超过了他们的能力,因此提倡详细的计划和准备,不是为了阻止大流行,而是控制其影响。意识到在那个时期,地方政府委员会的角色以及公共卫生的本质,即当地政府和卫生部基本上是负责相应行动的,那么实际情况是要应对大流感疫情,即从忽视到护理援助和其他援助,因此,不必过多考量任何其他公共卫生责任的排序问题。

医学界的反应

围绕英国福利和公共卫生管理变化的许多问题也影响了医疗行业本身。医学经历了深刻的变化,它从一种不确定的知识(Foucault,1976:96)转变成自视为一门客观的、科学的和专业的学科。在20世纪早期的英国,确立分级的、专业和科学的医学的重要地位仍处于进行中,这可以被认为是英国医疗行业在应对大流感疫情失败的原因之一(Tomkins,1989,1992a)。当这个行业试图在英国社会立足时,这个社会本身正在经历着重大的变化。英国正从维多利亚的黄金时代,即作为超级大国执掌历史上最大帝国的鼎盛时期(Colinvaux,1983:186—196),转向不得不适应其大国地位的丧失、南非战争的冲击和第一次世界大战的创伤。人们如何看待疾病的变化有助于医学的科学发展,细菌学范式的兴起,疾病攻击生命的观念被更为密集的病理生命观念所取代(Foucault,1976:152),因为诱发疾病的因素是"活的"并独立于身体而存在。的确,有争议的是细菌学的观点阻碍了流感的概念化,并推迟了对病毒的发现。[49]对疾病概念认识的变化导致人类对这些有机体的更大关注,也更关注人体对这一特定微生物的生长和繁殖的反应:

除了对这一特定活媒介传播的研究为流行病学提供了生物学上的解释,自中世纪以来,又明确提出疾病具有传染性并认为食物和水可以作为其传播载体。(Eyler,1992:276)

这就使地方政府委员会、卫生部、地方当局和医学界所提倡的干涉主义者的做法被默认了。

然而,20世纪早期并不是一个纯粹庆祝科学进步和就如何

解决各种医疗和健康问题达成一致意见的时代。这一点已经在
纽曼和纽劭姆爵士之间的紧张关系中得到了体现。劳伦斯描述
20世纪早期的英国医学在贵族精英领导下，对那一份意念中的
英国伟大传统特别是英格兰的所谓伟大传统碎碎念。与历史和
显而易见的传统的关联以及对科学的驾驭都可以被看作是英国
医疗机构为了确保其在20世纪英国的地位而采取的措施。通
过对历史的应用和理念现代化，他们建立联盟和论据，加强这一
职业的法律建设。然而，劳伦斯认为：

　　这些精英医生唤起了人体有机的完美典范，强调了自然治
愈力量的重要性，并警告了实验室科学无限制扩张的危险。后
者被一些医生视为劳动分工的体现，是个人主义的破坏者，而个
人主义是临床医生认为的一些医疗实践的基石。（Lawrence，
1999：1）

　　在大流感疫情中，医学科学和科学研究没能提供任何解决
方案，但也没有一个临床医生能做更多来遏制疾病。

　　劳伦斯认为，这些医学精英最根本的思想之一是认为英国
人在医学问题上的超级优势，并且他们认为这有助于英国医学
形成自然的历史转折并展示其贴近实际的常识性的品质。这一
特性与欧洲大陆医学的理论倾向形成了对比，在某种程度上，后
者的医学理论倾向是某种导致危险事件发生的思维框架的一部
分，诸如法西斯主义（Lawrence，1999：1－2）。有没有可能，鉴于
这种心态以及流感是全球性现象的事实，而欧洲大陆医学理论
符合这一观点，因此被排除在英国医学的关注之外？更进一步
地说，这是否可以作为帝国主义或种族主义因素的补充——疾
病影响了较少数量的种族？[50]鉴于对报纸上报道的各国大规模
流感发病率和死亡率缺乏关注，这种说法似乎很合理。

这是一个不确定自己在与什么抗争的专业——杆菌还是滤过性病毒。难道,业内人士不能就偏方达成一致意见吗?结果,关于酒精就有大量的建议和争论,成了最热门和最具争议性的话题。人们对于偏方、医学治疗方法和疫苗进行了长时间的辩论。一名医生或权威机构会主张一项行动,紧接着另一名医生或权威机构会主张与其相反的另一项行动。诸如洗鼻和戴口罩等问题被热烈讨论,但没有像对酒精的讨论那么多。汤普金斯认为,这场辩论表明了一个可靠的职业是一种能够经得起公开辩论的职业(Tomkins,1992a)。这是否也可以解读为一种职业的反应,虽然不知道如何做但不缺乏意见;一个更有利的解释可能是,这是一个可靠而自信的职业,但缺乏应对的知识。康沃斯认为是前一种情况。他认为口罩很有价值,但也指出试图强制执行是没有希望的,除非我们从大众层面获得了一种有修养的有智慧的认同,而且医生们对口罩的保护作用达成一致意见(Carnwath,1919:152)。甚至有关于如何保护自己的争论,在《澳大利亚医学学报》的一份报告中,驻院医务人员列出了他们所采取的预防措施(MJA,1919 年 2 月 1 日第 393 页):

(1)一种由四至八层纱布组成的紧贴面部非常合适的口罩;

(2)四层纱布组成的护目面罩,大小要能够罩住第一份口罩和整个头部、颈部和面部,两眼除外;

(3)护目镜;

(4)乳胶手套;

(5)防护服;

(6)套鞋或者沙地鞋;

(7)医护人员为病人出诊时,病人的口鼻也要用纱布遮挡。(MJA,1919 年 2 月 1 日第 393 页)

　　那些提倡科学医学的人，特别是那些在 19 世纪就疫苗接种问题辩论获胜的人，期待实验室能迅速识别出致病有机体，并在不久之后生产出疫苗。在英国，弗莱彻领导下的医学研究委员会起草了一份流感研究目标清单，并对停战之前已经计划的调查工作开始执行，该研究旨在探讨急性非并发流感与并发性病例的临床和细菌学特征，以及这些并发性病例的病理解剖和疾病的传播情况。弗莱彻充分认识到，无论是对疫情还是对人员，都必须在机会尚存的时候迅速采取行动并取得成果。他说："我确信这一点无须反复重申（PRO，FD 1 529）。"[51]收到弗莱彻的清单准备执行调查工作的吉布森（Gibson）不久也死于这种疾病，他的死连同另外两个同事的死，使弗莱彻感到震惊，因为他们都被这个可怕的家伙给击倒了（PRO，FD 1 529）。[52]弗莱彻的更多的信件表明，研究领域的许多人都染上了流感，因流感而缺勤给工作带来极大的不便（PRO，FD 1 529，FD 1 534）——那些提供医护援助的同事也有死于流感的。弗莱彻的传记显示了对此的担忧，"因为他对此极为担忧，从那以后他开始行动了，包括开始在磨坊山动工建立实验室，从此英国医学研究委员会的庞大实验室被建立起来"（Fletcher，1957：143）。磨坊山是科学医学最终的成果，1933 年，在那里人类流感病毒被首次分离出来（Smith *et al.*，1933）。病毒的分离并没有促进疫苗的迅速研发[53]，更多的原因是病毒的变异，而不是其他因素。

　　与以往一样，研究并不总是按计划进行。在一个案例中，实验对象非常不合作。一只被打算用于研究流感传播的猴子从一个研究实验室里找机会逃了出来。弗莱彻对康明斯说："第二天有人看见它在新苏格兰后院，样子看上去像是要报警。然后，一名警察追赶它，穿过怀特路时被一辆公共汽车碾过。当他们试图捡起尸体时，它活了过来，跑到内政部大楼的正面，这让一大群人非常欣喜。那天晚上，人们发现它死在了内政部大楼的顶层，'虽死犹荣'。"[54]

这项研究的主要目的之一是研制疫苗。许多国家在几乎不知道或根本不知道致病微生物的情况下，进行了许多研制疫苗的尝试。其中许多是基于法伊弗杆菌、链球菌或肺炎球菌而研制，这些完全无用。疫苗的组成和效率在英国和其他地方都有很大的争议。这场辩论发生在医学期刊、报纸和会议上，比如1918年11月皇家医学学会举行的关于流感的研讨会，以及1919年2月皇家公共卫生研究所的研讨会上，甚至辩论发生在地方政府委员会即前卫生部和医学研究委员会之间。当地政府委员会提供了一些替代疫苗，但由于缺乏特异性，接种情况参差不齐。[55]发表在英国皇家医学会研讨会论文集的封底内页刊登了一则广告，宣传帕克·戴维斯(Parke-Davis)公司的"流感疫苗疗法"，其中包括6种不同的疫苗。这似乎更像是一份购物清单或配方疫苗，其中包括一些有机体，人们希望从这开始能带来一些好处。一名南非医生指出这是一种广种薄收撞大运的做法，疫苗中含有许多不同的抗体(Phillips,1990a:120)，那么，任何积极的结果似乎更多地来自运气而不是合理上乘的研究设计。

弗莱彻的谨慎和行动平息了纽曼对这些疫苗的热情，呼应了南非流感流行病委员会的意见。在收集了有关疫苗及其效率的证据后，他们得出结论：由于证据具有争议性，不可能提出任何明确的建议，并且政府不应该发布任何使用疫苗的公开建议，疫苗的效用或者至少是无害性还没有被彻底和科学地确定(Phillips,1990a:119引自 Union of South Africa,1919)。甚至当有了有效的疫苗，即使有群体免疫效应的预期。需求量也非常大,特别是在流行时期。无论是过去还是现在,疫苗的研发生产、持有和及时提供充足的储备都是一个重大的有组织有计划安排的问题,也是当今世卫组织流感疫情计划中不惜篇幅详细讨论的问题(WHO,1999d:22－24,28,46－53;2005c)。

英国医学界对这一流行病的反应被称为失败,而且人们认为英国的死亡率比预期的要高(Tomkins,1992a)。这种说法可能有点苛刻,因为将英国的死亡率与其他国家的死亡率进行比较,就会发现英国的死亡率与许多其他国家相当一致,甚至远低于一些国家。然而,如果检验其他措施是否失败,会看到英国医疗界可能就不那么好了。医护人员在照顾英国公众的过程中付出了沉重的代价。康沃斯在大流感疫情后不久的一次公开演讲中指出,该流行病最悲惨的特点之一是医院和救护车工作人员的高发病率和高死亡率(Carnwath,1919:151)。显然,这种疾病和死亡造成的损失只会使困难加剧。在英国,这只会使医生和护士短缺的问题更加严重。绝大部分的英国医务人员参与了抗击疫情。这不仅包括那些实际在战场上或战场附近的人,也包括在医院、体检委员会等国内工作的大量人员。随着大流感疫情的蔓延,特别是在死亡率最高的时候,政府在地方当局和新闻媒体的呼吁恳请下直接派遣或调用军队医护人员援助地方民众。[56]

最终,这导致征兵和体检委员会的变化,特别是在战争结束时,伴随着军队让一些医护人员回归地方,以及1918年10月29日国家服务部向各地区发出电报:

鉴于流感疫情,未完成的3 509和3 491番号征兵目前取消,直到进一步通知。请安排从你所在地区的征兵委员会中派遣医务人员协助急需的民用医疗救护,这不适用于退伍委员会或转业中心委员会(PRO,NATS 1 797)。

军队医疗委员会的这些变化也是在人们对检查方式的批评之后出现的,这些批评包括应征者被迫光着身子在冷风嗖嗖的条件下等待几个小时才接受检查,而当时流感疫情肆虐。随着疫情恶化,越来越多的地方当局请求政府提供医疗援助,或归还由本地区出去的执行国家任务的医务人员。随着战争的结束,更多这样的请求似乎得到了批准。但是值得记住的是,在英国,凡事都笼罩着战争的阴影,至少在官方事务方面,一场疫情仍然不能被提到优先的议事日程上。

其实英国医疗行业真的失败之处是没有意识到流感即将暴发,以及疫情到达时的规模。是什么导致了英国医学界的失败?人们没有意识到情况的严重性,可能有许多原因,诸如对疾病的认知,也包括这个病只是流感这一事实,还有 1918 年春天第一波疫情的相对温和,帝国主义或种族主义观点认为,英格兰的优越性在于:对科学医学在寻找疫苗上的信心,对医学界职业地位的追求,科学医学的概念遍及预防领域的力量和对国家干预的拒绝。对问题存在的认识和反应的延迟有很多原因,特别是在 1918 年秋季第二波疫情到来的时候,在这种快速传播的疫情下,反应延迟是致命的。这种缺乏认识的情况意味着这种流行病基本上没有被政府所关注,尽管疫情在其他国家是一个最高级别的问题[57],而相应的在英国的记录中几乎是一片空白。

英国有基础设施很好的医院和志愿者调配协调体系,也被认为精于处理流行病(Tomkins,1992a)。关于最后这一点在疫情期间和疫情之后都受到了新闻媒体的攻击。相反,人们认为英国的医学专业,特别是在教学领域,忽视了传染病,对它的重视程度远低于外科和慢性病学(*The Times*,1918 年 12 月 24 日第 3 版,1919 年 2 月 17 日第 7 版)。另一个失败可能是地方政府委员会的失败,由于其规模和角色的限制,无法做更多的事情,因此被迫将所有的责任和行动下放给地方当局。在某种程度上,这类似于当今世卫组织对各国的作用,他们的作用是建议和鼓励行动,对于所要求或承担的行动世卫组织既没有权力也没有资源来自行承担。此外,地方政府委员会已经是一个注定要消失的机构,而计划中的卫生部将承担其职能,这一点也可能是它无所作为的原因之一。这个过渡时期恰好与流感疫情发生在一起,这可能是一个不幸的巧合。但是鉴于地方政府委员会有限的作用,即便不是这样,又会有怎样的不同? 其他地方对公共卫生管理部门的批评在英国却没有出现,可能是因为当地政府委员会那时已经不存在了,而攻击这个新建的卫生部也没有什么作用。

不仅机构被批评,而且个体从业医师也被批评的,他们确实被批评了。伦敦郡国家健康保险委员会注意到,1918 年 11 月的索赔比去年同期处理的数量增加了 26%。而 12 月份增长 72%(PRO,MH 65,1919 年 1 月 3 日报告)。保险委员会的记录显示,投诉有所增加,很明显,其中许多是由流感病例引起的。这些记录还表明,除了医务人员个人之外,大流感疫情还对其他各机构造成了压力。例如,人们注意到大流感疫情大大干扰了伦敦郡的保险委员会的病人在塘世疗养院(Downs Sanatorium)、布朗普顿(Brompton)医院和维多利亚公园医院的消费(PRO,MH 65,1918 年 11 月 2 日报告)。劳累过度的医生们奋力应对这一发病原因不明的疾病,但是即使在减轻症状方面他们也无能为力,更不用说治愈了,也无法提供病人及其家属想要的和期待的东西。保险委员受理的案件包括:医生未能为自己的病人出诊而病人后来死亡;误诊;药剂师未能提供所需药物。在其中一些案例中,保险委员会使用并接受了因大流感疫情而过度工作的辩护(PRO,MH 65 3)。[58]

最悲惨的病例之一:一个病人的家人 7 次请医生为她看病,分别联系了 4 位医生和 1 位护士。然而这名病人从来没有被专业医护人员问诊,最后死于流感性肺炎。她自己平日的医生,即那位被投诉的医生当时面临另一桩投诉,并且已经被投诉了多次。这一次,他成功地避开了制裁,因为委员会考虑到医生本人的健康和流感流行造成的工作压力(PRO,MH 65 3. Case M. 19/17 引自 1919 年 7 月报告 14)。流感并不总能作为一种成功的辩护借口。1918 年 11 月,马里波恩警察法庭听取了一场非同寻常的辩护,西德尼·伯克贝克(Sidney H. Birkbeck)和弗兰克·戴顿(Frank A. Dyton)因被控企图偷盗一辆商业汽车而被羁押候审。戴顿的母亲出示了一份医生证明,表示他的行为是由于流感后遗症。就这一案件《泰晤士报》在报道中引用地方治安官的评论:"这种疾病似乎发展得也太严重了"(The Time,1918 年 11 月 12 日第 5 版)。

尽管医护人员和志愿者做出了努力,还是有数百万人死亡。病例和尸体的迅猛增加造成了许多困难。尽管疫情此起彼伏地持续了一年之久,但每一次疫情高峰和大量的病患死亡通常发生在很短的时间内。[59]缺乏救护车、停尸房、棺材、挖墓工人和墓地空间(以及埋葬时间)是媒体上反复出现的主题。世卫组织的《全球流感防疫计划》明确提到了未来任何流行病中尸体处置的潜在的后勤问题。在一份文件中规定了在发生大流行时可以采取的措施,并向政府建议一些措施。文件指出,国家流行病计划必须解决的一个问题是在高死亡率的情况下,尸体如何储存、运输、埋葬或火化(WHO,1999d:28)。迅速和卫生地收集和处置尸体被视为成功应对疫情的一个非常重要的步骤,无论是在树立公众信心上还是在进一步预防疾病方面都是如此。

多重维度的考量

任何使如此多人丧失劳动能力的大规模流行病都会使经济受到大规模影响。流感和普通感冒每年给英国经济带来数百万英镑的损失,高达 10% 的病假被认为是由于流感所致。而平均每年流感给美国经济造成的损失估计为 710 亿至 1 670 亿美元(WHO,2003)。1918 年大流感疫情的规模之大意味着它一定相应地产生了巨大的影响。因为很难将大流感疫情与另一场全球性灾难——第一次世界大战——的影响区分开来,因此全面估计大流感疫情的经济代价是不可能的。然而,一些具体的经济后果是已知的。其中,包括大量的因病缺勤,特别是在对战争的威胁,对经济和社会结构的变化,以及对保险业的巨大影响,尽管在一些国家,保险业大量利用这一流行病开展新业务,特别是在健康和人寿保险领域。在尼日利亚,大流感疫情导致农业、经济和社会结构重大变化,因为疫情造成劳动力短缺,从而迫使人们用木薯取代山药作为主要作物,因为木薯是对劳动密集型程度要求较低的作物(Ohadike,1981)。当然,大流感疫情对南非经济也产生了数年的重大影响,严重破坏农业经济和黄金、钻石的开采,很大程度上在接下来的几年里,一些地区由于田地荒芜造成了饥荒,要么是有人病得太重无法下田耕种,要么就是因为大量的人病死而缺乏劳动力(Phillips,1990a:191-192;Phimister,1973)。

美国经济因战争而蓬勃发展,但由于大量人员伤亡,经济开始萎缩,随后才出现增长。据计算,在正常死亡率之上每增加1 000人的额外死亡,可以使得经济增长率在未来10年平均每年至少增加6.2%。青壮年的流感死亡率成为1919—1920年企业倒闭的一个重要预示指标,这意味着,在流感死亡与后来经济增长之间的正相关的原因是流感导致企业倒闭,结果使得经济低于1919—1921年原本没有疫情影响的经济趋势,那么疫情之后的增长其实是在一个巨大的暂时冲击后重归于正常趋势(Brainerd & Siegler,2003)。同样在英国,流感引发的严重社会影响产生了相关的经济影响。据报道,正常情况下,接受救济的人数在10月底降至最低水平,之后在整个冬天缓慢上升,而在1918年10月人数有所增加,更多的人因流感而陷入贫困。另一个影响是对保险公司。《泰晤士报》的城市版面报道了保诚保险公司(Prudential)面对大量的流感索赔,该版的记者推测,寿险公司的年度报告是否会列出流感造成的损失,就像他们处理战争相关索赔那样。1919年1月11日《泰晤士报》报道:

在8周内保诚保险公司为流感索赔支付金额高达62万英镑,而同期因直接的战争损失支付的索赔为27.9万英镑,后者是保险公司在一战类似时期中所支付金额最大的。

后来,保诚保险公司的年会披露,从11月2日到年底的两个月时间,由于疫情的影响,仅仅为工业部门就已经支付了约65万英镑(*The Times*,1919年3月7日第7版)。

对于大流感疫情出现了很多宗教层面的事情,包括对大流感疫情的宗教解释,以及因病致困需要帮助或者因情绪压抑需要救赎的人们求助于宗教,新宗教利用现有宗教显而易见的失败顺势而生,或者有宗教人士增加传教工作。南非历史学家菲利普斯在研究对大流感疫情的解释时,发现了几种宗教解释(Phillips,1990a)。这包括:认为此次疫情是作为欧洲战争的意外后果;或者是恶意个体或团体的直接行动;或者是人类对社会条件的忽视造成的;或者是上帝的行动,要么是一种惩罚,要么是神祇意愿的一部分。为了理解神的行为,大多数解释都集中在人类的原罪上。是什么原罪带来了这样的灾难和报应? 这种原罪的看法反映了社会现状。什么行为和什么人是有罪的? 这些答案为那些道德权威人士提供了谴责和控制人们社会行为的机会。

许多学者已经讨论过流感是一种"帝国"病。可以说,基督教传教士将大流感疫情视为一个机会。随着人们对传统信仰体系的忠诚被瓦解,传教士看到了他们的机会。但话说回来,帝国殖民生活未能保护原住民,这可能导致对新信仰的质疑,鼓励回归旧信仰和生活方式。在南非,特兰斯凯(Transkei)的一些黑人基督徒对这个无法保护和安慰他们的宗教倍感幻灭,他们完全背弃了基督教,要么回到他们以前的信仰,要么转向别处。但同样的影响也可能引发相反的反应,对另一些南非人来说,类似的幻灭让他们质疑自己现有的信仰体系,反而更容易接受传教士的话。伦敦宣教协会的一份历史报告指出,在中非,流感疫情非常严重,给教会带来严重的痛苦和巨大的死亡损失,但它给医疗传教士一个可以充分利用的机会,现在在中非,当地人对医疗工作热烈欢迎也极为接纳(James,1923:105)。

但是,大众求助的不只是基督教传教士。这也是地方宗教和精神领袖出现的机会,促进现有宗教和新的替代宗教。当疫情蔓延到那些对这种疾病没有经验或记忆的地区,有时确实对那里已经存在的社会体系和对疾病做出反应的模式提出了严峻挑战。因此,如果传统的治疗师和首领不能解释如此极端的疾病和死亡规模,人们就会质疑他们的权威和真实性,并寻求他人的保护和帮助,这不足为奇。因此,许多人对巫术、千禧年主义和基督先知持更开放的态度,而非洲一些以治愈为礼拜仪式的精神教会则将西班牙流感视为其根基(Mueller,1995)。[60]

另一种形式的宗教反应发生在南非和澳大利亚。在这两个国家,总督和总理都收到了民众的请求,其实几乎是要求,设立并举行全国祈祷、自责羞辱或赎罪日。在南非,斯特克斯特拉姆(Sterkstroom)的伊萨克·波斯曼(Izak Bosman)用南非荷兰语写道,我们建议"鉴于西班牙流感,应该留出一天来进行人类的自责羞辱和祈祷"。悉尼的威廉·肖特(William Short)向澳大利亚代理总理威廉·亚历山大·沃特(William Alexander Watt)提出的要求更是严苛:

> 肺炎型流感瘟疫
>
> 我现在建议政府设定至少一个星期的人类自责羞辱和祷告上帝期,以止住肺炎流感瘟疫的肆虐。虽然已经做得很好,还建议您下令关闭剧院、画展、赛马甚至教堂,以便把危险降到最低,但是您却留下魔鬼的杜松子酒宫——一个最大的瘟疫和诅咒之地,任由其施展招魂术,而且是一个永远敞开的瘟疫之地。虽然您关闭了所有其他的公共度假场所且所做得很好,但是却让酒馆仍然开放营业,这是不应该的。立即关闭它们,从而消除一个瘟疫点。(NAA,A2 1919/887 Part 2)

但是他们的要求没有得到满足。然而,这些要求与英国早期的一些事件相呼应,包括宣布1832年3月21日为禁食日以应对霍乱。道德败坏、腐败和宗教仪式的衰落被视为上帝愤怒的诱因,因此设立斋戒、自责赎罪和忏悔日是必需的(Durey,

1979）。在大流感疫情时,英国的教会和南非、澳大利亚的"现代主义"教会很相似,他们不认为上帝在大流感中起着直接的作用,却试图调和现代科学、医学与宗教之间的关系。在英国,报纸上对大流感疫情的公开讨论几乎没有任何宗教层面上的内容。现代专业科学医学和细菌学的模式已经牢牢控制了医学问题的讨论,无论在专业领域还是大众领域,不同于性传播疾病,像流感这种很少或根本没有禁忌成分或涉及原罪的疾病,没有必要也没有机会对道德可疑者加以责难。

第六章

文化维度的考量

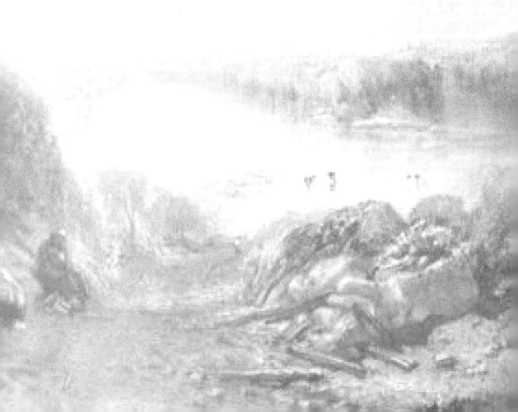

经历大灾难后，人们对生命的态度，对死亡的认识都在改变。

然而，相比于战争，所有的文学作品和文艺作品，更多地在舔舐战争的伤痕，很少提及人们在一波波疫情中颠荡和劫后余生的感受。同样是痛楚，为什么人类以遗忘的方式来对待流感疫情而以不断加深记忆的方式来对待战争？

　　流感等传染病的暴发不仅是生物医学的现象,也是一种社会现象。疾病的滋生和传播是通过人类活动、互动、社会结构和社会行为而分流形成的。这类疾病的传播、人类对它的反应以及它带给人类的影响,呈现出很多社会层面的内容。一场夺去了数百万人生命的疫情,其影响远远超出了简单而可怕的死亡召唤。其中一些影响可以在几个世纪内产生共鸣,比如一首叫《玫瑰花环》(Ring－a－ring O′ Roses)的童谣。本章探讨了1918—1919 年大流感疫情中某些社会和文化维度的内容,包括对疾病的称呼、疾病的隐喻、代表性以及人们对大流感疫情的回忆。

流感疫情的"他化"——指责与负罪

　　疾病的"他化"由来已久。这种对疾病的源起进行"指他性"追溯的做法贯穿了人类医学史和社会史。人类坚信一场疾病在很大程度上是外来者的责任,这些外来者要么不是主流人口,要么是居住在该社区的外国人,或者是一般的外国人。这些就是保罗·法莫(Paul Farmer)所定义的"责任地域"。因为我们倾向于将危险归咎于那些我们认为有能力伤害我们或成为危险来源的地方(Farmer,1992)。这种责任的外化或负罪感的投射可能与疾病关涉原罪的宗教观念有关,或者仅仅是出于为折磨社会的灾祸找到一种解释或者找到一个替罪羊的愿望。苏珊·桑塔格(Susan Sontag)认为"这种投射是很自然的",她写道,"在想象疾病和想象外来事物之间是有联系的。这种关联可能存在于错误的概念中,在很久以前的时候,它等同于非吾者,即异类"(Sontag,1988:48)。这就是所说的错误或者非自然的东西不可能是我们的,但是一定是其他人的。这种责任外化最明显的表现之一就是把一个地理名称与一种疾病联系在一起。这样的名字同时暗示着疾病的来源与谴责。这些国家往往是居住着其他种族[1]的人群的国家,或者是有冲突史的国家。[2]克鲁辛克发现当他写下"许多疾病已经得到了地理名称"时有几种疾病立刻浮现在脑海中,例如,梅毒暗指"恐怖的高卢人"(Morbus Gallicus)就是一个恰当的例子,斑疹伤寒暗指"恐怖的匈牙利人"(Morbus Hungaricus),还有"不列颠瘟疫"(Pestis Britannica)抑或称之为"盎格鲁发汗"(Sudor Anglicorum)(Crookshank,1922:70)。

人类历史上人们从宗教角度对疾病做出反应最极端的一个例子,是 14 世纪中期黑死病席卷欧洲时,阿拉贡、加泰罗尼亚、普罗旺斯、瑞士、德国南部、莱茵等地区的人口中占大多数的基督教徒的做法:占人口大多数的基督徒指责在人口中占少数的犹太人在泉水和水井里下毒,传播瘟疫。后者被起诉,数百个犹太社区被根除,惩罚的方式是流放,集体焚烧,或者监禁和折磨这些人,没收他们所有的财产。这场大清洗使整个欧洲犹太人口的重心向东转移。这种寻找替罪羊的行为并非完全史无前例,就像以前的流行病曾引起对麻风病人、外国人、乞丐和犹太人的指控,然而,这一次民众的暴力反应是不同寻常的,在一些地方受到抵制,而在一些地方受到统治者和市政府的怂恿(Park,1993:614)。

这种外化的指责,反映在疾病的命名上,在性传播疾病上尤其如此。显然,这些指责中会有许多谩骂。为了表明自己所遭受的痛苦事出有因,就必须责备别人,尤其是他们肮脏的行为。[3]有很多这样的例子,最有名的就是梅毒这种疾病,法国人和英国人互相指责了好几个世纪（French ＆ Arrizabalaga，1998）；另一个例子是西班牙人认为梅毒是伊斯帕尼奥拉岛（Hispaniola）的疾病，即现在的海地，是哥伦布航行归来时带回的（Sabatier，1988：42）。现代社会出现了一些与性传播疾病有关的更为极端的指责例子，从梅毒一直作为替罪羊到 20 世纪末艾滋病的出现。在 20 世纪早期，梅毒在很大程度上被视为一种黑人疾病，因为白人医生认为黑人有病、虚弱、堕落，是他们自己不节制或者无法控制的性本能造成的，是成为冲动的受害者（Fee，1988：127）。这是把对受害者的谴责与种族主义、性原罪相结合，认为患病是病人自身的过错，是他们的行为、卫生、贫穷或教育的失败。正是基于这种认识，塔斯基吉实验（Tuskegee Experiment）的残酷行为成为可能（Jones，1981）。[4]关于梅毒的画面与关于结核病的画面形成了鲜明的对比，几乎是在同一时期，肺结核在白人中产阶级和艺术阶层中被视为一种值得怜悯的疾病。结核病人，特别是白人女性，被认为是无辜的肺痨的受难者；而黑人梅毒病人则被置之不理（Ott，1996）。

艾滋病毒和艾滋病很可能是所有疾病中最具形象的疾病。法莫研究了海地是如何受到指责的，以及海地是如何被归入危险类别的。[5]将艾滋病归罪于海地和海地人是出于一种假想的地域文化背景和种族主义背景，基于对巫蛊教的模糊认识，以及认为海地是最落后的国家，在那里有变态的行为，如食人等。这类"变态印记"的认知在人们对以非洲为源起的艾滋病毒的描述中反复出现，而且对"另类人"给出了诸多想象中的地理描述：黑人、居住于丛林，其文化和性行为使得这种疾病在穿越物种屏障之后更容易传播，即认为他们有吃猴子和兽交的行为。这些与视海地为传染源的观点相叠加，且不是视海地为一个简单的传染源,而是一个"最肮脏"的传染源——通过性传播,特别是通过变态的性行为或其他变态行为(Farmer,1992)。种族主义认识是海地人被视为艾滋病毒来源的一个组成部分。海地裔美国人有让人们对其加以诟病的特征:黑人、很穷、新移民。另外,海地与邪教的联系加剧了人们的看法,即艾滋病高危群体有其变态行径(Farmer,1992:221引自Albert,1986:174—175)。海地人似乎符合人们对异常行为的预期,但是美国社会对海地人的煽情的想象后来被充分证实不应该轻易把某一群体与围绕着艾滋病毒的负面形象结合在一起。[6]

当海地人被列为危险群体,就不可避免地导致了一种并不让海地人感到惊讶的追责,即盛传这种疾病来自海地(Farmer,1992:212)。虽然西班牙被视为1918—1919年大流感的发源地,但西班牙人并不被视为危险群体。相反,这种风险就像流感一样被普遍接受,这种疾病早已为人所知,并且在时间和空间上广泛传播。然而,即使是现在,一些西班牙人仍然对使用"西班牙流感"一词感到不满,因为他们认为自己的国家受到了指责,并竭力指出其他可能的起源。[7]虽然西班牙人被认为是大流感的起源,但是由于他们是一个欧洲高加索人种国家,因此在西方这一疾病并没有实质上与种族主义因素联系在一起。这与其他一些疫情不同,在这些疫情中,亚洲(尤其是中国),往往被视为罪魁祸首。对西班牙的指责很可能是受害者指责的一种表现。然而,这种指责很快变得不堪一击,因为在短时间内全球人口遭受了疫情的袭击。当整个世界都陷入大流感疫情之中时,所有这些指责都被淡化了,因为疾病不再局限于所谓的"异乡人"。

我们现在所认识到的流感有漫长的折磨人类的历史,曾经被冠以各种各样的名字,其中一些反映了人们将疾病归咎于外部或某些地区的倾向,而另一些则反映了对其因果关系的考虑。在英国使用的名字包括中世纪拉丁语的"组织"或"咳嗽",然后是 15 世纪的"穆里"(murre)。都铎时期出现了"热寒颤""新发寒颤""新相识""温和纠正"等词汇来描述流感。当表示一种新的疾病广为流行的时候,以"新"对这一疾病冠名,在 17 世纪继续使用"新疾病""新寒颤""怪热""欣喜",17 世纪的另外一个名字"快活咆哮",18 世纪的名字包括黏膜炎、霍勒斯·沃波尔(Horace Walpole)的"蓝色瘟疫"。"流感"这个名字是在 18 世纪才出现的(Creighton,1965:305)。许多资料重复了这个名字的意大利起源,声称它最初是由于星星的影响,后来变成了风的影响,特别是寒冷的冬天的风,因此反映了疾病通常的季节性。亨利·利昂给出了另一种解释:

> 早在 1554 年,威尼斯驻伦敦大使就称 1551 年的出汗病为 influsso,即意大利语"流感"(influxio)一词的变形,influxion 成为幽默地描述流感时的经典术语,拉丁语中的黏膜炎(catarrh)或"脱落"(defluxion)也用于描述流感,但是拉丁语的"脱落"本身有更具体的限定含义。(Léon,1921:3—4)

然而,利昂却回到了传统的观点,他指出其实意大利编年史将其描述为"*una influenza di freddo*"(你患了感冒)(Léon,1921:3—4)。尤金·穆勒(Juergen Mueller)称,最古老的说法用 influenza 作为指代疾病的含义,我们知道可以追溯到 1504 年,当时一位意大利作家描述了佛罗伦萨一种发热和咳嗽的流行病。这场流行病与一个不同寻常的天文现象同时发生,即 1503 年 10 月、1504 年 1 月和 2 月,木星、土星和火星在夜空中形成了一个宏大的等边三角形。这是一个重大事件(Mueller,1998:2)。显然,每 20 年木星就会经过土星,有时,火星也可能是可见的。查看 1400 年到 1610 年间土星的木星通道和土星与土星的火星通道，直到 1504 年才出现了对着太阳的情况，整个意大利的夜空都可见。此外，据当时可靠记载，至少在 100 年前，天空中没有其他主要行星的等边三角形。因此，如果 1503—1504 年冬季在意大利北部发生了流感大流行，那么将这种疾病与如此不寻常的事件联系起来是相当合理的。有人指出，只有在 1743 年的时候，意大利才明显成为这种疾病在其他地方传播的重要源头。"流感"这个名字从意大利传出，并在其他语言中确立了自己作为这种疾病的一个特殊名称（Mueller，1998：2）。1743 年，这个词首次出现在英语中，出现在《伦敦编年史学家月刊》（*The London Magazine and Monthly Chronologer*）上。[8] 直到 1762 年，这个词开始被广泛采用，1782 年进入普通领域，同年被内科医师学会正式采用（Creighton，1965：362）。

虽然流感（influenza）一词广为流传，但是绝不是通用的。与此同时，另一个相对常见的词——感冒（grippe）也开始流行，在 1742—1743 年的疫情记录中我们首次发现流感和感冒这两个命名都保留了下来（Léon，1921：3）。有人认为，感冒这个名字，由索瓦热（Sauvage）在 1743 年引入，可能源于波兰语"哑嗓"（chrypy）或"嘶声"（chrypki），并可能与 1738 年波兰国王斯坦尼斯洛斯·利茨金斯基（Stanislau Leszczinski）在法国东北部城市南锡的停留有关（Zhadanov *et al.*，1958：3）。显然，波兰语和捷克语中 chripka 有一个共同的斯拉夫语词根"khrip"意思为说话嘶哑（Zhadanov *et al.*，1958：3），而感冒这个词在法国、德国和斯拉夫语国家，包括俄罗斯均有广泛的使用。

1922 年，人们说没有一种流行病像流感这样，被频繁地归咎于近邻或深恶痛绝的地区(Crookshank,1922:70)。与其说这反映了人们如何看待这种疾病本身,还不如说这更多地展示了长期以来这种疾病在人类社会中发挥的作用。克鲁辛克注意到,据说中国人把一些流感传入说成是俄罗斯人干的,把另一些称为日本人带来的,而俄国人则把流感称为中国人的发热,在很多情况下,特别是在 1889 年到 1890 年间,德国人、意大利人、法国人和英国人都记录过俄罗斯流感。围绕着西欧的这些术语表明了大国之间的长期对抗。自 16 世纪以来,意大利人和法国人就开始谈论西班牙热或黏膜炎,而西班牙人和法国人则在自己的版本里说这是"意大利人的东西"。德国人与其邻邦和敌人也做了类似的"言语互殴",如在德语中使用"诺曼底喷气"(Nordische Ziep)、"西班牙喷气"(Spanische Ziep)等表述流感,而荷兰人毫不迟疑地回敬了德国人。1709 年,英国人提到"加莱发汗"(Calais Sweat)和"敦刻尔克咆哮"(Dunkirk Rant),后来美国医生将其称为"欧洲流感",还有 1803 年提到的"法国流感"(Crookshank,1922:70-71)。1918—1919 年大流感疫情之前袭击西欧的流感疫情第一次在莫斯科被报道是 1830—1831 年的大流感,并且几乎同时出现在圣彼得堡、库尔兰(Courland)、波兰和芬兰。由此,它又被普遍称为"俄罗斯流感",因为 1889—1894 年这一疾病传遍了欧洲(Léon,1921:4;Burnet & Clark,1942:61)。显然,在这样的传统下,对下一次大流感疫情的地理归因几乎是不可避免的。

流感一词已成为标准的命名法。这个术语的确定可以追溯到疾病分类学的发展,随着医学界的专业化和建立,疾病分类学变得更加必须、更加明确。然而,虽然术语基本上是固定的,但也有一些被赋予通俗名称的疫情暴发,明显表述了其地理起源。

这些名称不仅很流行,有时也成为官方命名法的一部分,用于区分流感病毒的不同毒株,其中包括 20 世纪 50 年代和 60 年代的亚洲和中国香港流感。随着新的毒株被发现,它们的官方名称的一部分是它们被首次分离的地点,例如,1998 年冬天袭击北半球的是一股悉尼流感毒株,而为 2005 年南半球流感季节配制的疫苗针对的是 A 型/新喀里多尼亚(New Caledona)/20/99(H1N1)病毒、A 型/惠灵顿(Wellington)/1/2004(H3N2)病毒和 B 型/上海(Shanghai)/361/2002 病毒。

并非所有与流感有关的名字都与地理位置有关,也并非都归咎于一个地方或一群人。其中一些反映了对这种疾病的其他看法或概念。其中一些名称可反映对该病机理的认识,或对疾病给病人带来的生理感受的认识(表 6.1)。最近关于这一流行病的工作已提请我们注意与这一流行病有关的名称,特别是原住民的名称。在其中一些例子中,这些名称在随后的所有流感暴发中一直存在,而在其他地方,这些名字专门与那次流感疫情联系在一起。一些人,如尧族人,把流感疫情置于自己的语言环境,即用自己本土语言命名,而其他人使用流感(来自殖民语言)或改变其名称(Echenberg,2003;Ellison,2003;Mueller,1998;Musambachime,1998;Page,1998)。表 6.2 列出了来自其他疾病或流行病的名称,表 6.3 列出了一些记录在案的流感疫情名称改变的情况。

表 6.1   **以机理认识对流感命名**

地点或人群	流感名称	含义
中国香港	包罗万象	
德国	闪电之冷	该病如电闪雷鸣般迅疾而且风雨交加

续表

地点或人群	流感名称	含义
波斯/伊朗	冷风寒意	该病由风致病
瑞士	风情万种之处处留情	该病轻而易举地四处传播
暹罗/泰国	风热之寒	该病表现为恶寒发热
匈牙利	黑色袭击	该病如黑色风暴一样席卷而来
古巴和菲律宾	恍然之间	患病感觉如一棒就被击倒了
南非	霹雳神拳	患病感觉如遭受重击而且一拳击倒让你昏睡
南非	三日斗法	患病后如能熬过三天可以康复
马拉维尼亚萨兰（尧语）	劫后余生之在劫难逃	一场由战时服役导致的疾病随之带来历史性的变化
津巴布韦南罗德西亚（恩德比利语）	懵懂之疾	这是什么病啊？让我们来调查一下
印度尼西亚	旦夕之疾	早上患病死于傍晚，傍晚患病死于凌晨

资料来源：Afkhami, 2003；Brown, 1987；Collier, 1974；Mueller, 1998；Page, 1998；Pettigrew, 1983；Phillips, 1990a。

表 6.2　　　对于其他疾病和疫情的命名所展示的文化维度

地点和人群	疫情名称	含义
坦桑尼亚的尼亚萨兰	横扫一片	一个普遍性大范围的疫情
尼亚萨兰（尧语）	接二连三	从某些未知的原因所引发的任何一种新的疾病疫情以及一系列死亡中诱发出来的疫情

续表

地点和人群	疫情名称	含义
澳大利亚	黑死病、腺鼠疫	
南非	没完没了的害虫、黑死病	
赞米比亚(本巴语)	人人有份的病	流行病
南罗德西亚(关达地区)	即便强壮如牛	源自 19 世纪末的十年的牛瘟
塞拉利昂自由之城	霍乱	
塞拉利昂自由之城	瞬间成为老爹	对严重天花病的称呼
津巴布韦(修纳语)	激战惨烈	该词以前用于描述战争和战斗,随着时间的推移,这个词通指一般疫情,现在特指艾滋病

资料来源:Ellison,2003;Mueller,1998;Page,1998;Phillips,1988;Taksa,1994。

表 6.3　　　　　　　　　　非洲地区大流感名字的改变

地点	统一名称
尼亚萨兰	流感
北罗德西亚和尼亚萨兰	流感
祖鲁语	流感
津巴布韦	流感
修纳语	流感
尼日利亚伊博地区	流感

资料来源:Mueller,1998;Musambachime,1998;Page,1998。

　　对南非大流感疫情的核查显示了所使用的各种名称。其中一些反映了对这种疾病是否真的是流感的怀疑。一些质疑被公开表达,例如,《星报》(The Star)一名愤怒的读者抱怨,"看在上帝的分上,你们什么时候才会停止谈论流感?……流感不会使

尸体变黑,但肺鼠疫会"(Phillips,1990a:130－131)。许多非洲
人都认同这一结论,称这种疾病为"没完没了的害虫"。其他人
使用更普遍的术语——瘟疫、黑死病,瘟病等一些随意的称呼,
酌情顺便。在原住民中则使用 ifeva,isibetho 意思为"重拳击倒
你的家伙",mbethalala 意思为"把你击倒后让你不再起身",sb-
hatalala 可能是 mbethalala 的变形,lerôbôrôbô 意思为"流行
病",semagamaga 这个词用于博茨瓦纳东部,意思为"流行病",
而 driedagsiekte 意思为"干巴巴的黑人病",是常见的名称,很可
能是当地的南非白人对它的叫法。在原住民成为第一批受害者
的一个地区,人们创造了一个含有指责性的术语 Kaffersiekte,
意思是"黑人的病",而在另一个地区,黑人居住区,那里的人们
则回敬"白人的病"(Phillips,1990a:131)。

对加拿大原住民和太平洋岛民对于大流感疫情词汇的使用
的研究表明,这些人没有从他们自己现有的词汇中发展出术语;
相反,他们倾向于使用殖民语言,通常是英语(Herda,1999;
Kelm,1999)。被殖民者以这样一种形式表明这种病来自殖民
者的世界,是另一种对人或者地区的谴责形式。通过采用殖民
者使用的名称,原住民表达了他们对这种疾病的理解,即这是外
来的,而且应该归咎于殖民者。

在当代的报道中,几乎没有强烈谴责或攻击西班牙人的意
味。从各种意义上讲,这是一种很大程度上被淡化的流行病,
其中包括责备。这似乎已被普遍接受,因此,抵制和指责是毫
无意义的。"西班牙流感"这个词很常见,但它更多的是用于说
明假设的地理起源,而不是用来辱骂西班牙人的。事实上,在
某些情况下,任何个人或团体在大流感疫情中被认为是罪魁祸
首,似乎最常见的是那些被认定将疾病带入某一地区的人,而

不是疾病的实际源头。例如,在审查诺伍德(Norwood)在大流感疫情中的情况时,帕特里希亚·范宁(Patricia Fanning)(Fanning,1995)重申了地方当局的说法,即新移民对疾病的传入应当负责。另一个区域指责事件发生在塞内加尔的达卡。一系列的人被指责,不是带来了疾病就是没有阻止疾病传播到其他地方:

起初被称为"巴西流感",是因为巴西海军战舰将这种疾病从塞拉利昂的弗里敦输入达卡,后来通过驻泊在达卡港的巴西水手传到整个拥挤的城市和周边地区(Echenberg,1998:4—6)。

法国官员立即谴责巴西人,特别谴责了驻扎在弗里敦的英国官员,因为他们没有尽早对巴西舰队发出警示。(Echenberg,2003:232)

这次大流感疫情在许多方面都符合这样一种说法,即在每个国家和每个时代,流感的通俗名称尤其相似:有时是地理学的,有时是动物学的,有时是嘲弄的或诙谐的,有时是描述性的(Crookshank,1922:78)。表 6.4 中列出了一些名字,表明了曾经被归咎或者被认为源起的地区或某些人。

表 6.4　　　　　　　　地理位置或人群对应的流感名称

地点/人群	流感名称
英军部队	弗朗德感冒
锡兰	孟买高烧
塞内加尔的达卡	巴西流感
法国	瑞典冲击波（第二波疫情）
德国	俄罗斯流感
加纳	莫武尔·库都

续表

地点/人群	流感名称
意大利	德国疾病
日本	美国流感
日本	摔跤手发热
肯尼亚	内罗毕喉疾
北罗德西亚	白人的流感
槟榔屿	新加坡发热
波兰	布尔什维克之疾
葡萄牙	那不勒斯的士兵
俄罗斯	中国之疾
南非(黑人社群)	白人的病
南非(白人社群)	黑人的病
西班牙	那不勒斯的士兵

资料来源：Dowdle & LaPatra，1983；Echeverri，2003；Mueller，1998；Pettigrew，1983；Phillips，1988；Zylberman，2003。

在加纳,用于大流感的第一个名字并不是责备某个团体,而是为了纪念一个人——莫武尔·库都(Mowure Kodwo)先生,他来自海岸角(Cape Coast)东部一个村庄莫武尔(Mouri Moree),是第一个因患流感而死的人(Mueller,1998:4)。也有一些案例不是由人名命名流感,而是反过来,即以流感或相关语境给人起名。例如,在伊格布戈(Igbugo)和尼日利亚东部的其他伊博人(Igbo)城镇,流感的影响如此强大,以至于1919年至1921年出生的所有男性和女性将自己加上时代特征的后缀,命名为Ogbo Ifelunza,即"流感的一代"(Echenberg,2003:236)。这类对一个时代的人的集体的命名在肯尼亚也有记录,在大流感期间以及疫情之后,这类名字包括:Mesiawa,意思为"劫后余生";Kimiri',意思为"被挤压的人生",因为大流感所导致的直接的生理症状为胸闷气短、致命的肺炎,而大流感疫情也给那一代人造成心理上的创伤以及经济不景气带来的一系列生活压力(Mueller,1998:8-9)。

疾病带来的隐喻

语言和疾病的另一个方面是隐喻。近年来,疾病的隐喻引起了人们一定程度的学术兴趣,这主要是由于桑塔格的研究工作,她的研究促进了对疾病的社会建构的研究并且对此提出了新的视角。人们的兴趣主要集中在围绕艾滋病毒和艾滋病的隐喻上,很多这样的比喻从主流媒体和对艾滋病毒的大众概念中可以辨认出来,包括诸如大屠杀、战争和火灾风暴这样的术语。这是对人类健康的严重威胁的一个非常强烈的隐喻,具有很大的社会和文化维度。我们对某些疾病的认知,尤其是那些主要通过性传播的疾病,所背负的社会和情感包袱会导致极端的、带有偏见的名称,反之,这一过程也产生了强烈的隐喻。然而,由于许多原因,流感并没有出现流行的、持续的带有谴责性的名称。既没有出现关于这种疾病的特别持久的隐喻,流感本身也没有被用作一个常见的隐喻。流感太过常见,太过平庸,无法作为一个生动形象的比喻,即使在大流感疫情最严重的时候,它也很少被用作比喻。对这一术语,人们最夸大的使用是形容普通感冒有多严重。在缺乏隐喻和意象的情况下,唯一的例外可能是对禽流感的恐慌。这些可能引发疫情的流感毒株唤起了人们对寻找突变基因的"侦探"或"捉鬼敢死队"形象的想象或进化的

"弗兰肯斯坦"病毒（Frankenstein）的天马行空的假想（Brown，2003；Glad-well，1997；Kolata，1999；Larson，1998）。

　　流行病被隐喻为社会混乱，而通过隐喻对疾病的恐惧变成了政治事件。例如，导致美国革命的一系列社会元素被等同于癌症或天花的传播。美国大革命时期，恰逢天花大流行，这场战争被认为促进了可怕的天花的传播，当时有人写道"共和主义像传染病一样蔓延"。但流感在许多方面与其他一些流行病有很大不同。它的低死亡率和相对频繁地发生使其不具有什么隐喻价值。同样的因素使得流感很容易从我们的集体记忆中消失，这似乎也使得它没有隐喻的力量，而且很少或没有隐喻用于它，即使处于疫情和全球疫情之下。

排山倒海的经历，转瞬间淡若云烟

　　面对病例的大量增加，许多重症流感肺炎病人让医院不堪承受，看着自己的员工在这样的冲击下接二连三地倒下，伦敦一家医院的负责人抓住宝贵的时间把这些草草地记下来。[9]他写道："在应对疫情上，我们的处境几乎糟糕得不能再糟糕了。"事实上压力不仅仅落到医院，在这么强大的压力下这位负责人自己也撑不住了，在12月份的时候他完全崩溃了，直到下一年的2月中旬才恢复过来。他对这场大流行的简短记录是我们从英国获得的为数不多的记忆和评论之一。这是一场感染了世界大部分人口的流感，造成数百万人死亡，但在我们的集体记忆中却了无痕迹。在克里斯·马克（Chris Marker）1982年拍摄的电影《日月无光》（Sans Soleil）中，讲述者缓缓地诉说："记忆似乎在我的脑海里渐行渐远，我将用一生来重拾。其实我们并非忘却了，我们只是改写了记忆,就像有些人篡改历史一样。"这句话让人想起马克早期电影《防波堤》(La Jetée)中的一句话:"平庸的岁月里难以抽提出记忆。只有事后当伤疤显露时,人们才会声称记得。"然而,我们这个社会是如何被大流感疫情吓坏的?为什么疤痕难以形成呢?

1918 年的流感大流行是人类历史上死亡人数最多的三个事件之一。虽然这可能是 20 世纪最严重的医疗灾难,但它并没有留存在人们集体的记忆中。我们如何知道它是被理解过后就被遗忘了,还是它从来就没有被知道,或者从来没有机会在集体记忆中存留?了解发生了什么事情的一个途径是看这场大流感疫情是如何在一系列媒体中呈现和表现的——从日常新闻的短期观点到长期的文化记录,包括文学、艺术和音乐。对于造成如此巨大影响的疫情而言,相关材料明显不足。这是历史上最具破坏性的三大疫情之一,生者尚存,余悸未消,我们还需要什么证明吗?然而,在国家档案馆的地方和国家历史中,在我们的集体记忆中,它已经消失了,只留下了一点点痕迹。倘若我们开始挖掘自己家族史,就会发现它。

莫观火! 自身已燃

材料的缺乏反映在英国国内报纸和医学报刊对流感缺乏关注。在被第二波疫情的高死亡率激怒之前,人们的兴趣主要局限于外国(主要是"帝国")的报道,而第三波疫情相对温和似乎让人们感到相当失望。报纸的角色和世界范围内围绕大流感疫情的报道的方式非常不同。正如杰克·芬奇(Jack Fincher)所认识到的,"部分是为了避免恐慌,主要是因为疫情被战争蒙上了阴影，一些报纸倾向于淡化大流感疫情，就像一开始淡化艾滋病的传播一样"(Fincher，1989：137—138)。[10] 有些报纸忽视这种疾病的严重性，有些报纸报道大量死亡，还有一些报纸充当公共卫生倡导者，谴责当局公共卫生权威机构的行为。例如，1918年10月17日，安大略省基奇纳市的《每日电讯报》(*Daily Tele-graph*)的头版头条是"死亡人数正在减少"和"流感疫情仍未得到控制"。

在美国，主要的报纸倾向于报道国内经验而很少报道国外经验(Jenkins，1998)。这种做法与英国的新闻报道形成鲜明对比，在英国有关这一疾病的国内层面的内容宣传不足，特别是在大流行的前几个月。尽管刊登国外疫情的报道，但往往是非常简短的报道，在"帝国与外国新闻"专栏中通常只有一行。1918年7月以前，《泰晤士报》少有关于流感的报道，1918年6月底，只有零星的故事出现。7月的第一周开始，几乎每天都有报道，大部分来自国外，这种模式在疫情消退前持续了几个星期。然而，与上一年的第四季度相比，尤其是11月以后，1919年春季报告数据就相形见绌了。

关于大流感的国内报道相比国外的报道简短而且不太频繁。有一些关于南非的长篇报道，因为据信早在1918年10月12日在那里发生了最严重的疫情(*The Times*，1918年10月12日第5版)。也许是其他地方大规模的死亡率使得大流感疫情对英国的影响看起来微不足道。第一次世界大战所造成的生命财产的巨大损失可能也会使其他所有的考验变得无足轻重。在其他地方的大流感疫情和英国的大流感疫情之间几乎没有联系，两者在很大程度上被认为是无关的，几乎仅仅是巧合。这可能是面对战争必须坚持下去的另一种表现。疫情在英国流行之前,在国外的流行规模就很明显了。早在 1918 年 10 月,西班牙就有超过 10 万病例,乌克兰 7 万例,阿根廷和挪威各 10 万例,荷兰属东印度群岛共 100 万例,而美国则有 35 万人死亡。在许多国家,10 月死亡人数最多,而在英国 11 月达到疫情高峰。随着 1918 年圣诞节的临近(多年来第一个和平时期的圣诞节),《泰晤士报》报道,"自黑死病以来,从未有这样的瘟疫席卷过世界;或者也许说世界从来没有像现在这样坚忍地接受过瘟疫"(*The Times*,1918 年 12 月 18 日第 5 版)。

国内的新闻报道大部分涉及疫苗和各种偏方的效率或其他方面。在第二波疫情中关于当地社会正常生活中断,诸如学校停课和停工的情况很常见,但几乎没有涉及问题的严重程度,无论是患病人数还是死亡人数。唯一值得注意的例外是对伦敦警察局和伦敦消防队成员的病假和死亡的跟踪。报告似乎表明,虽然这种流感给人们带来麻烦,但并不特别严重,肯定不像其他地方那样严重,因为对此在国外的状况的报告充分证明这种疾病确实是一个涂炭生灵的恶魔。《泰晤士报》驻摩洛哥港口城市丹吉尔(Tangier)的记者对流感给当地的带来的影响做了特写报道,严厉批评了当地政府的行动和反应,对欧洲当局的漠不关心也予以抨击。[11]

在美国,媒体对大流感疫情的报道在 10 月达到高峰,因为第二波疫情造成的死亡率在那里达到高峰,而后随着第三波疫情的缓和新闻报道也略有下降(Jenkins,1998)。英国也出现了类似的情况,在第二波疫情中达到顶峰。这种模式并不局限于报纸。英国主要医学期刊《柳叶刀》和《英国医学学报》(*British Medical Journal*)上发表的有关流感的文章数量显示出了大致相同的模式,只不过略有滞后地延续到 1919 年第一季度。同样,与流感有关的新闻报道和学术文章数量在大流感疫情之前时是微不足道的,然后随着疫情的发展呈现迅速上升(快速开始很像流感本身)。从 1918 年上半年《英国医学学报》索引中只有一个流感词条,这一数字上升到 1918 年下半年的 68 条和 1919 年上半年的 89 条。《柳叶刀》记录了几乎完全相同的数据,分别为 0、70、88。在这种快速上升之后,随之而来的是几乎同样迅速地下跌,在 1919 年下半年,每期杂志减少到 38 篇有关流感的文章。在 20 世纪 20 年代的剩余时间里,这两份期刊中绝大多数关于流感的参考文献都出现在当年的上半年,即北半球的冬季,但是关于流感的条目显著增加是在那些有流感暴发迹象的年份,如 1920 年和 1927 年。

第一波大流行没有受到重视,也相对不引人注目。因此,当第二波疫情到来时,尽管有来自国外的报道,并没有给民众带来任何巨大的不安。然而,当大流感的严重程度变得显而易见时,似乎有理由认为当第三波疫情出现的时候英国感到恐慌。因此,当第三波疫情到来时,对疾病和它可能构成的威胁有了更多的认识。[12]这种更多的认识反映在报纸对这一流行病的重新报道、医学期刊上越来越多关于流感的讨论、药店药品销量的增长以及偏方在报纸上不断刊登。所有这些情况相互加强,可能会形成了对该事件的持续记忆。然而,与第二波疫情相比,第三波疫情的规模较小,削弱了人们对大流感的记忆。人们总是更清楚地记得最近的创伤,而不是遥远的过去的,于是新痕掩盖了旧迹。因此,由于大流感疫情的第三波并没有达到整个疫情的严重程度,因此大流感疫情给人们留下的印象就不那么具有威胁性,或者说并没有达到对其所宣传的那样。

彼时彼地的偏方——病急乱投医

大量的产品声称对流感有治疗或预防作用,这些产品包括卫宝牌(Lifebuoy)肥皂、牛肉粒、白炽燃灯、阿司匹林、奎宁、鸦片、氨、樟脑、桉树、碘酊、水杨酸钠、血清、高锰酸钾、四氯化汞、胶态微粒银、杂酚油、松节油、鼻烟、肉桂、盐水、烟草、清炖牛肉汤、可可和消毒剂,简直五花八门,无奇不有。最受争议、也几乎最令人渴望的"药"是酒精。[13] 唯一和酒精一样有争议的是疫苗。

医学研究委员调查了一些学校,以便获得一些主要公立学校在大流感上的发病率和不同症状及其并发症的确切信息。雷普顿学校(Repton School)的校医将那里病例的减少归因于使用具有预防作用的鼻烟,以及用高锰酸钾溶液给学生作为漱口剂。而同样的方法在弗利特伍德的罗赛尔学校被证明完全没用,那里 444 名男孩中有 320 人受到感染,包括学前班的 59 名学生中的 57 人患病。同样,埃塞克斯的费尔斯特学校发现,这个方法没能阻止 250 名学生中出现了 143 至 162 名的病例。[14]

一份政府备忘录建议患流感的人"在家待几天",在家里充分清洗和打扫房间以及房间里的东西,洗涤床上用品或衣服。建议用淡硼酸盐溶液冲洗鼻子和喉咙,同时建议用淡高锰酸盐溶液和食用盐溶液漱口,每天两次,然后把这种略带刺激性的溶液吸进鼻子里,然后再吐出来。人们还应该在打喷嚏和咳嗽时使用手帕掩面以避免传播病毒,手帕应该煮沸,如果是纸做的就烧掉,痰应吐在一个专门容器中,以方便消毒或焚烧。其他建议包括加强通风、穿暖和的衣服、避免长时间精神紧张或过度疲劳、避免随地吐痰、避免过度拥挤，尤其是在不通风的空间与一大群人聚集在一个房间里，特别是在睡觉的时候，避免肮脏或尘土弥漫的环境（Local Government Board，1918）。在许多方面，这个建议与1892年《警示临时备忘录》中的建议相差不大，该备忘录建议病人应该卧床休息、保暖、饮白兰地、服用奎宁和鸦片、对被褥和衣服进行消毒。

这些建议当时在南非也很流行，那里的公共卫生部门推荐奎宁、阿司匹林和泻药，如泻盐和蓖麻油，后来分发了一些未经确证而且基本上毫无用处的疫苗（Phillips，1990a：112）。除了提供基本的护理和防止身体脱水，医务人员几乎无能为力。因此，许多人转向专利药物、替代药物和治疗方法。但是在许多国家，人们仍然使用了各种各样的替代方法，如传统的民间医学、原住民医学、替代疗法、自然疗法。在南非，民间医学方法的使用非常广泛：除了专利药物之外，还有草药和预防性药物，甚至信仰，比如把刚刚杀死的动物放在病人的胸部（Phillips，1990a：133－4）。加拿大原住民使用融合了原住民医学和非原住民医学的治疗方法，如服用西药和去医院治疗，同时，海勒茨苏克人（Heilt-suk）使用的本土疗法用大狼草、滩鹅莓和水毒芹等植物；基特斯肯人（Gitsken）也使用大狼草疗法，而锡尔科廷人（Tsilcotin）则叫来原住民治疗师。奥卡诺根人（Okanagan）用薄荷鼠尾草制作刺鼻的药草茶，外加汗蒸。还有很多"杂交方法"，如非原住民的产品以原住民的方法使用，而原住民的原料以西方的方法使用；例如，锡尔科廷人的长老伊格尔·雷克·亨利（Eagle Lake Henry）使用来苏水和朗姆酒来预防流感，朗姆酒像处方药一样被使用，来苏水则像使用泻盐一样添加到水浴中。在用来苏水清洁剂打扫房子后，再把衣服用来苏水喷一喷，然后把挂在室内,就像把香柏木挂在房子里起净化作用一样(Kelm,1998)。这些方法都是对一种以传统的医学或治疗根本无法解决的疾病的应对。因为不知道所面对的是什么,就有了大量的猜测和各种预防和治疗流感、肺炎的产品与方法的推广。英国的"现代科学"医学和其他任何地方一样,都是如此,除了在备忘录中提出有限的建议外,纽劢姆爵士承认流感不能通过有组织的措施来阻止。他说:"据我所知,没有任何公共卫生措施能够抵御大流行性流感的进展。"他还指出,"鉴于这一现实以及'混合'感染或二次感染的问题,改善卫生条件是目前最有希望的行动之一"(Royal Society of Medicine,1918:2—3)。这些评论反映了医疗界的无助,但是也让人们认识到有效偏方缺乏的现实以及人们对预防医学的企盼。[15]一位医生回忆说,"我们当时非常无助而且感到自己又傻又无知"(Henrikson,1959:30)。纽劢姆爵士认为,"由于不能充分对抗这种疾病,那么对下一波流感疫情发出警告没有什么意义"(Royal Society of Medicine,1918:12—13)。

在英国有一种比较奇怪的治疗方法,是源自一次意外的给药方法。在研究过战壕热之后,威廉·海厄姆(William Hyam)应邀到汉普斯特(Hampstead)的一家挤满了流感患者的医院出诊,那里的病房乌泱乌泱的,其中许多人得了肺炎,有的死时表现出紫蓝色的紫绀症状。死亡人数不断上升,停尸间堆满了尸体,一个接一个,一直堆到天花板上,因为找不到木材来为逝者做棺材。另一个患了可怕的肺炎的病人加入这一混乱之中。此人不仅患上了紫绀性肺炎的并发症,而且酗酒,由于医生们还没有看到一个紫绀病人康复,他们认为他活下来的可能性特别小。海厄姆最终说服了这个男人分居多年的妻子来看望这个酒鬼。妻子已经躲避了这位丈夫20来年了,而且不希望再次让他控制自己,在她同意来医院之前,海厄姆告诉她,自己确信她的丈夫会死于流感(Hyam,1963:223-224)。当她到达时,她发现一个失去知觉的男人,脉搏微弱,皮肤呈明显的深紫色,不能正常地吞咽和呼吸。海厄姆决定为病人提供氧气,需要将两个巨大中空的针插入他的胸部皮肤,另一侧连接到一个更大的氧气瓶(Hyam,1963:224-225)。那天晚上值班的护士,不知道是由于抗疫工作过度造成的疲劳,还是她的牙医给她注射的麻醉乙烯利的残留的影响,检查完病人后,很快就在病人床边睡着了。在她打盹的时候,很可能撞在了调节氧气流量的阀门上,无意间把阀门开得很大,当海厄姆被叫来的时候,那个大氧气瓶已经完全空了。当护士醒来时,她惊恐地发现:

　　病人就像一个充气的气球。他的皮肤被氧气吹得胀鼓鼓地绷紧,甚至连眼皮也肿起来,肿得用手指也无法撑开。按压身体的任何部位都会产生一种噼啪作响的感觉,就像手指按压柠檬海绵布丁时的感觉一样。发生了什么事情是无法隐瞒的,护士泪流满面地向负责该楼层的护士长报告了情况。(Hyam,1963:225)

　　幸运的是,对于几乎所有关心此事的人来说,事情的最终结局并不是如"人们乍一看而直接得出的结论"那样。正相反,从那一刻起,这个病人恢复了并且很快出院了。对这件事感到悲观失望的唯一一个人是此人的妻子,她说海厄姆欺骗了她。海厄姆认为这次治愈是因为大量输氧,阀门打开后产生的大压力下,氧气肯定会进入血液(Hyam,1963:225)。

　　海厄姆是一位真正的医生,而在他的病人治疗中无意中实施了一种非正统但成功的治疗,然而并非所有这样的建议都被认可具有医疗专业价值。自嘲为冒牌医生的杰夫·加纳利(Jeff Canarie)教授出版了一本小册子,把流感归因于虱子的存在！他的预防措施包括每周至少洗一次澡,以及每天早上饮用由 10 包泻盐、4 包酒石酸样奶油和混合了桉树叶或桉树油制成的果冻的热水调制的所谓"药剂"。对于那些真正患有流感的人,他的建议包括每天服用三次奎宁,尽可能多地服用药物来帮助你更好地排汗,以及朗姆酒和盐的混合物来漱口和冲洗鼻孔。他还建议,"朗姆酒、威士忌和香槟都不错",病情严重的人应该"喝烈性酒,吸烟,尽量咳嗽,尽可能多地排痰和吐痰"(Canarie,1919)。

在新西兰,彼得·麦克唐纳(Peter Macdonald)说,"舌头不卫生是流感和空气传播疾病的根源,舌头粗糙的后部是所有灰尘和细菌沉积的地方,大流感疫情就是人们在一个充满无知的世界里,带着满嘴细菌上床入睡所造成的令人遗憾的恶性循环"(Macdonald,1919:7,13)。因此,他的建议是"保持口腔清洁,尤其是舌头,而做到这一点的最佳方法是刷你的舌头背面或用一块湿的粗糙的布彻底擦拭;吞咽任何食物之前,先清洁口腔;不要随意咳嗽、吐唾沫和吐痰"(Macdonald,1919:14)。他相信,这种口腔卫生的普及将会使我们不用戴口罩,不用熏蒸,不用疫苗等,只要养成最好的口腔清洁习惯,就可以很容易地、彻底地把所有这些疾病铲除(Macdonald,1919:30)。麦克唐纳认为,"如同我们把经验性药物和神秘魅力用于疫苗、手术和偏方一样,我们必须把这些方法也用于启发性的预防,以及结合体育运动进行营养控制"(Macdonald,1919:28)。

倡导各种替代疗法的不仅是大流感疫情时期。在 20 世纪 20 年代,出现了一些规模较小的流行性感冒,这些又激发了那些推崇非正统疗法的人的灵感。来自"自然疗法爱丁堡学派"的詹姆斯·汤姆森(James Thomson)声称顺势疗法或自然疗法比正统疗法更有效,并将大流感疫情的高病死率归咎于采用了正统疗法而不是疾病本身(Thomson,1927)。在接下来的十年里，埃塞尔伯特·霍伊尔(Ethelbert Hoyle)对顺势疗法提出了类似的主张,认为使用正统医学在这场大流感疫情中有 30％的病死率,相反使用顺势疗法病死率只有 1％(Hoyle,1935)。然而,汤姆森的疗法并不仅限于顺势疗法,他认为疾病是人体试图自我净化的一部分:应该允许疾病在人体里完成其发展的整个过程,病人应该通过两天的饥饿、冷敷和休息来辅助,然后在恢复正常饮食之前吃水果。

汤姆森治疗方案中的元素被第二次世界大战后的克拉拉·霍非茨(Clara Hofheinz)的观点所呼应,她认为流感是一个异物,患了流感是你的生命过程的一次中毒,一个人甚至只是害怕流感就可能导致"流感病",在某种程度上,在疫情中高达 75％的情况纯粹是对疾病恐惧的结果。她还说,这是由于毒素在上腹部富集所致(上腹部即胸骨和肚脐之间,包括胃、肝、胰腺和腹部神经丛)。她倾向于以简单的生活方式来预防,而不是治疗,提倡清教徒道义,认为疾病是罪之果。对于那些因原罪患有流感的人,她建议进行"菲尔克"(Felke),即沐浴法悔罪以求得原谅救赎,包括短时间的冷水浴,用湿床单一次性包裹好几个小时,以便抽出"毒素"(Hofheinz,1948)。与麦克唐纳、汤姆森和霍伊尔一样,霍非茨强烈反对使用药物、疫苗和保暖方法治疗流感。虽然这些可能被视为伪科学的方法,但是弗雷德里克·亚历山大(Frederick Alexander)绝不会这么认为。自信自己是科学和进步的亚历山大提倡使用电疗,具体的是用电疗液体预防和治疗传染病,包括流感(Alexander,1929)。即使在 1933 年流感病毒被分离和鉴定出来之后,抗击流感的偏方也没有停止。[16]其中最引人注目的一篇是英格兰西南部康沃尔(Corn-

wall)郡彭赞斯(Penzance)的一个叫约翰·莫斯(John Moss)的
人在 1936 年 8 月写的一封信:

《流感》

人的体温是靠一种不可见的化学燃烧来维持的。这个组合
的元素是碳和氧。碳元素来自人体,氧元素来自大气。不可见的
燃烧发生在身体的表面。在流感中,碳元素会以不正常的数量出
现,而且燃烧发生得太快,对健康不利。在极端情况下,体温会升
高到生命无法存活。为此,有一个自动偏方,即不需要医生出诊。
这是一个惊人的发现,解开一个世界性的谜题。用一张大小合适
的床单铺在床的上半部,从中间往下折叠,把病人放在被单里。
有可能还需要被褥或者毯子,这些可以像往常一样盖在被单上。
把床单的两条边在床的一侧折拢。在那里,病人身上的碳元素会
与大气中的氧元素相遇。不可见的燃烧就会发生在那里,而不是
病人的身体附近。这样,空气中的大部分氧气就不能自由地进入
病人的身体,所以没有燃烧,没有身体发热,就不患流感。在一项
实验中,疼痛莫名其妙地消失了,似乎很神奇。[17]

莫斯"惊人的发现"只会因为完全无视现实而受阻。但是想
法上的毫无根据没有阻止疫情期间宣传各种对大流感有预防和
治疗效果的产品和方法的人,诸如此类的无稽之谈在大流感疫
情期间此起彼伏。

而在英国,流感偏方的宣传被推迟了,就像英国国内对大流
感疫情的报道推迟了一样。其实很可能是报道的延迟导致这些
宣传的延迟,而贯穿 1918 年全年的新闻纸都是有限供应。[18] 随
着第二波和第三波报道的增加,以及对新闻纸限制的放宽,宣传
变得更为普遍。报纸刊登的广告产品范围很广,这其中不是所
有的都与治疗流感有关。第二波疫情高峰过后这类广告很普遍

并且保留到第三波疫情。广告也不仅仅局限于报纸。1918 年出版的一本关于流感起源和预防的手册在其封面内页为一个品牌的口罩做广告（Galli-Valerio，1918），而英国皇家学会医学1918 年 11 月出版的《大流感研讨会论文集》在其封底内页为帕克·戴维斯疫苗做广告。

广泛地宣称能治疗流感的专利药品和其他产品的广告绝不仅限于英国。在南非，那一时期的恐慌气氛意味着任何预防或治愈都值得一试。报纸上的特效流感偏方铺天盖地。除此之外，许多与抗击流感或者应对流感后遗症无关的产品也一样被兜售。很明显，许多广告和宣传在无所顾忌地利用受到惊吓和绝望的民众。

结果有许多人，包括注册的和未注册的药剂师们，都开始举办现场咨询活动，因为那些被报道、广告、疾病以及在某些情况下成堆的尸体和棺材逼得走投无路的人都在寻求一些防御方法（Phillips，1990a：135）。英国药剂师在大流感期间赚得了生意。虽然广告声称许多产品可以帮助对抗流感，但许多人求助的却是药剂师。药房登记簿显示药品销售业务不断上扬（图 6.1）[19]，即药房的销售紧随病死率的公布和报纸周末广告的刊发而上升。显然，当流感进入公众意识，药店生意就会激增。这在第三波疫情中表现得最为明显，尽管病死率比前一波疫情要低得多，但药店销售额是所有疫情冲击波中最高的。当病死率降低的情况变得非常明显时，销售额才急剧下降。

也许正是这种业务的巨大增长，让许多药剂师无法应付。有这样的例子，伦敦郡的执行理事会保险委员会药品服务小组委员会听证了一项针对刘易斯汉姆区的托里路登（Torridon Rd.）药店未能供应药品的投诉。药剂师为自己辩护：

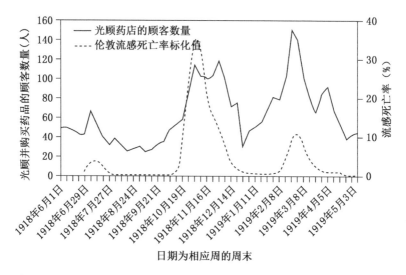

资料来源:CMAC GC/16 2 94 and GC/16 5 93 Savory and Moore。

图 6.1　药店的销售情况与大流感死亡率标化值

　　因为在去年 11 月大流感疫情期间,他在工作中承受了巨大的压力,一个人负责药店的运行,他的眼睛疲劳已经发展到了有一只眼睛完全不能使用,另一只眼睛只能部分使用。从 11 月 11 日起他在医院接受了为期三周的治疗,在此期间,他有时觉得自己的身体不适宜从事配药工作,因为他在从事这类工作中随时可能给病人带来严重危险。[20]

艺术作品中的疫情再现

　　近年来,德国对第二次世界大战的集体记忆和文化记忆初见端倪,这是在西博尔德(W. G. Sebald)作品的主要推动下出现的。西博尔德认为,德国及其作家一直在回避战争结束前盟军轰炸给德国带来的巨大破坏和生命损失这段历史。他认为应该以作家的作品为载体让一个国家的集体记忆永存（Sebald，2003：98）。然而，他同时指出，写作有可能被文化记忆排除在外，因为文字作品很有可能冲破社会在死亡地带设置的警戒线（Sebald，2003：97），这一观点恐怕适用于任何关于流感的写作。对这些问题的回避似乎是在保护一个社会，形成一种"主动遗忘"的态势，即尼采（Nietzsche）在《道德谱系》（*Genealogie der Moral*）中称作"精神平静"与"秩序"的"守门人"（Sebald，2003：187）。当然，在流行文化和文学中，第一次世界大战及其可怕的影响掩盖了大流感疫情，使其几乎不存在。在美国，屈指可数的作者将大流感疫情呈现在自己的作品中，尽管有超过 65 万美国人死于流感。以描述大流感疫情为主的作品主要包括 1929 年出版的托马斯·沃尔夫（Thomas Wolfe）的《望乡》（*Look Homeward*），《天使：被埋葬的人生》（*Angel：a story of the buried life*）；1964 年出版凯瑟琳·波特（Katherine Porter）的作品《西风瘦马，断肠人在天涯：颠沛在一战与大流感疫情中的三段人生》（*Pale Horse，Pale Rider：three short novels*）；1963 年出版斯特林·诺斯（Sterling North）和约翰·施恩赫（John Schoenherr）合作的《淘气鬼：追忆流彩华章》（*Rascal：a memoir of a better era*），1995 年出版艾伦·福格特（Ellen Voigt）的《凯丽的诗歌》（*Kyrie：poems*）。《凯丽的诗歌》讲述了美国弗吉尼亚州西南部年轻教师玛蒂（Mattie）的故事——她的生活、家庭，还有她的未婚夫普莱斯（Price）。普莱斯入伍后被派往法国，玛蒂得知在那里他被炮弹击中，但实际上他死于大流感。在这一叙事中，大流感是人们生活中的重大事件。事实上，在 20 世纪早期美国农村生活中，大流感扮演了重要角色。

　　威廉·麦克斯韦（William Maxwell）在他的许多短篇小说中都提到了大流感疫情，包括 1988 年出版的《再见，明天见》（*So Long，See You Tomorrow*）中的《哀悼日》（*Period of Mourning*），以及 1995 年出版的小说集《日日夜夜》（*All the Days and Nights*）中的《比莉·戴尔》（*Billie Dyer*）。在英国作家为数不多的展示大流感的英国作品中有威廉·克卢尼·哈维（William Clunie Harvey）以萨特兰·斯考特（Sutherland Scott）为笔名于 1938 年发表的一本犯罪小说，情节平庸，书名也毫无悬念：《大流感之谜》（*The Influenza Mystery*）。最新将大流感疫情融入作品故事情节中的是哈里·昆兹鲁（Hari Kunzru）深受欢迎的处女作《印象派画家》（*The Impressionist*），这部小说的故事情节是以大流感的出现以及持续几年的影响为线索展开的（Kunzru，2002）。与此同时，加拿大剧作家凯文·科尔（Kevin Kerr）创作了一部戏剧《团结 1918》（*Unity，1918*）描述了萨斯喀彻温省（Saskatchewan）一个叫作团结的小镇上的人们在大流感疫情到来时的反应（Kerr，2002）。

　　大流感疫情没有在集体记忆中引起长久的共鸣，也没有在社会公共领域产生实质性的影响。人们也许认为疫情可能对个体的生活产生持久的影响，然而，情况似乎并非如此。这场流感不仅在公共历史中被忽视，在个人历史中也没有多少共鸣，在回忆录和传记中少见踪影。这简直是一种耻辱。文学作品本应为后世了解疫情袭击下的世界将提供巨大的资源和宽广的途径，并且揭示疫情如何发生，以及如何被感知和接受的。弗吉尼亚·伍尔夫（Virginia Woolf）曾在她的日记略有记录，"顺便说一下，我们正处于自黑死病以来难有与其匹敌的瘟疫之中"，除此之外没有给予更多的关注，伍尔夫倒是利用流感疫情批评别人的作品,如"读过沃德(H. Ward)夫人的书后,我直接就讨厌写作了! 沃德对精神健康的威胁就像流感对身体的威胁一样"(Woolf,1979—85:209,211)。不过伍尔夫在其作品《达洛维夫人》(*Mrs Dalloway*)中也从某个角度对大流感投以关注(Woolf,2000)。一位文学与哲学研究者指出:"伍尔夫对战争的主要关注不仅可以理解为一种文学上的批判,也可以理解为对边界概念的隐喻反思和哲学反思。"引用雅克·德里达(Jaeques Derrida)副论理念(Derrida & McLeod,1987)可以支持上述观点,这一理念即对西方的中心与边缘的二元对立的形而上学提出质疑;相同的研究者指出,达洛维夫人的流感以及后流感时期的倦怠与衰弱可以被视为二者的衔接,这些表明伍尔夫对两个领域界定的摇摆或曾经尝试涉足一个领域无果,又把战争和大流感疫情混为一谈。[21]后来的读者恐怕难以领会到这场大流感疫情对伍尔夫及其作品中人物的重要性,因为读者可能不会像伍尔夫在写作时那样意识到这种疾病。[22]

医学回忆录的出版在第一次世界大战之后出现了一定程度的繁荣,然而这些出版物有一个明显的标识,竟然是没有提及大流感疫情。确实提到流感的少数例子往往只是最短暂的参考。[23]伦敦一家医院的主管是为数不多的记录大流感疫情规模和影响的医务人员之一,而他对此的记录也只有几页,还是在一本未出版的笔记中。[24]最近关于英国妇女的回忆录,特别是关于当时在军队服役的妇女的回忆录,也没有提到大流感疫情(Potter,1997,2000)。这种缺失是如此显而易见! 从仅有的一些参考资料和报纸上我们知道,这场大流感疫情对社会生活造成了巨大的破坏,数百万人患病,仅英国就有数十万人死亡,尽管如此,这场疫情在那些试图医治并拯救病患的人写的回忆录中却似乎不值一提。

然而,这并不是说这场大流感疫情在人们的回忆录中从未出现过,只是极为少见。我们能列举出来的几个例子包括克拉克的自传(Clarke,1997:165－166),弗吉尼亚·卡尔(Virginia Carr)关于约翰·朵斯·帕索斯(John Dos Passos)传记(Carr,1984),安东尼·伯吉斯(Anthony Burgess)的自传(Burgess,1987)(以及在最近的传记:Lewis,2002)等对这场大流感疫情的简短提及。另外,麦克斯韦·安德森(Maxwell Anderson)的信札特别提及了1956年的一次采访中谈到了大流感疫情(Anderson,1977)。英国首相劳埃德·乔治的传记作者之一格里格(T. Grigg)提到劳埃德·乔治差点死于大流感(Grigg,2002),而格劳乔·马科斯(Groucho Marx)的传记作者斯蒂芬·坎弗(Stefan Kanfer)描述了流感如何影响百老汇的著名家庭喜剧表演组合马科斯兄弟(The Marx Brothers)(Kanfer,2000)。历史学家罗伯特·麦克道尔(Robert McDowell)讨论过大流感对其人生的影响,但只是在一篇后记中(McDowell,1997:197－198),理查德·施克尔(Richard Schickel)注意到,电影制作人大卫·格里菲斯(David W. Griffith)的制作受到了大流感疫情的严重干扰。格里菲斯在片场被迫戴上面具,而电影《待在家中的女孩》(The Girl Who Stayed Home)没能选到他最喜欢的女演员丽莲·吉许(Lillian Gish),因为她患了严重的流感。无论如何,预算和档期迫使格里菲斯拍了这部电影。他指出,大流感疫情不仅使他中意的电影明星卧病在床,而且还导致许多电影院在1918年10月关闭,一些好莱坞电影也停止了制作。他一直说,大流感疫情影响了他的一部电影的收益,正当他们要大力宣传这部影片的时候疫情袭来了(Schickel,1984:387－389)。

当大流感疫情出现在传记中,特别是自传中,其强度确实变得明显起来,这就使得人们的遗忘变得更加耐人寻味。伯吉斯在自传中,描述了一帧关于流感的画面,令人难忘:那是他父亲回到曼彻斯特时的情景:

1919 年初,我的父亲还没有复员,在他的一次定期的也可能是不定期的休假中,回到克里斯布鲁克(Carisbrook)街,发现我的母亲和我的姐姐都死了。西班牙流感大流行袭击了哈尔普里(Harpurhey)。上帝的存在是毫无疑问的,只有至高无上的上帝才能为 4 年前所未有的苦难和破坏创造出如此辉煌的结局。我,显然,是在我的小床上咯咯地笑,而我的母亲和姐姐已经死了,躺在同一个房间的床上。(Burgess 2002:17—18)

然而,根据一位最近的传记作家的说法,伯吉斯,其实是基于真实的事实进行了艺术加工,他的母亲和姐姐在此之前早已被大流感夺去了生命(Lewis,2002:59—62)。

在 1918 年 9 月,同样是在曼彻斯特,首相劳埃德·乔治几乎死于流感。最近的传记揭示了一些当年 1918 年报纸肯定不会刊登的事情:他卧床 9 天,贴身男佣曾认为劳埃德是否能活下来都是"不一定"的事,当他前往巴黎参加和平谈判的时候仍然非常疲惫(Grigg,2002:590—593)。

诗人、剧作家和作家罗伯特·格雷夫斯(Robert Graves)不仅在大流感疫情中失去了家人,而且自己也患病,他是为数不多的写过有关大流感疫情的作家之一。在他著名的自传《再见了》(*Goodbye To All That*)中,他回忆了第一次西班牙流感暴发时,在 1918 年 7 月 13 日他的岳母是如何故去的。这是首次提及大流感疫情。他本人在 1918 年底病倒了,随后,双肺败血症性肺炎加重了病情,他写道,"我从战场上九死一生地活下来,决不能死于流感"(Graves,1998:288,297)。然而,创新派意大利裔法国诗人纪尧姆·阿波利奈尔(Guillaume Apollinaire)在战壕中被炮弹碎片击中头部后,军医使用了头颅穿孔手术为他保住了性命,然而幸免于战火的他却没能幸免于流感,1918 年 11 月 9 日纪尧姆死于巴黎,年仅 38 岁(Winter & Baggett,1996:312－319)。他的好友、诗人布莱斯·桑德拉斯(Blaise Cendrars)在 11 月 3 日在巴黎遇到了纪尧姆,当时他们还谈到了时下流行的西班牙流感(Winter & Baggett,1996:317)。5 天之后,桑德拉斯得知纪尧姆患上大流感,特地去看望他。纪尧姆的妻子杰奎琳(Jacqueline)招待了桑德拉斯,她也得了大流感。桑德拉斯看到纪尧姆浑身呈现黑紫色(Winter & Baggett,1996:317),他叫来了医生,然而医生也回天无力,第二天傍晚,纪尧姆病逝。停战两天后,仪仗队护送纪尧姆·阿波利奈尔的灵柩离开教堂,把他安葬在派利·拉切斯(Père Lachaise)。桑德拉斯说,"荒谬啊! 整个巴黎在欢庆停战,而从战场上幸存下来的纪尧姆·阿波利奈尔却因为大流感永远地离开了我们。我的内心充满了哀伤"(Winter & Baggett,1996:319)。

美国幽默作家詹姆斯·瑟伯(James Thurber)和罗伯特·格雷夫斯一样顽强,1918 年 10 月 15 日他在给朋友的信中写道:

你在信中提到了流感"玛丽",对不起! 我要称它为流感"约翰"。唉! 我希望多佛不要有那么多人患病,不要像华盛顿那么严重。不过这里,人们满目所见也是灵车和护士,满耳所闻尽是诅咒和呻吟。死于流感很英雄啊! 死于流感仿佛死得勇敢而富有诗意。我的膝盖很疼。不过,我对见耶稣无所畏惧。其实我心情蛮舒畅的,对所有的流感都抱着对待板栗和棒球一样的心态——看上去棘手但仍要迫不及待地想吃一口;而"球"来了就一定回击过去。我的身体状况良好,大流感必须选一把灵巧的长剑在空中机敏地一挥才能轻轻刺到我。(Bernstein,1975:72)

格雷夫斯生病的同时,爱尔兰政治活动家凯瑟琳·克拉克被关押在霍洛威监狱(Holloway Prison)。[25]克拉克后来在自传中写道:

在1918年圣诞节后,我们从报纸上看到可怕的流感正在英格兰和爱尔兰肆虐。报纸上铺天盖地的都是关于大流感的事。在一封家信中,我得知家人患了流感,此后的几个星期我没有收到一封信。我非常焦虑。我想是不是发生什么事了?家里人都过世了吗?五个星期后我收到了一摞信,这些信一直被滞留在检察官的办公室。我不知道那个审查官是否知道他在这个时候质押我的信,给我带来了怎样的痛苦。不过,好在是好消息。家里没一个人病死或者病重,尽管有几个人患了流感。(Clarke, 1997:165—166)

在1919年2月18日被释放不久,克拉克却病了,她写道:

不幸的是,在回家的路上,我得了流感,那时疫情仍在肆虐,当我到达都柏林时,我完全没有力气接受都柏林给我的热情接待。第二天早上,我被抬到护理室,在那里待了7周,在那段时间里我与死神做了殊死搏斗。(Clarke,1997:165—166)

克拉克在狱中的心脏问题使她这次患上流感后几乎危及生命(Clarke,1997:165—166)。

的确,在大流感中幸存下来是非同小可的一件事。美国作家约翰·斯坦贝克(John Steinbeck)在其父母的卧室里接受了医生的手术,医生挥舞着手术刀切开了他的胸腔,取出了一根肋骨,排出了肺部脓肿积液。斯坦贝克后来说:"我感觉自己在从天空坠落,天使的羽翼翩然擦过我的双眸。"在后来的余生中,斯坦贝克的肺一直有问题,每次发作他都得忍受几个星期。一位传记作家认为,1918 年的这场疾病给约翰·斯坦贝克造成了巨大的心理伤害,使他濒临死亡并且让他承受创伤性的手术,这给他带来了一种命若游丝的脆弱感(Parini,1994:33—34)。

正如被接受和被书写的历史其实取决于"眼睛、角度和流行的关注点一样"(Phillips 2004:122),关于这场大流感疫情也是同样的。构成任何一种文学形式的主题的内容都可能受到时尚、人们的反应和概念化的影响。尽管如此,流感还是很少出现在任何文学形式里,在其他艺术形式中也鲜有呈现。对这一在全球范围内将人类社会撕裂的实践,艺术家们没有带给我们多少宝贵的记忆。艺术家的回忆似乎是有选择性的,这本身可能是对全社会的一种客观的准确的反映。

关于大流感疫情甚至没有一首像样的歌曲(要知道童谣《玫瑰花环》是一首关于 13 世纪的瘟疫的歌曲)。关于流感的歌曲很少,有几首音乐厅的歌与之相关,其中一首在乐谱中包括喷嚏。另一首歌是由来自南非格雷汉姆镇(Grahamstown)圣安德鲁斯(St Andrews)学前班的男孩唱的,同时南非科萨人(Xhosa)也有一首关于流感的歌(Phillips,1990a:237)。在 1918—1919 年大流感疫情期间发布的这两首歌曲实际上都有同一个名字——《流感布鲁斯》(The Influenza Blues)。这两首歌都在美国发行,其中一首成为音乐剧《孤独的罗密欧》(A Lonely Romeo)中的一首歌(Franklin *et al*.,1919)。音乐剧讲述了孤独的罗密欧在潮湿的黑夜里巡逻,他染上了流感。哈皮·克拉克(Happy Klark)和布朗(A. C. Brown)1918 年在俄克拉荷马州发布的歌曲《蓝调——弥漫的疫情》(The I-N-F-L-U-E-N-Z-A Blues),是描写一位歌手不幸遭遇的哀歌——在失去心上人后自杀的故事：他经历着来自匈牙利的流感的折磨，陷入一滴酒都没有喝的困境，哀叹地唱到"如果忧伤没有杀死我，那么流感一定会的"。几年后，也就是 1927 年，两位作曲家詹姆斯·加拉特利（James Gallatly）和艾里克·巴伯（Eric Barber）写了《爱情如流感》（Love is Like the Influenza）。这是少数几个值得注意的例子之一，在这首歌里，流感被借喻，暗示爱情和流感这两种情况可以对人快速袭击，一个人一旦染上流感或者坠入爱河，便难以遏制，如同医生面对致命的疾病无能为力一样。美国国会图书馆的资料记载，就在《爱情如流感》出版几年后，得克萨斯州布拉佐利亚郡（Brazoria）的一个聪明的男孩儿约翰逊（Johnson）正在学习一首歌《流感》——关于得克萨斯州阿马里洛（Amarillo）郡的一个富有神旨使命的男孩儿的故事。这首歌诞生于美国 1929 年的流感时期，讲述了流感作为"上帝的万能之手"杀死地球上的罪人，因为"他正在审判这一片古老的土地"。[26]

　　另一个戏剧化的例子不是在剧本和演出中呈现流感，而是这一剧本的演出的失败归因于流感。20 世纪 30 年代活跃在美国百老汇的著名家庭喜剧表演团马科斯兄弟组合当时正推出一部新剧《街头灰姑娘》（The Street Cinderella），根据传记作家斯蒂芬·坎弗的观点，尽管那部剧有缺陷，但是如果没有流感病毒的话，马科斯兄弟组合可能会辉煌。当时在美国剧院受到限制（比英国更严格），即每个观众两侧的座位必须空着，这样人们才不会受彼此呼吸的影响。许多观众戴上医用口罩作为进一步的保护，这样在笑的时候，声音就被口罩"消音"了。坎费认为《街头灰姑娘》"死于流感"，新剧在密歇根州空荡荡的剧场里饱受差评（Kanfer，2000：56）。

　　位于伦敦专门收藏医学历史与资料的维康图书馆的影像收

藏包括大量与医学相关的插图书籍、印刷品、照片、绘画和各种的媒介资料。这些影像收藏几乎完全没有任何与流感有关的素材,唯一的一幅作品是小的钢笔画,画面是一位坐在扶手椅上的老人被一只象征着流感病毒的巨大而且奇形怪状的怪物击中头部。这幅钢笔画的落款是欧内斯特·诺贝尔,公元1918年(Ernest Noble,c.1918),题图是"阿嚏! 晚安! 我是新流感"。对大流感疫情有所描述的最著名的艺术家是画家爱德华·蒙克(Edvard Munch),他在1919年创作的画作《西班牙流感自画像》(Selvportrett I Spanskeskyen)展示了自己在遭遇一次流感袭击后的样子。

爱德华·蒙克是幸存者,然而被德国纳粹定义为"堕落"的,并以其作品的力量和令人不安的本质而闻名的奥地利表现主义画家埃贡·席勒(Egon Schiele)则死于大流感。1918年10月31日万圣节埃贡·席勒病逝,年仅28岁。对于这场大流感疫情,埃贡·席勒在很多方面都是最完美的表征符号——海报上的经典形象;死于大流感疫情的高峰期;病逝时仅仅28岁,是这场流感疫情死亡率最高的青壮年中的一员。据说,他在死的时候对自己的妻妹说,"战争结束了,我必须走了。我的画会在世界上所有的博物馆展出"(Wilson,1980:7)。席勒最后的作品之一是他的妻子伊迪丝(Edith)的画像,她躺在病床上奄奄一息,由于怀孕和肺炎,她的病情更加严重。席勒意识到妻子病危,1918年10月27日他写信给自己的母亲:"伊迪丝的病情非常严重,危及生命,我已经在做最坏的打算了。"那天晚上,席勒为伊迪丝画像的时候,她努力给他写了最后一段话:"我永远爱你,爱到天无尽、地无涯。"第二天早上,席勒给妹妹歌蒂(Gerti)写了最后一封信,告诉她"伊迪丝·席勒病故"(Kallir,1998:239)。

对这场大流感疫情缺乏集体的文化记忆似乎是西方特有的现象。在亚洲和非洲的部分地区,其集体意识对此次疫情就深刻得多。据传,对此的集体记忆比较深刻的有太平洋岛国的民众(Boyd,1980;Herda,1998),印度民众[27],非洲某些部落(Echenberg,2003;Mueller,1998;Musambachime,1998;Phillips,1988,1990a;Ranger,1988,1992),一些加拿大原住民部落(Kelm,1998:21,23—27)。当我们回顾这些地区在疫情中经历了大规模的死亡,这就不足为奇了,其中印度大约有1 850万人死亡(Mills,1986),而西萨摩亚的死亡率占其总人口的五分之一(Tomkins,1992)。西方的集体记忆缺乏持久性是否反映了我们所谓的"进步"?难道我们真的已经进入了一个现代医学时代——传染病真的只是杀死我们遥远祖先的疾病,而对我们或我们的前后几代人来说已不足挂齿?这是否也是我们的社会结构和价值观发生变化的结果?这些变化意味着我们与老一代的接触减少,他们的经历也逐渐被忽视了。

对痛楚的遗忘

具有讽刺意味的是,那位带给我们最强烈的纪念符号的人却死于这种致命却几乎被历史遗忘或忽视的疫情中。1915年5月在加拿大野战炮兵团服役的军医约翰·麦克雷(John McCrae)坐在救护车后排,望着车窗外成千上万的、矗立在战死于比利时弗朗德战场的将士的新坟上的十字架,写下了那首著名的《弗朗德高地》(In Flanders Fields),开篇是"那殷红的罂粟花啊!摇曳在弗朗德高地"。正是这一幕,正是这首诗,赋予了罂粟花的象征意义——纪念战争中的死难者,也成为20世纪初第一次世界大战和大流感疫情后"迷惘的一代"的象征。然而遗憾的是作者本人没能活着看到自己对此的贡献，1918年在法国布洛涅附近的威梅卢（Wimereux）小镇，麦克雷死于大流感。[28]

这场大流感疫情没有在集体记忆中引起长久的共鸣，也没有在社会公共领域产生实质性的影响（McKenzie,2000）。这场流感疫情也没有在个体记忆、回忆录或传记中有强烈的呈现，也并未经常出现在英国的档案、官方记录、英国的机构或媒体中。[29]实际上，对此的遗忘并不是最近意识到的，早在20世纪30年代，梅杰·格林伍德（Major Greenwood）就指出，"在心理学上有这样一个有趣的事实，一场疫情对人们所产生的情绪印记，远远弱于流行病事件所产生的结果，即使事件本身不太严重"（Greenwood,1935:330）。那么大流感疫情为什么会被遗忘？

第一波疫情相当温和，病死率很低，也许这导致了人们轻敌自满，然后第三波疫情的温和又使这种轻敌自满的情绪重燃，即人们认为这只是流感而已。其实当疫情袭来的时候，人们并非没有注意到其存在，报纸报道了流感的事儿。这并不是悄悄爬到英国的什么东西，无论是第一波疫情还是第二波疫情。第二波疫情的规模对英国人来说绝不陌生，特别是它给大英帝国造成的庞大的死亡人数，尤其在南非。这，也许是一个不加思考的种族主义观点的典型例子——"他们"受到大流感疫情的冲击是因为"他们"落后，天生虚弱，"他们"没有"我们"在英国拥有的精密和先进的医疗护理设备与体系。

报纸涉及大流感疫情的集体记忆问题，是被遗忘了，还是从未知道？为什么对这一大流感疫情鲜有集体的记忆，有人提出了一些初步假设（Crosby,1989），其中包括这样一个事实，即大流感的病死率一般情况不高于普通流感。另一些人则认为，第一次世界大战结束没多久，人们渴望忘掉痛苦，将那段苦难置诸脑后，回避不堪回首的艰难，这意味着人们要主动地摒弃对大流感疫情的记忆。另一种可能是当时人们没有认识到大流感疫情的重要性。这个观点在英国是站不住脚的，因为报纸报道死亡人数达数百万。

这场大流感肯定对生活产生了巨大的影响：如此高的发病率、大量的企业工作人员病假、服务系统瘫痪，以及难以忽视的病亡尸体数量。然而，它的影响似乎很快就被遗忘了。第一波疫情似乎没有产生太大的影响。第二波疫情因其庞大的死亡率影响显著。第三波疫情引起人们的重视，这一点从报纸和医学杂志对流感的报道增多、宣传治疗流感的偏方增多和大流感疫情这一阶段的药品销售额的增加可以明显看出，但死亡率要低得多（特别是在伦敦和南部）。也许是第三波疫情的死亡率没有达到第二波疫情那么高，这一事实促成了这场大流感的灾难从集体记忆中消失。

毫无疑问，在英国，这场大流感疫情被战争所掩盖。对于这场集体的失忆，战争起了一定的作用，特别是那些高度卷入冲突的国家。这两件事似乎合二为一了：流感已经成为第一次世界大战的一个组成部分，或者可能只是大背景下的一个小事件。这只是一场流感，因此，可能已被深埋在战争的伤痕下，并融入整个战争的经历。这种态度可能导致人们对大流感疫情的轻描淡写，以至于这一事件未能在集体的记忆中被突出地保留，否则，引起如此高的发病率和死亡率的一场疾病是不会被忘记的。

另一个导致此次大流感被忽视的因素可能是它的持续时间。它没能进入集体的记忆，是不是因为它来去匆匆？尽管流感疫情持续了一年,造成了前所未有的和广泛的影响,但在英国,死亡病例的出现集中在一年的 10 周左右的时间,即三次短暂的流感暴发导致 25 万人死亡。

加缪很可能找到了遗忘的真正原因——规模。一场规模上无法想象的灾难,很难被个体逐一记忆。我们在前面已经提到了,加缪曾经追问:

不是说有 1 亿人死亡吗?其实,人死之后杳无踪影,除非你亲眼看着他死,所以媒体报道的一亿具尸体只不过是想象中的一缕烟雾。(Camus,1947:168)

1 亿的流感死难者是不可想象的,在人类的脑海里难以接受——我们不能面对这么多的尸体,那么这一切就只是一个数字。

第七章

长效影响

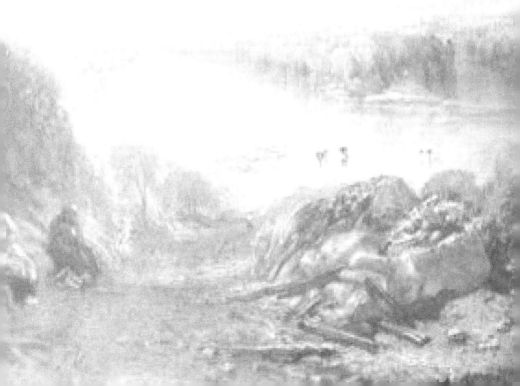

生育能力最强的人群——青壮年,在战争中受害最严重,在流感中死亡最多……这对人口的影响,可想而知。

流感疫情是一场社会事件,政治集团是利用它来挑起战争还是利用它来达成和平共识,对此采取怎样的举措,靠的不仅仅是为捍卫各自国家利益的出发点,更靠的是对整个事件走势的判断的睿智,否则,会适得其反……

流感与政治——大国在疫情中的利益博弈——如何在大流感疫情的氤氲中,拨云见日,化干戈为玉帛。

世卫组织的成立,南非功不可没。

第一次世界大战、大流感、巴黎和平谈判、对德国的要求、第二次世界大战,这些事件之间存在着怎样的因果链?

鉴于这场疫情的巨大规模,相比之下,其长效影响并不特别明显。以前大瘟疫发生之后,紧随其后的是重大的社会、政治和知识变革。一场可能导致1亿人死亡的疾病暴发之后怎么会引起如此的小变化呢?大流感疫情造成了什么变化?这些变化的范围是否被低估了,还是没有产生什么长期影响?流感与其他全球恶性事件,如与第一次世界大战之间有什么联系呢?

人口结构

如此大规模的事件必然会对人口产生巨大的影响,而这些影响不仅仅是这一时期的死亡率的激增,还可能包括婚姻和生育模式的改变、一个社区或国家的实际寿命损失、孤儿人数的增加以及人口年龄—性别结构的变化。当流感袭击人口中最具生育能力和生产力的人群时,婚姻和生育的变化几乎可以肯定会发生。流感的死亡会增加寡妇和鳏夫的数量,从而导致婚内生育率的下降。然而,其他方面的减少也可能存在:如高发病率可能导致生育率降低;婚姻方面的变化如一方死亡则婚礼没有举行,或者婚礼因为家庭内成员患病(死亡)而推迟。大流感疫情中,与堕胎、流产和死产相关的孕妇死亡率的上升,也会影响生育水平。然而,对于这些影响的量化,特别是权衡流感疫情和战争造成影响的比例,在大多数地区几乎是不可能的,一些研究人员已经开始尝试考察这些影响的维度(Echeverri,2003;Mamelund,1998a,1998b,2003,2004;Noymer & Garenne,1998;Phillips,1988,1990a;Reid,2005;Rice,1988;Zylberman,2003)。对英国来说,不太可能确定这些人口影响的真实程度。要把大流感疫情对人口的影响与第一次世界大战对人口的影响区分开来,是极其困难的。这在很大程度上是因为这两个事件都集中在同一部分人口,即青壮年人群。这部分人口在大流感疫情中受到最大的影响,占疫情死亡的最大比例也是在战争中受害最严重的——如果没有战争,他们会是生育能力最强的年龄组。此外,战争对人口的破坏使基本人口数据不可靠,可能破坏了国家和地方人口普查的登记程序。埃切韦里指出,"自己研究的资源在西班牙而不是交战国,所以有大量的医疗和统计数据,这些数据正是那些卷入战争的邻国所缺乏的"(Echeverri,1998:1),挪威也存在这种情况(Mamelund,1998a,1998b,2003,2004)。尽管存在这些困难,但仍有可能对这场疫情的人口影响做某些观察。

在某些案例中,很难找到影响的证据。基本的人口统计指标,如粗略死亡率、粗略出生率和新生儿死亡率都是如此。图7.1显示了英格兰和威尔士地区20世纪第一个30年的粗略死亡率、粗略出生率和新生儿死亡率。显而易见,1918年粗略死亡率大幅上涨,从1917年的14.4‰增加到17.3‰,1919年跌至13.7‰,粗略出生率和新生儿死亡率受大流感疫情的影响较小。在整个战争期间,粗略出生率急剧下降,1918年趋于稳定,1919年略有上升,1920年又有显著上升。因此,人口的自然增长在整个战争期间显著减少,而大流感疫情可能让这种情况雪上加霜,使其在战争结束后持续一段时间。事实上,正如前面所指出的,在这一时期,死亡人数超过了出生人数,因此自然增长很快变成了自然下降。大流感疫情在一定程度上减少或推迟了英国粗略出生率的上升。中立国挪威在1920年出现了婴儿潮,据信大流感疫情是主要原因(Mamelund,2004:229)。战争的结束和世界整体生活状况的改善似乎很自然地将促进婴儿潮的形成,对于中立国家和交战国家都是如此,然而,这一进程的全部程度和时间都受到了大流感疫情的影响。因此,这一婴儿潮不仅仅是战后的婴儿潮,而是战后和大流感后的婴儿潮。婴儿死亡率下降则持续了一段时间,在 1918 年这一趋势有轻微的逆转。同样,这可能部分归因于流感。由此可见,大流感疫情对粗略死亡率的影响最大,而对粗略出生率和新生儿死亡率的影响明显较小。

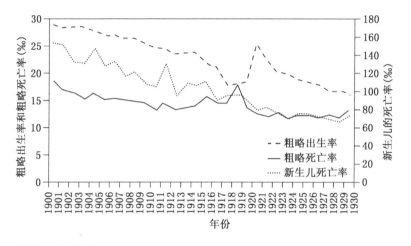

资料来源:ARRGs,1900—1930。

图 7.1 英格兰和威尔士 1900—1930 年粗略出生率和粗略死亡率统计

把新生儿死亡率作为普遍医疗卫生状况的指标,然后将新生儿死亡率与大流感疫情死亡率进行比较,这样可以作为现有医疗卫生状况在确定大流感疫情死亡率上的指标。如果普遍的医疗状况发挥了作用,那么可以预期新生儿死亡率和流感死亡率之间存在显著相关性。相反,如果两者之间缺乏明显的相关性,将表明大流感疫情的发生与现有医疗卫生状况无关,结论也将使情况发生戏剧性改变,即现有医疗卫生状况在确定大流感疫情造成的死亡率方面并不重要。在这种情况下以 1911 年新生儿死亡率为参照,1918 年的新生儿死亡率与整个大流感疫情期间的年流感死亡率相关。

然而,必须注意到由于战争年代 20 世纪第一个 30 年里是新生儿死亡率改善最显著的时期,英国的新生儿死亡有所改善(Winter,1982:718)。英国新生儿死亡的改善和不同阶级死亡率差距的缩小被视作从本质上有提高生活质量/收入的作用,因此,由于战争在某种程度上引发的环境条件改变,即劳动力变得更有价值,得到了更高的报酬,这种情况下营养状况的改变导致了诸如"大部分工人阶级在战争期间比以前吃得更好"这样的说法(Winter,1982:727)。[1] 其中最主要的因素是家庭收入的增加,尤其是最贫困人口家庭收入的增加,缩短了工人阶级内部各阶层以及各个阶级之间的经济差距,提高了第一次世界大战期间英国新生儿的生存机会(Winter,1982:729)。

1911 年的新生儿死亡率显示了战争中断前的情况。与大流感疫情死亡率的相关系数为 0.264,判定系数为 0.069,这表明两者之间的相关性相对不显著,呈微弱但并非强烈的正相关。斯皮尔曼等级相关系数 0.399(z 值 5.942,$\alpha < 0.000\,001$)证明两者之间存在一定程度的关联。流感死亡率与 1918 年婴儿死亡率之间的相关性略强,为 0.346(判定系数为 0.120),但这是可以预料的,因为新生儿的流感死亡率将是新生儿死亡率的一个组成部分。较高的相关值表明流感死亡率与 1918 年新生儿死亡率之间的关系略强于流感死亡率与 1911 年新生儿死亡率之间的关系。然而,这些关系并不密切,表明流感可能只对新生儿死亡率产生很小的影响。这是一个不寻常的情况——儿童、婴儿和老年人的大流感死亡率没有像年轻人那样显著增加。进一步指出的是,如果将新生儿死亡率作为一般医疗卫生状况的

指标,那么这些结果表明已存在的医疗卫生条件在确定大流感死亡率方面发挥的作用有限。

虽然儿童死于流感的比率并不是非常高,但青壮年死于流感的比率却非常高,对此已经有大量的讨论。这么多年轻人患病和死亡一定对结婚、组建家庭和生育产生影响,因为许多可能的婚姻、受孕和生育要么被推迟,要么被悲剧地阻止。在苏格兰、英格兰和威尔士的国事登记干事的报告中记录了 2 500 多名孕妇死于流感(Registrar-General,1920:36;Registrar-General for Scotland,1919:11),而这只是那些对怀孕登记在册的记录。很明显,当时在英国至少少生 2 500 个孩子。没有登记在册的孕妇的死亡人数是无法量化的,但它们很可能并非微不足道。国事登记干事认为,1918 年未变的早产儿死亡率和略低于正常出生率的情况表明,流感并没有造成大量新生儿的死亡(Registrar-General,1920:37)。此外,在发病率如此之高的情况下,受孕率可能会降低,尽管这种情况会在部队返乡后有所逆转。

由于堕胎、流产或死亡而终止的怀孕才登记在册,因此数据是保守的。这就留下了另一个未触及的问题:那些从未发生过的怀孕,或者那些原本预计会发生的受孕和分娩呢?育龄妇女的死亡会造成这方面的损失。这里借用科马克·欧葛兰达(Cormac O'Gráda)创立的"回避生育"的概念。他曾指出,在爱尔兰,由于饥荒和移民,育龄夫妇回避生育,使得 40 万婴儿没有出生(O'Gráda,1994:179),表 7.1(分娩数)和表 7.2(女性流感死亡人数)可计算出由于育龄妇女死于流感而导致的未出生的人口数量。[2] 这种计算是可行的,最大的局限是这里所显示的育龄妇女的死亡数目只是英格兰和威尔士在大流感疫情期间由于流感导致的病死数量。另一个需要考虑的问题是生育率,哪个比率可以作为合适的考量？1918年底和1919年初显然是一个过渡时期、一个转折点,生育率(和出生率)扭转了战争时期的下降趋势,引发了战后婴儿潮。考虑到这一限定条件,所有三个给定的生育率都被用于计算"回避生育"的一系列值(表7.3)。

表7.1　　　　　　　　每千名育龄妇女的婴儿分娩数

年份	平均分娩数	<20 (15～19)岁	20～24 岁	25～29 岁	30～34 岁	35～39 岁	40+ (40～44)岁
1901	114	13	120	192	176	133	64
1911	98	11	106	170	150	104	45
1921	90	14	113	160	131	86	34

资料来源:Werner,1987:8。

表7.2　　　　　不同育龄段每千名妇女中的流感死亡数

时段	年龄组						
	15～19 岁	20～24 岁	25～29 岁	30～34 岁	35～39 岁	40～44 岁	所有年龄段总数
Q2,1918	30	35	48	30	27	37	207
Q3,1918	447	520	647	514	389	330	2 847
Q4,1918	3 732	5 549	7 724	6 251	3 643	2 450	29 349
Q1,1919	901	1 451	2 290	1 919	1 184	885	8 630
所有时段	5 110	7 555	10 709	8 714	5 243	3 702	

资料来源:Registrar-General,1920:9。

表7.3　　　　英格兰和威尔士三个年份不同育龄段

每千名妇女中回避掉的孕产婴儿数

年份	15～19 岁	20～24 岁	25～29 岁	30～34 岁	35～39 岁	40～44 岁	所有年龄段总数
1901	66	907	2 056	1 534	697	237	5 497
1911	56	801	1 821	1 307	545	167	4 697
1921	72	854	1 713	1 142	451	126	4 357

大流感疫情期间,在英格兰和威尔士由于育龄妇女死于流感,有大约有5 000名新生儿没有出生。除此之外,还有2 500

名孕妇死于大流感。当然,关于育龄妇女的死亡对于出生率的影响还需要基于这样一个前提,即有足够多的男性与这些育龄妇女结婚,成为所有这些潜在孩子的父亲。鉴于战争和随后的大流感疫情造成的死亡率,这并非是一个无关紧要的考量。必须承认,在 1918 年 7 月 1 日和 1919 年 6 月 30 日之间在英格兰和威尔士新生儿存活数约 623 740,而同年国事干事登记的怀孕数为 750 000(Registrar-General,1920:36),这并不意味着对人口产生了重大影响。可以相信,在战后和大流感疫情后的婴儿潮中几年出生率的激增(图 7.1)大大弥补了这些"被回避出生"的人口。

流感风云下的战争与和平

除了巧合之外,大流感疫情和第一次世界大战之间还有很多联系,而且各种争论试图将两者的因果关系联系起来。这些联系通常分为三类:大流感是战争带来的或引起的;大流感加速了战争的结束;战争促成大流感发展为疫情。[3] 在 20 世纪的前几十年里,这场大流感疫情甚至没有像第一次世界大战那样吸引全世界人的注意力。当一场疫情在战争即将结束之际暴发时,许多人认为他们发现了两者之间的关系,这是可以理解的。对一些人来说,这是两者之间的直接因果关系,另一些人认为这是巧合,还有一些人认为这种疾病是神带来的一种宣泄或报应。

最常见的声称战争和流感之间有直接联系的说法之一是在战场上使用了毒气,尤其是在法国。1918 年 10 月 10 日,英国《泰晤士报》的一篇报道声称,疾病直接起源于德国使用毒气,其后效是诱导了一种新型的链球菌的生长;而另一些人猜测这种疾病可能实际上是德国化学战争的产物。这种观点可能会导致人们将此次大流感疫情归咎于德国。其他一些广为流传的解释还包括这种疾病是由战场上大量未掩埋的尸体腐烂引起的。

　　1923 年,印度的拉金德拉·库马拉·塞纳(Rajendra-Kumara Sena)也指出,这些未埋葬的尸体,用作家拉迪亚德·吉卜林(Rudyard Kipling)的话来说,"残缺不堪的尸体从一个弹坑到另一个弹坑,被毫无意义地抛来抛去"[4],可能是引发那场痛苦的根源。这些只是塞纳认为战争应该对大流感疫情负责的众多原因之一。他将流感从无数的尸体中散发出来的说法归于一位印度占星家,而且认为战场上排放的毒气污染了大气,扩散到世界各地,从而影响了人类健康(Sena,1923:13)。塞纳将更为普遍的疾病瘴气理论归功于希腊医生库萨斯(M. Kouzas)。库萨斯认为:

　　大多数疾病是由于一种看不见的、未知的病毒在受到刺激的时候,在地球的生态系统中形成的,具体地说,当我们悲伤或嫉妒,或心怀仇恨,我们呼出含有病毒的二氧化碳,空气中充满了病毒,于是在呼吸之间就毒害了大气和我们的血液。这导致流感等流行病的暴发。战争期间的疫情是由于民众普遍的悲伤和压抑造成的。(Sena,1923:前言)

　　有数百年历史的瘴气概念和新近出现的病毒概念结合在一起,创造一个引人注目的形象。除了瘴气的解释之外,人们还试图提出其他的联系,表明大流感疫情是由战争引起的。例如,进化生物学家认为,法国的战争环境是导致如此致命的流感毒株的刺激因素(Ewald,1994)。这些以战争为核心的对大流感疫情的解释反映了西线战场所发生的恐怖场景。菲利普斯认为,当时对许多人来说,西线战场显然是一个恐怖事情正在发生、也可能会发生的地方。当人们每天肆无忌惮地做着违反人性和自然法则的事情时,一种致命的疾病出现也就不足为奇了(Phillips,1990a:150)。尽管这是不可否认的,然而就此声称战争是那场大流感疫情的原因难道一定正确么?

1919 年提交给国际公共卫生办公室委员会(Committee of the Office International d'Hygiène Publique)的报告揭示了那场大流感是如何大范围传播的。英国代表报道,来自瑞士的经历特别耐人寻味——报告显示这个战争中的中立国逃过了战火的诸多毁坏,在 1918—1919 年身处大流感疫情的漩涡,那段时间大流感疫情严重的发病率和死亡率常常归咎于瑞士(PRO,MH 113 51 报告 1)。这是一场真正的全球性流感暴发,几乎覆盖了所有国家,无论它们是处于战争状态还是保持中立。法国的环境是否为增强病毒的毒性提供了某种机制,或者该毒株本身就具有如此强的毒性,无法确定。然而,后者似乎更有可能,因为一旦出现一种全新的流感毒株,大流感疫情就不可避免。战争本身并没有引起大流感。

承认战争没有直接导致大流感疫情,那么是否有可能另一种影响实际上起作用呢?流感对战争的进程有影响吗?它是否加速了战争的结束?毫无疑问,即使不是全部,流感对大部分军队也产生了重大影响,特别是在法国等地参战的军队。成千上万的作战军人饱受折磨,而且当然有某些特定的行动或战役由于将士染疾而被推迟或取消。在 1918 年的一项重要报告中,格雷戈·达拉斯(Gregor Dallas)认为,这种影响是广泛的,所有部队都遇到了这些情况(Dallas,2000)。他注意到部队中有成千上万的流感病例,注意到参战国中由流感造成的痛苦无所不在(尽管战争并不是大流感疫情的一个原因或一个决定因素),疫情对许多地方的大赦庆祝活动产生影响,对巴黎会谈也产生了影响,而且疾病也袭击了重要人物如美国总统伍德罗·威尔逊。众所周知,这场疫情中许多最资深的政治领导人都曾患病,包括英国首相劳埃德·乔治,美国总统伍德罗·威尔逊及其高级顾问爱德华·豪斯(Edward House)(两人都差点死在巴黎),巴登(Baden)的马克西米利安王子(Prince Maximilian)(当时是德国总理,在 1918 年 10 月的大部分时间里卧病在床),雅可夫·米哈伊洛维奇·斯维尔德洛夫(Yakov Sverdlov)在莫斯科死于流感(Dallas,2000:403)。达拉斯还认为,流感死亡率几倍于战争造成的死亡率,也高于 1348 年暴发的黑死病之后一百年里所造成的死亡。

英国皇家医学会的流感学术研讨会为一些军医提供了了解这次大流感疫情对其军队影响的机会。例如,英国上校索托瓦指出:

> 整个部队有时会失去战斗力。有一个陆军炮兵旅一度有三分之二的兵力因病卧床,尽管战事严峻,但是他们在 3 个星期内都未能投入战斗。德国军队遭受重创,我们的情报部门有证据表明,这是导致一场极为重要的预谋袭击推迟的因素之一。(Royal Society of Medicine,1918:27—28)

1918 年 10 月 5 日,在法国的英国军队中流感被列为必须报告的疾病,从那时到 1919 年 3 月中旬,记录了 112 274 病例住院和 5 483 病例死亡,这些都是在法国的英国军队中记录的(MacPherson et al.,1920:175)。据报道,仅在 1918 年的 24 周内,驻扎在法国和比利时弗朗德的英国军队就有 313 938 人入院,比率为 157.81‰,这一比率几乎与马其顿的疫情状况持平(那里有 19 862 人入院,而比率为 154.27‰)(Butler,1943:195)。在伊朗,英国和布尔什维克军队都感染了流感,导致布尔什维克在塔什干投降,而英国在 1918 年 9 月撤退,致使土耳其人控制了阿塞拜疆的首都巴库和整个西部地区(Afkhami,2003:374 – 375)。

美国军医外科医生库欣在日志中揭示了从 1918 年夏天到 1918 年 11 月流感直接影响军事活动的一些例子,介绍了军队医院是如何面对大量流感病例的,以及通常的战争伤亡病例。他的日记里记录疫情对盟军和德国军队的影响,包括人们对流感暴发(当时通常称之为"发热三天")可能阻碍德国军队的猜测,以及那年秋天疫情的规模。

1918 年 6 月 30 日

在弗朗德给我们带来沉重打击的流行性感冒对博希(Boche)的打击更大,这可能造成了延误……

1918 年 7 月 7 日

良好的天气继续,然而博希的攻势并未恢复。有许多猜测——人手短缺? 内部问题?"发热三天"疾病在流行?

1918 年 9 月 30 日

肺炎已经成为真正的威胁。

1918 年 10 月 15 日

意外伤处急救部提供给我们一份关于病人与病床关系 10 月 3 日的周报,给出了一个总数:

	入住人数	空置床位数	正常就诊人数	急诊人数
基地医院	91 740	26 703	109 897	160 286
营地医院	15 138	2 850	16 264	17 798
总数	106 878	29 553	126 161	178 084

因此,正常病床的 84.7% 和急诊病床的 60% 已经入住,而我们 35 个基地医院都缺人。几天前有报道说,如果伤病员继续按目前的速度来就诊,我们的床位只够两天。而 10 月 10 号(也就是今天)刚刚到的周报给我们的信息是基地医院病床住院率为 107.9%,营地医院病床住院率为 82.5%,急诊病床住院率为 73.3%。(Cushing 1936:389,396,460,472—473)

	入住人数	空置床位数	正常就诊人数	急诊人数
基地医院	119 739	12 906	110 994	162 068
营地医院	17 719	6 260	21 939	24 289
总数	137 456	19 166	132 933	186 357

不言而喻,照料军人的医务人员必须忍受恶劣的条件,而且他们要承担的工作量多得吓人。流行性感冒使他们即使在负伤人数下降的情况下仍有很多事情要做,就像 1918 年 8 月和 9 月,德军撤退使一些英军部队不必再与敌人作战。但是与此同时,西班牙暴发了流感疫情,新增的伤员清理站和野战救护车不得不应付大量涌入的病人,这些流感病人填补了受伤人数下降的空白(PRO,MH 106 2387:36)。野战救护车部队的医生伊沃·盖基·科布(Ivo Geikie Cobb)以安东尼·韦茅斯(Anthony Weymouth)的笔名写回忆录,感叹他的努力完全白费了:

一天早晨,在我加入野战救护车部队不久之后,有消息传来,当时正在欧洲肆虐的流感已经蔓延到我们这一地区。是否请我们的指挥官准备收容大量患流感的病人?指挥官叹息了一声,然后看着我。

好吧,无论如何,在我们中间有一个真正的医生。现在,韦茅斯,这里有很多附属建筑,为病人准备好吧。

当我转身执行他的命令时,他喊道:"看在上帝的分上,你自己千万不要感染上,否则我们就处于困境了。"

接下来的几天,我忙着向护理员们讲解如何避免感染,并把马厩改造成病房。第四天早上,我醒来时头痛欲裂,四肢疼痛。我量了体温——接近40℃。"哦,天啊!"我想,"我还是这里的第一个病人呢。"

这简直太尴尬了!想到我在给护理员讲解如何预防感染时振振有词。我喊来勤务兵,考虑到我以前患流感和肺炎的经历,我决定卧床不动,让勤务兵向指挥官报告这一情况。(Weymouth,1936:200—201)

他从支气管肺炎的发作中恢复过来,出院时,战争已经结束了。这些例子说明了当时大流感在军队中流行的规模。据说盟军遭受了流感袭击,但幸存下来:

在德国第六方面军总司令鲁普雷希特王子(Prince Rupprecht)的军队中,患病的比例较高,由于医疗设施不足和数月营养不良使病人很虚弱,全身无力,许多人没有康复,而且大流感当时正在整个欧洲蔓延。这在当时对战争的影响成为一个越来越重要的因素。(Pitt,1962:166)

这表明,流感在决定战争结果和使战争提前结束方面确实发挥了作用,然而,这是少数人的观点。大流感在第一次世界大战的历史中通常被认为不过是一个脚注而已。这两种说法在某种程度上都是错误的——流感当然对所有军队都有重大影响,但流感本身并没有直接决定敌对的进程,或者停止双方的敌对。

如果战争没有引起流感,而大流感疫情也没有导致战争的结束,那么这两个同时发生的全球事件之间的关系是什么?如果有的话。难道它们完全没有联系,只是巧合吗?不!战争在促进大流感疫情方面发挥了重要作用,主要是通过人口的大规模流动,使得该疾病在全球传播,正是运兵船把大流感带到许多地方。而且,当战争在东非结束时,成千上万的码头搬运工被遣返回国,随后把疾病带到那些还没有遭遇到大流感的地方。在许多国家,返乡大军将流感从欧洲带回家,沿着其本国的国道和地方交通网络一路前行,最终将疾病传播到每个城镇和村庄。这种运输联系和网络导致流感在许多国家的传播,包括加拿大、澳大利亚、新西兰和南非。

《泰晤士报》在 1918 年 10 月刊登了一篇题为《夏季流感》的报道,表明旅行对于传播疾病的重要性是如何被理解的:

> 该流行病首先在西班牙报道。大体说来,它在欧洲向北移动,在印度向东移动。在以往类似的疫情中,疫情在欧洲是向西发展的,其发源地通常是俄罗斯。然而,战争从根本上改变了欧洲交通运输形态——从东到西中断,而南北交通大大增加;在没有其他可确定因素的情况下,有理由假设目前流行病的异常发展主要是由交通线路的变化决定的。(*The Times*,1918 年 10 月 14 日第 5 版)

地方政府委员会的纽劭姆爵士确信"最近的战争活动在很大程度上促成了流感的肆虐"。每月有几十万人通过数量有限的船只大规模流动的时候也正值流感和肺炎在一些重要的军事中心频发。纽劭姆爵士认为,"这种惊人、快速的大范围部队转移运输,如果没有遭受传染病方面的感染和损耗,那才会令人惊讶"(Royal Society of Medicine,1918:16)。战争导致大量民众流离失所,而且流民的迁移往往都是在极其恶劣的条件下。[5] 这一点,再加上新出现的病毒的巨大毒性和流感的易传播性造成了灾难性的全球疫情,并使得这种疾病迅速扩散到世界各地。

因此看来战争本身并没有制造大流感疾病,然而一旦病毒出现,这种疾病注定要在全球传播,感染各地民众,并造成上亿人死亡。由此可见战争确实在传播疾病,在促进其传播方面发挥了重要作用。例如,在南非,有人认为该国的海上战略地位长期以来使其容易受到来访船只的感染。第一次世界大战中,随着交通线的扩张和运兵船的增加,这种危险成倍地增加了(Phillips,1990a:179)。

1918 年 9 月,首相劳埃德·乔治获得其家乡曼彻斯特荣誉市民的褒奖,原计划在仪式之后做几场演讲,包括一场为秋季大选准备的演说,并计划在英格兰北部待几天。然而,变故让这些计划变得支离破碎,劳埃德·乔治在曼彻斯特待的时间比他预期的要长得多,大约有 9 天无法行动。1918 年 9 月 12 日,曼彻斯特市授予他荣誉市民。劳埃德·乔治在剧场里发表了持续90 分钟的获此殊荣的感言,之后他在米德兰酒店参加公职人员午餐会以及当地威尔士社区的聚会,然后原计划参加改革俱乐部的晚宴,但流感迫使他躺在市政厅的床上。用一位传记作家的话说:"在接下来的 9 天里,曼彻斯特市政厅成了首相的医院。"他病得非常严重,以致他的贴身男仆曾认为他是否能活下来都是"不一定"的事。自然,这些都没有向媒体披露,发布的公告都很简短,没有暗示首相处于危险之中,毫无疑问,因为真相会让英国公众感到震惊,也会助长敌方的士气(Grigg,2002:593—594)。

当劳埃德·乔治恢复到在 9 月 21 日可以返回伦敦时,他仍然戴着呼吸器。患病后的不适和虚弱仍然存在,首相的公开会议被取消,所有活动推迟到 9 月底。1918 年 10 月 4 日劳埃德·乔治前往巴黎参加会议是在一位专家威廉·米利根爵士(Sir

William Milligan)的陪同下。劳埃德·乔治在给妻子玛格丽特（Margaret）的信中写道："我要乘坐早上 8 点从查令 X(Charing X)出发的火车,我仍然感到冷,脉搏也很弱。"他的传记作者毫不怀疑,这场疾病是劳埃德·乔治一生中最严重的一次,在世界危机不断加剧的时刻,他患了急症,也许很严重(Grigg,2002:594－595)。在 1919 年 3 月 8 日关于德国的饥荒和封锁问题的激烈讨论中,劳埃德·乔治用流感作了一个相当奇怪的比喻,他指出,众所周知,胜利的果实容易腐烂,有一天,盟军可能会发现"德国民众对饥饿的记忆对他们不利","这就像在自己身边搅动一个流感水坑"(Vincent,1985:117)。劳埃德·乔治并不是唯一在大流感疫情中染疾的国家领导人。西班牙国王与这种疾病的抗争是最早报告的病例之一,并由此产生了"西班牙流感"这个名字。在交战国中,德国总理巴登的马克西米利安王子也备受流感折磨,在其担任德国总理期间,他大部分时间都是被迫在病榻上度过的,并且他清楚地知道这种疾病对德国民众构成了多大的威胁,正如他在回忆录中指出的那样,10 月 15 日,柏林有 1 722 人死于这种疾病(Vincent,1985:59 引自 Maximilian 1928:II:92)。

巴黎和平会谈开始时,至少已经有两名高级官员感染了流感而备受折磨,而且在巴黎的更多官员后来经历了同样的痛苦,他们中的许多人死于流感。谈判是在弥漫着流感的空气中进行的,由于流感在巴黎大流行,大部分英国和美国代表都生病了。在此之前,劳埃德·乔治几乎被流感夺去了生命,美国总统伍德罗·威尔逊和其高级顾问爱德华·豪斯都病得很严重,和劳埃德·乔治一样,当时他们的医生对他们能否活下来没有信心。美国代表团受到大流感的沉重打击。在谈判中,美国代表团还承受着来自其他大国的巨大压力——压力最终暴露了真相。有人认为，美国总统伍德罗·威尔逊患病后的虚弱和身体不适导致了他被认为未能坚持在 1918 年 1 月 8 日国会联席会议[6]上所阐述的十四点条约，以及屈服于其他党派更极端的（关于德国赔款）的要求（Crosby，1989：171－196）。还有人说，这些赔款要求造成了 20 世纪 20 年代和 30 年代的不稳定，并最终导致第二次世界大战。因此，我们可以假设，流感、第一次世界大战、巴黎和平谈判、对德国的要求、两次世界大战之间的紧张关系以及随后的第二次世界大战，这些事件之间存在不那么紧密似乎过度延伸的因果链。

战争的悲剧性和讽喻性影响体现在那些额外的感染上，因为在庆祝停战时人群聚集导致进一步的病例和死亡。许多情况下，庆祝活动成为新的或复发的流感暴发因素。人们聚集在一起庆祝狂欢，加之对于管控集会和戴口罩规定的放松导致了更多的流感死亡病例。所以，即使战斗结束了，这场战争却依旧带来死亡，而许多人其实是从多年残酷的血腥战争中幸存下来的。这种苦乐参半的痛苦的例子包括：在旧金山看上去多少有点滑稽的形象——数千名蒙面人在街上载歌载舞，欣喜地庆祝战争的结束，而这种景象在世界各地重演（但并不总是戴着面具）（Crosby，1989）。在肯尼亚，两项与战争有关的重大社会活动被认定大流感后续在内罗毕的传播起了重要作用。第一次是为 1915 年图尔卡纳远征军（Turkana Expedition）举行的仪式，许多非洲士兵和平民在 10 月 22 日聚集在一起，而 3 天后，在这座城市的欧洲人庆祝红十字会舞会上，无疑也有许多同样的知名人士在场（Mueller，1995）。社会活动可能是疫情暴发的中心，如在新西兰的基督城，严重病例最早出现在狂欢周期间，毫无疑问,流感是由参加狂欢周的游客带入城市的,并迅速在城镇和乡村地区蔓延(Pearson,1919:254)。1919 年 3 月 15 日,《泰晤士报》报道:"在马耳他的狂欢庆典导致了带有许多致命病例的流感新的暴发。"在西班牙,圣伊斯德罗节(St Isidro festival)吸引了许多人到马德里,其中的许多人感染了流感后又回到遍布全国各地的各自的家,然后在随后的秋收节进一步成为病毒的有力扩散者。这类节日的重要性可能给抗击流感带来多种压力,如在瓦拉多利德(Valladolid)看到的,在那里,由于经济和政治利益以及活动周的诸多好处,首席卫生督察官加西亚·杜兰博士(Garcia Duran)同意推迟对疫情的正式宣布直到 9 月下旬(Echeverri,2003:176—179)。

由于担心可能出现更多流感病例,英国政府决定向包括法国、比利时、日本、希腊和中国在内的一些国家的政府通报情况:

大流感疫情使得计划在伦敦接待多国部队代表团的安排欠妥。因此,邀请代表团参加市长游行的事宜只能遗憾地取消。有人建议,已经驻扎在英国的美国、葡萄牙、意大利和塞尔维亚军队可以参加。(PRO,CAB 24 149)

这一行动可能有助于减少游行过程中传播的流感病例的数量。值得注意的是,这是英国内阁记录中提及那场大流感疫情极少的记录之一。在英国的记录中,关于流感的记载的确相对较少。战争没有消除大流感,但模糊了其存在,特别是英国政府机构对于这场疫情的职责。

战争也在集体记忆中发挥了作用,特别是在那些深陷冲突的国家。随着流感成为这场战争的重要组成部分,这两件事经常被混为一谈。在社会以及人们态度中发生的变化也归因于战争。它标志着一个重大的变革时期,不仅仅是在英国。从 19 世纪后半叶开始,英国已经从主导世界的大国变成了一个不得不重新考虑自己在世界上地位的国家。经历南非战争和第一次世界大战漫长岁月的大屠杀,英国的统治地位受到了质疑。战争带给人们对待事物态度上的改变,很可能对整个社会、对这场疫情的反应有影响。经历了多年的面对可怖的战争时的牺牲、心怀战友情的理念,以及林林总总的"举步维艰"和"牙关紧咬",这些难免影响了人们对流感带来的区区小事的反应。这"只是"一场流感,很容易被深埋在战争的伤痕下,并融入整个战争的经历。这种态度可能导致人们对大流感疫情的轻描淡写,以至于这一事件未能在集体的记忆中被突出地保留,否则,引起如此高的发病率和死亡率的一场疾病是不会被忘记的。

流感中的国家关系与政治气氛

流行病及社会对其的应对措施,特别是政府和地方当局的应对措施,可能被迅速政治化,成为公共混乱和变革的潜在根源。人们已经注意到,1918 年大流感疫情在很大程度上没有公共卫生当局和政府相应的应对措施。据记载,为数不多的对统治精英的威胁之一发生在巴西,那里的情况显示,巴西南部资产阶级的现代化理想的脆弱性暴露了出来,而里约热内卢的精英试图将现有的权力关系合法化,竭力阻止现有秩序受到破坏,否认疫情的存在。不过,令人惊讶的是,巴西南部社会熬过了这段恐惧、信息虚假和社会破裂的时期(Olinto,1993:285)。

西萨摩亚经历了大流感疫情的政治层面,西萨摩亚独立运动不断上升,其影响和动机与大流感有关,人们认为相当高的死亡率(占人口 22％的病例)表明新西兰殖民者未能履行自己的责任(Boyd,1980)。也有人提出,这种疾病与加拿大原住民与欧裔加拿大人之间的关系,因为加拿大原住民把这种疾病纳入了对自身、非原住民邻居和政府之间关系的解读(Kelm,1998:21)。这些解读包括将疾病归咎于他们与白人接触,尤其是对抗接触,同时经常用疾病因果报应的原住民概念来解释疾病的传播。原住民对流感的看法也常常显示一种他们遭到背叛的感觉,他们指出那些一直鼓励他们采用的现代化手段和医学并未能保护他们,而且相应的资源和援助也未能提供,这等同于对原住民的忽视(Kelm,1998:23－27)。显然,这种观点助推了政治上的对抗。

至于长期的社会性影响,也许没有哪个国家比南非更严重。这次大流感也成为新成立的南非联盟发展初期的一件大事,它在人口、医疗、社会、种族和行政等诸多方面影响了南非。有人认为,南非因流感而发生的立法变化实际上为 20 世纪后期更为阴险的种族隔离法奠定了基础。新的《公共卫生法》将公共卫生部从 1917 年成立的小型咨询服务机构转变为联邦政府的一个更为积极和有干预特权的部门(Phillips,1987,1990a,1990b)。大流感疫情不仅使权力大幅扩大的新卫生当局得以成立,而且促进了一些种族隔离和卫生法律的加速制定和通过(Mueller,1995)。然而,这一观点已经被反击,即虽然对疾病传播的担忧可能引发了种族隔离,但是这些担忧本身并不是后来的立法的直接原因,只起到了对种族隔离法的促成作用,如 1923 年的《原住民(市区)法案》(含居住隔离的主要原则)。穷人被认为是将疾病带到了较富裕的白人区,因此,这种流行病增加了制定南非城镇实施居住隔离要求的国家政策的重要性和紧迫性(Phillips,1990a:226－227)。

国家医疗体系的建立

在流感大流行最严重的时候,库欣在日记中草草写道,大流感疫情或许终究还是有价值的,只有灾祸才能促使各国采取建设性的行动(Cushing,1936:492)。对这场大流感疫情已明确定义的少数几个长效影响之一是国家公共卫生系统和管理的建立与改变(Afkhami,2003:392 fn 101;Bryder,1982;Phillips,1990a;Rice,1988)。例如,在南非和新西兰,由于死亡人数激增,委员会开始调查这一流行病及其应对措施。这些因素加上公众对变革的要求,直接导致公共卫生系统发生重大变化,这些系统的职权范围、预算和人员都大幅扩大。在这两个国家,这些变化发生得相当快。事实上,《泰晤士报》报道了南非议会引入公共卫生法案的情况,而此时,第三波疫情仍在冲击英国(*The Times*,1919 年 2 月 7 日第 7 版)。加拿大、法国、澳大利亚、印度、伊朗和俄罗斯国家公共卫生系统和组织的发展也被视为这场大流感疫情的结果。就在报道南非立法实施的两个月前,《泰晤士报》曾报道,"加拿大政府将组织一个与国家实验室相关的公共卫生局"(*The Times*,1918 年 12 月 7 日第 7 版)。一段时间以来,加拿大一直在呼吁建立一个全国性的公共卫生机构,由加拿大医学协会(Canadian Medical Association)和联合农场妇女协会(United Farm Women's Association)等团体领导,这些团体主张加强各省之间在卫生方面的合作,并主张建立一个中央卫生局。大流感疫情给予这项建设一个额外的推动力,使其目标成为现实——建立联邦卫生部的法案在 1919 年 3 月进行了首次审阅,该部门在那一年年底开始运作(Pettigrew,1983:

134—135)。

　　然而,在某些国家里,大流感疫情不被认为是一个传播专业
医学的好机会,这些国家的医界专业人员不被认为救助失败,相
反,被认为是由于在基础设施、资源和支持方面缺乏组织而受到
阻碍。医护人员没有因病人死亡而受到指责,他们被视为与呼
啸而来的疫情进行了英勇的战斗。相反,政府、缺乏资金、缺乏
公共卫生系统和基础设施被认为是造成大量死亡的原因。对医
疗行业的批评通常很少。但情况并非总是如此,有很多例子显
示了不同的反应。例如,墨西哥普埃布拉(Puebla)和巴西里约
热内卢的疫情暴露出严重的紧张局势。在普埃布拉,大流感疫
情导致了一场公共卫生运动,但这发展成了一场政治冲突,显然
是革命团体和他们的对立面——特权阶级——之间的冲突,最
后,特权阶级在政治和实现他们的公共卫生战略方面取得了胜
利(Gamboa Ojeda,1991)。巴西南部的情况表明了巴西南部资
产阶级现代化理想在对卫生政策施加压力中的脆弱性,并且暴
露了那里大多数民众所处的糟糕的医疗卫生条件。已有的医疗
专业、知识和政策不能适应资产阶级的需要,地位和权力的丧失
似乎是不可避免的(Olinto,1993)。事实上,大流感疫情的高峰
持续很短,只有几周时间,这防止了紧张局势持续足够长的时间
乃至暴发,引发重大动荡。一旦高峰过去,大多数人只是放心地
看到它结束,所有的政治能量就消散了。

　　在澳大利亚,大流感疫情对澳大利亚联邦卫生和检疫部门
的发展发挥了重要作用,正如美国著名公共卫生专家、多年来在
洛克菲勒基金会国际卫生委员会工作的维克多·海斯特(Vic-
tor Heister)在其回忆录中所述:

　　1921年,设立卫生部的想法成为一个热门话题。从战场上

回来的军队有可能导致疟疾、伤寒、痢疾和性病的传播。流感疫情在整个澳洲大陆各个角落蔓延，暴露了各州在处理这类关乎所有人的疾病的低效和混乱。(Heiser,1936:351—352)

　　澳大利亚通过实施海岸检疫，成功地推迟了流感疫情的到来，随后，又有各个州之间的检疫。澳大利亚检疫主任约翰·康普顿(John H. L. Cumpston)写了一篇文章，呼吁建立检疫和公共卫生部，并指出检疫部门在使澳大利亚免于流感方面做了典范(一旦检疫隔离停止，超过 12 000 名澳大利亚人死于流感)。然而，他也警告了其他流行病，并主张保持警惕的隔离服务，要求更多的资金和人员（NAA，A6006 1919/1/9；Cumpston，1919)。澳大利亚内阁批准了这一请求，并增加了干事的工资。澳大利亚联邦卫生部承认，对 1919 年大流感疫情的恐慌反应是 1921 年 3 月资助联邦卫生部的催化剂。[7]其他影响这个决定的因素包括来自澳大利亚各个州州长的建议，澳大利亚英国医学协会(现代澳大利亚医学协会的前身)，以及洛克菲勒基金会的国际卫生委员会主席的海斯特对澳大利亚总理比利·休斯(Billy Hughes)开诚相见的忠告。海斯特告诉休斯澳大利亚被西方世界认为是落后的，除非建立一个国家卫生部。他还对在工业卫生、公共卫生工程和管理领域具有临时专业技能的人给予激励，提供培训奖学金，以推动政府同意。康普顿当选 1921 年新成立的部门的第一位总干事。

　　理查德·科利尔指出，英国也出现了类似的结果——大流感疫情触发了新的卫生部门的建立。然而，他又明确地指出把设立卫生部与大流感疫情联系起来是夸大其词。他认为，以部委取代地方政府委员会的提议和努力一开始遭到了强烈的反对。但到了 1919 年，在朗达夫人(Lady Rhondda)、莱弗胡勒姆勋爵(Lord Leverhulme)和阿斯特少校(Major Astor,后来成为勋爵)等强势派人士的支持下,建立卫生部才成为现实(Collier,1974:289),所以卫生部的建立应归于对大流感疫情抗击的成功。然而,19世纪末和20世纪初确实英国公共卫生体制发生巨大变化的时期,即从自由放任政策的小政府的运作转变到福利国家制度。随着时间的推移,人们对疾病认识的概念也发生了变化,系统医学不断明确其科学性和专业性;在关涉健康和疾病问题上,政府内部结构和运行机制也随着卫生部取代地方政府委员会发生了变化。一些人利用地方政府委员会在面对大流感疫情时的被动态度来强调呼吁成立卫生部,然而,尽管这场大流感疫情确实触发了其他国家建立了新的公共卫生组织,但是英国卫生部成立的想法是早就提出来的,只是疫情的到来使其时机成熟而已。改变英国公共卫生的行动已经进行了一段时间。诸如1875年和1890年的《公共卫生法案》,1906年的《教育法案(提供食物)》,以及1911年的《国家健康保险法案》等里程碑式的法案都已经通过,正如医学历史学家弗吉尼亚·贝利奇(Virginia Berridge)所写的那样,"医疗卫生领域的社会改革有明显的维多利亚时代的先例"(Berridge,1990:217)。然而,《泰晤士报》的医学记者当然热衷于一个活跃的新部门,并在很多场合就此事辩论,只是偶尔才提及大流感疫情所造成的那份萦绕心头的恐惧。[8]战争推迟了英国医疗和福利政策的改革,因为战争分散了政客和改革者的注意力(Lees,1998:328),而大流感疫情帮助了这一进程的复苏。

当地政府委员会由于态度消极和行动迟缓而受到批评,不过,这些行动和措施本身并没有受到批评。行动本身完全符合医疗机构的性质和理念。委员会还为自己的不作为和未能采取更积极的措施(如隔离)辩护,称这些措施无论如何都不起作用,在一个处于战争状态的国家,这些措施不会完全可行。纽劭姆爵士在英国皇家医学会的流感研讨会的开幕式上公开承认了推迟发布地方政府委员会关于流感的第一份备忘录,因为他认为国家的主要职责是让整个国家的运行持续下去。战争的无情导致这种传播感染的风险,并由此产生一种毒性更强的疾病或混合疾病(Royal Society of Medicine,1918:13)。因此,从国家和军事利益的角度来看,"一切照旧"这种态度受到了媒体和医疗机构的鼓励。任何行动和治疗都交给地方当局,因为他们对公共卫生负有主要责任,这是由地方卫生部门履行的。由于没有集中或协调的机构,这导致了一系列复杂的不同的反馈,一些地方卫生部门否认有任何此类流行病,而另一些地方的卫生部门则提供了尽可能多的援助。

大流感催生了世卫组织

尽管大流感疫情在建立或重塑国家公共卫生系统中的作用是公认的,但是很少有人认识到那场疫情对国际机构发展中所发挥的巨大作用,如世卫组织。然而,那场大流感疫情确实与这些机构之间存在联系。事情的原委可追溯到南非,当时南非遭受疫情袭击时,几乎处于完全没有准备的状态,没有收到任何官方通知说开往南非的船只有可能携带了这种疾病(Phillips,1990a:101)。然而,当感染发生后,南非立即采取了积极的措施,并把该流行病的信息和警告以最快的速度传到其他国家,尤其是帝国的其他地区以及那些与南非有重要航运联系的国家,比如澳大利亚、新西兰、印度、毛里求斯、马达加斯加和英属海峡殖民地。南非还要求许多国家提供信息,作为大流感疫情委员会调查的一部分。[9]这种交流大多不是在殖民边缘地区、比勒陀利亚(Pretoria)、帝国中心、伦敦之间进行的,而是在殖民边缘地区的成员国之间进行的。这表明,帝国的成员国在主张自身的独立角色,如1910年南非事件和1900年澳大利亚联邦事件所强调的角色,这是每个国家建国进程中的重要中转(不能永远仅仅作为殖民前哨)。墨尔本[10]、比勒陀利亚和伦敦之间的通信主要限于地方政府委员会关于大流感疫情备忘录副本和其他一些简函,特别是关于养老金的支付。[11]然而,南非人也确实要求国王向总督发一份吊唁信,英国国务卿于1918年10月29日(时间是英国出现第二波疫情高峰之前,南非出现疫情高峰之后)向总督发了这封信:

国王陛下对流感在南非联盟和南非保护国造成的破坏深表关切。谨向受难者表示同情,向因疫情失去亲人的人们表示哀悼。(NASA GG 1231 33/1026)

南非和澳大利亚政府和美国[12]的通信沟通层次与他们和英国的通信沟通层次相当,即大部分的通信是在贸易伙伴和殖民地同胞之间进行的。这些信息在沟通中得到充分领会理解。[13]澳大利亚人认为情况非常严重,并以此为理由实施海岸检疫,从而推迟了流感进入澳大利亚的时间。新西兰经历了1918年的"黑色十一月"(Rice,1988),而澳大利亚直到1919年年中才被疫情袭击。新西兰大流感疫情的严重程度以及波及的一些太平洋岛屿的情况引起了广泛关注,新西兰请求澳大利亚援助周边这些岛屿,包括那些新西兰领土或新西兰的保护国,因为新西兰本身无能为力。而在流感大流行之后的几年里,澳大利亚继续监测许多国家的疫情,特别是太平洋地区。

　　与南半球这边澳大利亚对所获得的资料信息表示感谢并非常认真地对待，相反，英国的情况大不相同。南非的疫情规模并不是个秘密，而是被广泛报道。在殖民地国家，中央政府确实非常认真地看待这一流行病。在澳大利亚，当大流感疫情公布时，联邦政府动员各州管理州际交通，并收集各种来源的信息。然而，很少有证据表明伦敦与澳大利亚之间以及伦敦与南非之间存在信息流动。来往于伦敦的信息确实缺乏，但一个遍布南半球的网络却在发送警告、疾病信息、疫苗等信息。实际上，这个网络不仅提供信息，而且组织向受灾岛屿国家运送医疗援助。

　　流感危机刚一结束，疫情消退，南非政府就希望将这些网络及其流动正规化。南非的大流感疫情委员会的建议之一是建立一个迅速传播有关流行病的权威信息的国际组织（Union of South Africa，1919：9）。这一愿望在英国被报道，如 1919 年 2 月 25 日，《泰晤士报》在其委员会报告的上方刊登了题为《抗击流感——需要一个国际组织权威机构》的标题，并注意到该委员会呼吁建立一个国际卫生组织，并在南非修订卫生管理制度。南非发布这样的信息，并与其他国家交换信息，在接下来的两年，南非建立并扩大了与邻国和大英帝国其他成员国关于流行病的周知联络系统（Phillips，1990a：207），并加入了在巴黎的国际公共医疗卫生健康组织，这一机构每月发布世界各地的疾病暴发和流行病简报。[14]

　　科利尔认为，由于大流感疫情，医学前沿开始不再高高在上而是屈尊下沉，从 1920 年 1 月起，国家联盟卫生委员会（即现在世卫组织）通过电报和每周反馈系统来确保各地抗击流感疫情的工作人员在一个国际团队的机制下工作（Collier，1974：290），不过这也可能夸大了流感的影响。人们认识到，国家联盟卫生委员会的存在其实很大程度上是出于对战后难民营里疾病的关注,特别是伤寒,尤其是在东欧和东南欧地区(Metzger,2001;Weindling,1995)。然而,大流感疫情可能在国际机构的长期持久存在方面发挥了作用,并有助于明确建立某种形式的全球公共卫生组织,以应对大规模卫生问题。当然,世卫组织总干事格罗·哈莱姆·布伦特兰(Gro Harlem Brundtland)博士在2002年曾提醒大家,"抗击流感是世卫组织最早的项目"(WHO,2002)。当世卫组织举办流感研究与监控暨发展与合作50周年庆典时,一份关于流感监控50周年评价的媒体新闻指出:在通过检测正在发生的疫情和为即将到来的流感季节做准备的抗击流感方面,世界已经取得了很大的进步。这条新闻同时宣布世卫组织发布抗击流感疫情计划(WHO,1999d),该计划为未来抗击流感疫情提供了指导方针和信息。对世卫组织来说,流感仍然是一种需要监测的持续性威胁,截至1999年,世卫组织的全球流感监测计划包括83个国家的110个国家级流感中心网络,另有分别位于澳大利亚、日本、英国和美国的4个病毒比对与研究合作中心。援引世卫组织总干事的话,"我们必须认识到流感对全球性疫情的不可预知性,一旦出现流感全球性大流行的毒株,就会产生急速而严重的后果,这就要我们有充分的理由保持持续的警惕,并精心规划以改善防范措施"(WHO,1999e)。世卫组织的计划旨在建立并资助一个国际中心,以收集和发布信息,协调有关流感的实验室工作,培训实验室工作人员(WHO,1999b)。随后,这方面的工作已发展到包括计划减轻未来的区域流行病和全球疫情,制定控制方法以限制疾病的传播、严重程度和后果,在国家实验室之间实现信息共享、病毒分离和实验室诊断试剂,包括技术、材料的开发和标准化。最近,为了进一步提高对流感的监测，提高标准化汇报，世卫组织和位于巴黎的国家卫生与医学研究所共同创建了一个连接流感研究和监控中心的全球网络的互联网工具（简称流感网）。这一网站允许每个中心远程输入数据，并获得实时流行病学和病毒学信息。此外，来自国家实验室的所有信息由世卫组织分析并发表在《流行病周报》(*Weekly Epidemiological Record*)，并在互联网上提供各国报告摘要。[15]世卫组织每年召开两次会议以确定流感疫苗的构成，一次是每年 2 月在北半球，另一次是每年 9 月在南半球。对于世卫组织的过去、现在和未来，流感显然扮演了重要角色。流感这一疾病，特别是其全球性的疫情，在世卫组织的前身，即国家联盟卫生委员会的形成中发挥了作用，因此世卫组织可以被称为大流感疫情永恒的遗产之一，尽管不是大流感直接的成果。

第八章

对未来的预见

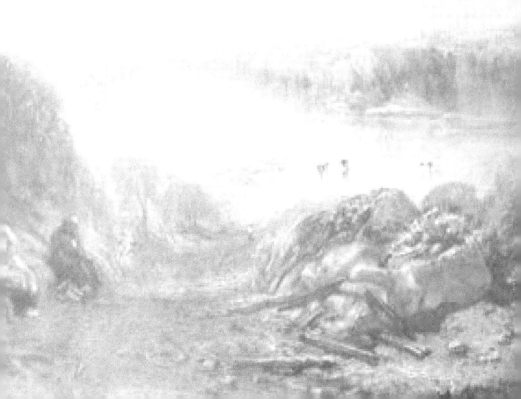

2001 年,英国皇家学会的流感学术会议曾指出,一场毁灭性的全球性疫情是不可避免的。抗原基因漂移和抗原基因转移的机制意味着流感对人类仍然是一个威胁,而且可能是一个非常严重的威胁。

流感疫苗种类繁多——细胞培养疫苗、活疫苗、肠外佐剂、黏膜佐剂、重组疫苗、反向遗传基因疫苗和核酸疫苗。

1918 年经历了世界迄今为止最大规模的战争——第一次世界大战的结束,同时也经历了人类现代历史上最大范围的流行病。这两种全球性灾难总共夺去了超过 1 亿人的生命,其中流感占的比例更大。与战争之前相比,1918 年的世界是一个截然不同的世界:帝国消失;世界版图在纷争中重绘;在风头正劲的民族自主意识下,新生的各个国家力争国际话语权;国际和国内的权力关系不可逆转地改变,大部分的世界金融和商业结构荡然无存(Steiner,2005:1)。然而,这不仅仅是一个群龙无首的过渡期或一段缓慢而无情地滑向第二次世界大战的停歇期,这也是一个可以发挥潜力的时代,一个即将重建的时代,正如一些人对这一时期的描绘:空气中弥漫着对和平的渴望,对生活复兴的意愿和满怀希望的感觉,(Steiner,2005)。但这一切还没有被充分探索、展开之前,流感已经毁掉了数百万人的生命。

1918 年的流感是一场真正意义上的全球疫情,一场几乎蔓延到世界每一个角落的流行病,中立国和交战国无一例外都备受煎熬,流感为一战带来一段忧郁的尾声,一场令人黯然神伤的谢幕。这是数个世纪以来最严重的一次疾病暴发,就感染的绝对人数和感染人数在世界人口中所占比例而言,可能是有史以来最严重的一次。在第一次世界大战突然陷入沉寂之际,流感被认为是一种危险,但当它袭击英国时,在很大程度上仍未被重视。英国报纸曾报道了在许多国家大量病死人数和患病人数,但英国当局认为这不是当务之急,而且由于事关战争的要优先于其他一切,所以必须"一切照旧"。"仅仅是感冒"的观点简化了争论"一切照旧"的必要性,这也促使这一事件不易在集体的记忆中存留。流感太常见,太平庸,危机是短暂的,疾病暴发的冲击波呼啸而来又转瞬即逝。它令人太熟悉了,分布也太广泛了,而且还不够致命。一种高致死率的"异域"疾病,比如黑死病或埃博拉病,将会被人们铭记于心(即使病死的人数不那么庞大),而低死亡率的流感疫情就不那么令人瞩目或可怕,即使疫情遍及各地,丧生者无数,与以往不可同日而语。但是,尽管这一流行病在很大程度上被忽视,而且长期被遗忘,但它也并非没有影响。这些变化包括战后婴儿潮的延迟,以及政治或社会的变化,如政府将建立和加强公共卫生作为首要关切事宜。这些变化可以从机构的发展中看出,如国际联盟卫生计划及其继任者世卫组织。在任何即将到来的大流感疫情中,世卫组织都可能发挥重要作用,事实上,世卫组织可能是预防或减少流感全球疫情的一个重要因素,因此也可能会使流感被其他机构忽视。

这就提出了一个问题——全球疫情是否可能发生,甚至极有可能发生?人类会再次面临像 1918 年那样的大流感疫情的威胁吗?进一步的区域性流感疫情和全球性流感疫情极有可能发生,事实上,一份英国皇家学会学报在一期报道专门的流感学术会议的开篇中曾直截了当地指出,一场毁灭性的全球性疫情是不可避免的(Laver & Webster,2001:1813)。抗原基因漂移和抗原基因转移的机制意味着流感仍然是一个威胁,而且可能是一个非常严重的威胁。虽然流感的死亡率通常可能不高,但其易传播和潜在毒性这两个特征意味着,一旦出现一种新的毒株,世界上大部分人口可能很容易被感染。目前,一种禽流感有可能跨越物种屏障进入人类体内,并导致一种新的"人/鸟毒株",这引起了许多医疗专业人士的关注。

禽流感不仅仅是一种迅速传播的疾病,它也威胁着亚洲许多国家的禽肉产业。这种禽类疾病可能威胁到食品工业,而且可能是全球性的。事实上,这不是食品本身的问题,而且也没有理由停止食用受影响地区的禽类产品(但有充分的理由不将活的动物运进运出这些国家)。相反,尽管该病在禽类中是一种重大疾病,特别是具有重要商业和经济价值的禽类,正是这种疾病可能以我们大多数人无法想象的规模使人类致病,这也使世卫组织和流感专家敦促采取极端的行动,如在东南亚和东亚(可能还有其他地方)立即扑杀数百万只禽类,并引发出诸如《变异禽流感可能杀死数百万人》(*The Sun-Herald*,2005 年 4 月 17 日)和《流感杀手:世界能应付吗?》(BBC,2005a)这类新闻头条。

到目前为止,在这些疫情中导致人们死亡的禽流感毒株几乎没有显示出在人与人之间传播的倾向(而普通流感从一个人传递给另一个人非常容易),而几乎所有的人类禽流感病例都是直接从鸟类感染,大多来自家养禽类而不是商业化饲养禽群(WHO,2005b:2)。当然,禽流感传播范围越广,如 H5N1 型病毒在亚洲部分地区的流行,这种感染的概率就越大,但即便如此,感染人数可能仍然很少。然而,当禽流感感染人类时,它会表现出高毒性和比一般流感更高的死亡率。此外,很明显,H5N1 毒株在禽类中具有更强的致病性和更强环境耐受性,而且感染范围也会扩大,如各种猫科动物中出现病例,野生水禽的死亡率也增加(WHO,2005b:2)。

尽管许多公共卫生和动物卫生当局做出最大的努力,然而随着禽流感流行的不断增加,出现大流行毒株的可能性似乎越来越大,最具可能的情况是首先在东南亚或东亚出现一种人禽重组的毒株。这种事态发展并非人类所愿,但这种可能性本身可以给予人类一种意识和预警,使人们能够采取预防性和反应性的措施,这些措施包括对有可能出现的毒株做进一步研究,研制疫苗(也许是使用新技术,可以在更短的时间内生产更多的疫苗,不依赖于鸡胚作为基质),为医疗专业人员、护理人员和广大民众的信息宣传做充分的准备,以及其他大流行病的防范活动(Monto,2005;Stöhr,2005)。然而,这需要公共卫生当局、政治家和医学界的共同努力。鉴于流感在许多人心目中是常见和可被忽视的,民众了解流感可能造成的潜在威胁有多大就显得非常重要。

一种致命的、在动物中广泛传播的流感疾病可以通过宰杀和隔离加以控制,但是如果这样的新型毒株出现在人类中,正如拉弗(G. Laver)和罗伯特·韦伯斯特(Robert G. Webster)很明确地指出,"人类是不能做出这样的选择的"(Laver & Webster, 2001:1813)。流感病毒检测和疫情监测的成功程度以及在这种条件下这类毒株可能的传播速度——也许决定人类是否有足够的时间来准备、分发和管理所需的,即使不是数十亿也是数百万剂的疫苗。由于现有疫苗的预期无效,现代抗病毒药物可能成为对流感疫情防御的前沿阵地。正是出于这个原因,包括英国、加拿大和澳大利亚在内的一些国家一直在储备并确保获得提供这些药物的合同。[1]快速、准确的诊断将有助于发现区域性或全球性流行病,并有助于确定应向哪些人群提供疫苗或其他药物。这种简单而准确的诊断工具目前还没有广泛应用。

真正令人担忧的是,如果我们不迅速阻止禽流感,禽流感可能会在禽类种群中发生进一步的变化,如果一个人或者一只鸟同时感染了禽流感和人类流感毒株,这可能导致两种菌株的遗传物质重组,产生一个全新的菌株,一种在人际之间容易传播,但对于人类的免疫系统来说又是不可识别的一种高毒性、高传染性、遇不到任何障碍的病毒。这种情况发生在1918年,一种新的病毒在全球人口中迅速蔓延,给经济、家庭、专业医疗队伍

和医疗设施、甚至墓地和太平间带来巨大压力。《泰晤士报》有
报道如下：

在伊尔福德（Ilford），死亡人数如此之多，以至于当地的殡
仪馆工作人员越来越少，难以应付。镇上所有能容纳 11 000 多
名儿童的学校都已关闭。昨天，在一名医生的诊室外排起了 70
多人的长队。

在恩菲尔德（Enfield），殡仪馆拒绝订单。一位殡葬人员说，
在恩菲尔德和邻近地区，他已经登记了本周要举行 97 场葬礼。

在格林尼治，考虑到葬礼的数量，周日，安葬在镇区墓地的
许可已经得到批准。

在莫尔德（Mold），医生的诊室外是寻医索药的人的长长的
队伍。许多面包师病了，出现了面包短缺的情况。

在斯托克纽顿，镇区议会允许一些工人在阿伯尼（Abney）
公园墓地协助挖掘墓穴，因为那些原本的墓穴挖掘工难以应付
额外的工作。

在里丁，三分之一的邮差患了流感，投递也延误了很多。一
名保险代理人走访了该地区的 49 户人家，发现其中 46 户居民
患病。

如果一种全新的流感病毒浮现，人类对这种病毒没有免疫
力，它像普通流感一样很容易在人与人之间传播，而另外一场疫
情又出现时，那么会发生什么情况呢？如果我们最坏的担心成
为现实，一场新的流感大流行会像 1918 年那样严重吗？万一最
坏的情况发生了呢？那么将会有 90% 到 100% 感染，各个岗位
出现大量病假，患病潮会迅速冲击生活的各个方面，造成巨大的
破坏。流感的区域性疫情和全球性疫情的死亡率很少超过
3%，通常在 1% 左右。但是如果全世界有一半的人口被感染，

那么就有 30 多亿人受到感染,这可能导致全球 3 000 万人在很短的时间内死亡。有了适当的流感全球疫情规划、抗病毒药物甚至新疫苗的开发和部署,以及一定程度的医疗援助和病人护理,应该有可能减轻这种高死亡人数,至少在发达国家是这样。因此,这可能是一场确实显示出社会经济偏见的流感疫情——不一定体现在感染流感的人身上,而是体现在那些重症甚至不能治愈的人身上。

对流感的监测是世卫组织最早的单独项目,连同《1999 年和 2005 年流感全球疫情计划》《2002 年全球流感监测、预防和控制议程》一道提供了一个战略路线图,目的是以降低发病率和死亡率,这一目标既针对每年的流感暴发,也针对下一次的流感全球性疫情(Stöhr,2002:517)。世卫组织一直在鼓励各国制订适合本国的应急计划,预防灾难来临。这种意识和准备(这种准备是各国意识到潜在的危险,做好准备并采取适当的行动)加上疫苗(如果能及时研发的话)、抗病毒(如果有)和抗生素(用来阻止像 1918 年那场大流感疫情那样夺去许多人生命的细菌性并发症),可能会减弱某种新型流感疫情毒株的影响,特别是在发达国家,而且也使人们相信这可能甚至可以防止全球性疫情(Monto,2005:324)。然而,考虑到全球人口比 1918 年多得多,而且人们之间的相互联系和相互依赖程度也高得多,我们完全有可能有数十亿人生病,即使死亡率保持通常的低水平,但是死亡人数也可能达到数千万,甚至数亿。专家估计下一次流感全球性疫情可能造成的死亡人数在 200 万到 5 000 万(WHO,2004b)。1918 年大流感病毒更倾向于使年轻人感染——这对于流感来说是不寻常的——因此,一种新病毒的致病性如何,以及更有可能集中感染的年龄组等等特征,都可能极大地改变其影响。

除了病毒因素外,各国政府和卫生保健系统的反应和防范水平也会影响最终的死亡人数。即使是中等程度的疫情也会给没有做好准备并处于不利地位的人和国家造成相当大的负担,因此卫生保健应对措施的计划将是至关重要的。良好的医疗卫生保健可以大幅降低大规模疫情的影响,但疫情本身可能会破坏基本药品的供应,而医疗卫生保健工作者本身可能受到疫情的严重袭击,特别是在抗病毒和疫苗对新流感毒株的效力有限的情况下。因此,流感疫情的应对计划必须既强大又灵活,以应对各种可能性。与1918年相比,我们现在更有能力面对一场大流感疫情,但还不足以自信,更不用说沾沾自喜了。对于每个国家的公共卫生系统来说,这仍然是一个非常大的压力——对于富裕的国家来说是一个重大考验,而对许多其他国家来说则是一个令人难以应付的考验。

在2001年,超过2.5亿剂的流感疫苗被用于全球60多亿人口,主要接种对象是那些处于最大死亡风险的人群(65岁以上的人),这一人群已经超过3.8亿(Stöhr,2002:517)。大多数弱势人群生活在发展中国家,那里几乎无法获得任何提供的疫苗或抗病毒药物。因此,数百万人将面临得不到医疗援助的境况,即使是在人口较多的印度等新兴经济体中。世卫组织认为,在未来的大流感疫情中,受影响最大的将是发展中国家,那里没有疫苗或抗病毒药物生产(Stöhr,2002:517)。因此,国际组织关于流感的全球议程的主题是在国家内部和国际上加强流感监测,提高人们对流感给社会造成的负担的认识,增加疫苗的使用,为大流感疫情做好准备,加快国家和国际行动(Stöhr,2002)。然而,如果不及时监测和合作,或者出现一种抗病毒药物对其无效或我们无法迅速研制出疫苗,那么死亡率可能会很高。向所有受影响人口分发药物和援助的任何失败都可能导致国家内部和国家之间更大的政治和社会压力。即使死亡率很低,经济成本也是巨大的。如果国家和社群没有予以协助,如果政府被认为没有保护其民众,就可能导致仇恨和动荡。

世卫组织的《全球流感防备计划》旨在让各国负责公共卫生、医疗和应急准备的部门对大流感疫情的可能性和发生做出规划和反应。2005 版修订已有的计划,已有版本专注于世卫组织和各个国家政府在大流感疫情发生时的角色,特别是考虑可能导致重大疫情出现的流感病毒,如在亚洲的禽群中发现的禽流感亚型。修订后的计划涵盖了具有不同威胁程度的各种流感病毒同时出现的可能性,如 2004 年加拿大 H7N3 家禽和亚洲 H5N1 毒株暴发的情况那样。对不断上升的公共卫生风险的各个阶段予以重新检验测评,这些风险主要是与可能造成全球性疫情的某种新型流感毒株亚型相关的风险。另外,对各个国家政府在可能发生全球性疫情时各个阶段采取的行动提出了建议,并概述了世卫组织在每个阶段应采取的措施。这一规划应是有关各方包括世卫组织,在疫情的不同阶段采取措施得到更大的保障,并应改善向各国所建议采取措施的国际协调性和透明度。该计划还为各国政府根据疫情阶段制订各自的应对计划提供了指导。各国政府必须为疫情应对计划和执行阶段做资源的适当分配。这些计划必须协调许多机构和各级政府的活动,还必须考虑到国家和地方的情况。这些任务并不简单,但迄今为止的努力令人遗憾,因为许多国家似乎没有认识到流感的潜在危险,行动缓慢。几乎没有制订全国性的重大疫情计划,付诸实施的更少,在重大疫情发生时获得重大立法或实际权力的更少(加拿大的疫情计划是最明显的例外)。[2]

现有的疫苗生产是利用在鸡胚中生长的流感病毒,然后由甲醛或β丙内酯灭活。这些疫苗可由全病毒、分裂产物或纯化血凝素和神经氨酸酶几类组成。全病毒疫苗没有广泛适用,因为儿童对此可能发生不良反应。分裂产物或纯化血凝素和神经氨酸酶疫苗已被证明是有效的,耐受性良好,很安全(Nicholson *et al*.,2003:1737)。这些疫苗的生产是一个耗时的过程,并在很大程度上依赖鸡胚的稳定供应。即使在大流行期间,也至少需要6个月的时间来组织足够多的鸡胚,以生产每年所需要的疫苗,这就使得在遇到重大疫情时,应对情况变得更加难以维系,除非我们非常幸运有足够长的预警时间。此外,两种最令人关注的流感毒株,即高致病性H5和H7亚型,无法在鸡胚中成功生长(Webby & Webster,2003:1520－1521)。另外,预先警告本身可能导致虚假警报,并使人们花费大量时间和精力生产一种永远不会出现的疾病的疫苗。

目前,抗病毒药物和灭活疫苗是大规模直接预防的唯一手段,但疫苗生产能力有限和抗病毒药物库存有限,阻碍了这方面的供应。一些国家已批准使用基于组织培养和减毒活疫苗,这可增加灭活疫苗的供应。近年来,研究关注的焦点集中在疫苗研发和生产上,包括细胞培养疫苗、活疫苗、肠外佐剂、黏膜佐剂、重组疫苗、反向遗传基因疫苗和核酸疫苗,其中,细胞培养疫苗可提供快速反应的潜力以及避免鸡胚受污染的风险。此外,在哺乳动物细胞中生长的流感病毒更类似于临床样本中的流感病毒,因此提供了研制更有效疫苗的可能性;而活疫苗有提供模拟自然感染的优势,从而提供更广泛的免疫应答和更持久的保护(Nicholson *et al*.,2003:1737－1739)。一个被认为比较有前途的研究方向是利用基于质粒反向遗传系统来构建流感病毒粒子和疫苗。这一系统为生产 H5 和 H7 疫苗基础毒株提供了一种成功的变通方法(Webby & Webster,2003:1521)。

政府、行业和学术界之间的合作是克服各种障碍和确保快速生产任何候选疫苗所必需的。严重急性呼吸系统综合征的暴发表明,面对全球医疗威胁,国际合作是必须的。鉴于确立更好的疾病监测、迈向各国以及不同等级政府之间更好的合作、协调资源供应以及对一种快速传播的呼吸道疾病的潜在危险有更清醒的认识,人类从严重急性呼吸系统综合征和禽流感的暴发中实际上是获益的。这些好处可能是短暂的,而且还存在"狼来了"的危险,但是我们必须学会从严重急性呼吸系统综合征和禽流感中吸取教训。严重急性呼吸系统综合征最初被否认,更早地承认它的存在和采取主动行动可能挽救更多的生命,这是重要的教训。国际监测与合作至关重要,因为此类疫情不分国界或政治体系。

还有人对潜在疫苗的安全性和有效性表示担忧。1976 年发生在美国的猪流感恐慌让我们看到了这样的安全问题如何阻碍了一场原本善意的运动。当今政府会愿意允许一种基本的未经测试的疫苗被广泛使用吗? 除了在最严重的情况下(即许多人患病死去),人们会接受这种疫苗吗?

已经确认,儿童在流感传播方面所起的重要作用,以及为儿童接种疫苗以减少或预防流感暴发的可能性方面发挥重要作用(Glezen,1980;Glezen *et al*.,1980;Kendal,1987;Kendal & Glezen,1998;Schoenbaum,2003:246－248,251)。有一种观点认为,学龄儿童应该是疫苗接种的首要关注点,这不仅是为了保护他们自己,也是为了保护整个社区。目前,许多接种流感疫苗的国家政策倾向于关注那些最具病死危险的人群,即儿童、老人、有潜在或患有慢性呼吸道疾病的人群、在流感季节可能怀孕的妇女、养老院的老人、疫情高暴露性人群（如医疗卫生保健工作人员），特别是疾控中心的工作人员。有效的办法很可能是制定疫苗接种方案，让学龄儿童接种疫苗，从而减缓疾病的传播，甚至可能产生一定程度的群体免疫力。在疫苗数量有限的地方，通过将疫苗接种给最有可能传播疾病而不是患病风险和危险最高的人群，可以实现大规模的儿童疫苗接种，因为这可能推迟或减少流行病的强度，而这种推迟将为进一步生产、分配和给其他人接种疫苗赢得时间。然而，正如史蒂芬·施恩博姆（Stephen Schoenbaum）指出的那样，卫生政策制定者倾向于为高危人群和关键人员接种疫苗，疫苗储备有限，在他们转向给健康儿童接种疫苗之前，需要证明注射疫苗政策的有效性（Schoenbaum，2003:249—250）。

目前，有几个主要建议确保社区能够在一定程度上有信心面对新的流感疫情。这些建议包括：储备充足的抗病毒药物和其他药物，以减少感染的严重程度和疫情的传播；开发疫苗，匹配新出现的流感毒株的亚型，在临床试验中测试这些亚型，并让制造商准备在必要时提高产量；对反向遗传基因派生的疫苗的制备、测试和提供；[3] 对世界各地，特别是发展中国家流感疫苗生产能力的改善。

如果一种新的流感病毒出现，我们将面临严重威胁。这种威胁可能在未来几天或几个月内出现，也可能在几十年内不会发生，但正如病毒学家理查德·威比（Richard Webby）和罗伯特·韦伯斯特在《科学》杂志上警告的那样，"正在亚洲实施H5N1 流感测试和欧洲实施 H7N7 流感测试的'大自然'可能是最大的生物恐怖威胁"（Webby & Webster，2003:1522）。据说这些禽流感毒株的出现可能导致与 1918 年相似的大流感疫情（WHO，2005b：3），因为禽类对人类病毒的逐渐适应，疾病的严重程度，患病集中在青壮年人群，以及除了继发性细菌性肺炎外，还出现原发性病毒性肺炎，所有这些情况都被认为与 1918 年大流感疫情之前的情况类似。虽然没有 H5 病毒在人类中传播，然而人类对于这类容易导致全球性疫情的 H5N1 病毒的易感将是普遍的，应该记住任何禽流感病毒如果要发展成规模庞大的疫情，就会增强传播力，其致病性就会降低（WHO 2005b）。在可预见的未来，流感将继续伴随人类，并且常导致让许多人患病，因流感而病死人数会相对较少，但大规模疫情的威胁会始终存在。为此，我们必须继续监测和研究。

译后记

回望历史,那场百年前的旷世大流感
带给我们的思考

2020 年新年伊始的疫情延宕至今已经一年有余,全球疫情此消彼长,人们的生活、工作,社会的经济、文化随其而动。其实,疫情本来就是以医学事件为轴心衍生的一场社会事件,具有强烈的多米诺骨牌效应——它会触动并引发社会经济、人类文化信仰、精神心理乃至文明进程的诸多改变。而在每一场巨大的社会事件以及随后所引发的经济文化灾难中,单薄的个体都仿佛汪洋中的一条船,那么我们需要以怎样的思维认识疫情?如何不被扑面而来的信息淹没?

回望历史,也许会让你进入一个冷静而深刻的思考,不至于迷失在恐慌和人云亦云之中。

《帝国黯然谢幕:1918—1919 年大流感与英国 》(*Britain and the 1918—19 Influenza:a dark epilogue*)(以下简称《帝国黯然谢幕》)是一本医学社会史著作,作者尼尔·约翰逊(Niall Johnson)博士毕业于剑桥大学,从事医学社会史研究。历经 10 年的资料收集和整理工作——他的足迹遍及英伦三岛、欧洲大陆、澳大利亚、南非、美国、加拿大等国家和地区的档案馆、图书馆、博物馆资料室——约翰逊博士写就了关于那场引发全球医疗灾难、也触动了西方国家医疗管理体系以及诸多社会变革的大流感疫情的医学社会史著作。书中文献引用 948 篇/目(官方档案

338 份;公开发行出版物 610 篇/本),注释 203 处。作者以翔实的史料为基础,对那场疫情做了全景描述——涉及历史地理、生物医学、人口社会学、文学艺术,是一本研究英国近代医学社会史弥足珍贵的著作。

医学社会史,顾名思义,是从人类患病感染、处理方式、医治手段、社会关联的经济影响、文化影响以及社会政治考量等角度来审视、研究、思考人类社会发展的一个研究领域。看到最近一年多的疫情所引发的社会冲突、经济困境、国际矛盾、文化争议等问题,就能够理解医学社会史是一门跨学科的研究领域。这本书的英文原著出版于 2006 年,是英国医学社会史学会与国际著名出版集团劳特利奇(Routledge)出版公司在 1989 年启动的医学社会史研究系列著作之一。所以,这本书不是为了迎合人们在面对当前疫情时对百年前那场同样席卷全球的大流感而萌生出的猎奇探寻之心草草赶制的文化快餐,原著者的资料收集和观点没有也不可能与 2020 年这场疫情相关或有任何针对性。正因为如此,面对当前的这场全球性疫情,这本书的可借鉴性和客观性价值重大,这份价值不仅是针对管理社会运行的决策者——政府,而且也针对在疫情可以发挥专业技能的医护人员,甚至在一场重大的社会灾难来临时无法也不可能"独善其身"的普通个体。对历史的思考和借鉴是为了更好地解决当下的矛盾,对相似的错误不必一犯再犯,在沉思中获得智慧。

经历了整整一年的翻译与修改,在本书付梓之际,我情不自禁地回忆起翻译中的点点滴滴,在此,把一些有趣的内容落笔成文存留一份记忆。

从翻译的起始和完稿时间顺序来说,其实,这本书是我的第二本翻译著作,但是从图书出版时间上,这是我的第一本翻译著作。从 2017 年 1 月开始,4 年多来,从对学术文章、文化书写文稿的翻译,以及第一本《美第奇家族与意大利文艺复兴》翻译的经验积累中,我意识到:书,最终是要给写给更多的人读的,所以在对源语言翻译正确和准确的基础上,我把某些译句的表达形式直接交给未来的读者来决定。读者读起来更顺畅的句式就是最佳的表达。因此在翻译过程中我会把或长或短的句子发给朋友,请他们从译文 1 或译文 2,甚至译文 3 和译文 4 中选出读起来最顺畅的句子。在这个过程中我感受读者的阅读期待,来完成目标语句式的表达。在此要特别提到祝琳华。琳华是我相识7 年而尚未谋面的朋友,她的文风简洁大气,是一位诗歌和散文都写得非常出色的化学家,她的文学才气完全被淹没在看似有限实则无限的浩瀚化学元素周期表里了。邓小红,是我的大学同窗,她的英文功底可以胜任大学英语专业的教学工作,而在美国从事 20 多年科研工作的她对英语的语感更是娴熟自然,她能非常到位地指出源语言中某一用词用语的细微含义,并建议我用汉语应该如何表达,对我的帮助非常大。除此之外,小红帮我搜索下载了许多英文资料,这些资料是我在翻译过程中必须了解掌握的相关背景资料。小红在自己百忙的科研之余从未拒绝过向我提供帮助,我的整个翻译工作因此得以顺利进行。这是一份他人不可替代的帮助,我对小红由衷地感谢! 蒋海良,是被时代和仕途所耽误的一支铁笔杆。海良大哥虽然不懂英文,但是他对句构的建议,体现了他在语言表达上结构严谨、字斟句酌的特点。

请朋友挑选顺畅的译句只是我翻译过程中的一部分,更多的时候,我在翻译实践中思考如何运用翻译理论,揣摩如何把理论有机地运用到翻译实践中。这是一部专题史著作,并非文学作品,但是作者在书中提到很多西方著名文学家在那场大流感疫情中的经历时采用了对相关文学作品的直接引用。那么,对于这部分内容的翻译,就需要我运用文学翻译手法来再现原文的生动,而不能只是简单直接地把信息传递出来。例如,书中第六章"文化维度的考量"里,作者借用法国著名导演克里斯·马克(Chris Marker)的电影《日月无光》(*Sans Soleil*)中的那句独白——I will have spent my life trying to understand the function of remembering, which is not the opposite of forgetting, but rather its lining. We do not remember, we rewrite memory much as history is rewritten. ——来表达对那场疫情在集体记忆中消失的遗憾和不满。这段话如果直译,是这样的:我将用我的一生来努力理解记忆的功能,它不是遗忘的对立面,而是遗忘的保护层。说我们不记得了,其实是我们改写了记忆,就像有些人改写历史一样。这样的表达不存在错误,但是读起来索然无味,于是我将其翻译为:记忆在我的脑海里渐行渐远,我将用一生来重拾。其实,我们并非忘却了,我们只是改写了记忆,就像有些人篡改历史一样。这里我运用了韩礼德(Halliday)的语篇分析理论(discourse analysis)来生成译文。这段独白并不是强调记忆的功能,而是谈记忆与忘却,作者要表达出对把应该记住的经历在有意无意间选择了忘却的一种谴责和不满。那么对于trying to understand the function of remembering, which is not the opposite of forgetting, but rather its lining 就不能直译为"我将用我的一生来努力理解记忆的功能,它不是遗忘的对立面,而是遗忘的保护层",而应该在译文中呈现出一种遗憾、无奈和惘然,所以我翻译为"记忆在我的脑海里渐行渐远,我将用一生来重拾"。

同样在第六章,有一段详细描写画家埃贡·席勒一家罹难于大流感的片段:席勒为病危的妻子素描,妻子伊迪斯写下对他最后的告白——I love you eternally and love you more and more infinitely and immeasurably. 对于这段话的翻译,我运用了达尔贝勒纳(Darbelnet)的文化改写(cultural adaptation)理论来生成译文——我永远爱你,爱到天无尽、地无涯。借用《胡笳十八拍》第九拍开篇“天无涯兮地无边,我心愁兮亦复然。人生倏忽兮如白驹之过隙,然不得欢乐兮当我之盛年”,将 love you more and more infinitely and immeasurably 译为“爱到天无尽、地无涯”来表现病危中的妻子对丈夫极度爱恋、极度依恋却又无奈的境状。一个病榻上的女人,她的情感是强烈的,但是体力是疲弱的,再深情的爱也无法继续了。如果把原文 infinitely and immeasurably 直译为“越来越无限、越来越不可估量”,那么听起来就不像一个病危中的女人的叹息,倒是像一名身强力壮的战士出征时的豪言壮语,力度感太强。因此原文中无边无际(infinitely and immeasurably)要借用汉语古诗词得以再现。

自从 17 世纪英国著名诗人、翻译家约翰·德莱顿(John Dryden)对拙笨的文学译者做出生动的比喻——“翻译如同戴着镣铐的舞蹈”(dancing on ropes with fettered legs),这句话常常被人们借用在不同的场合不同程度地抱怨翻译之艰难。而我要说,翻译可以做得浑然天成无羁绊。两种语言转换过程中的羁绊,即所谓的镣铐,可能是译者没有找到语言、文化、意境等几个层面上的契合点,才会有戴着镣铐舞蹈的感觉。其实,翻译是一份可以让人乐在其中的工作。正是凭着一份“知之不如好之,好之不如乐之”的热情,回国 4 年来,我每天凌晨 4:30 起床,5:00 开始翻译,3 个小时之后,大脑开启另一道闸门,转换到另一个频道上,从事一份为了生存而必须从事的工作——光谱分析仪器的销售。而每天清晨的 3 个小时我浸润在文字的舞动中,译出的每一行文字都带着朝露的气息,折射着曙光的生机。其实,翻译工作不仅仅历练了我的英语和汉语的表达,而且我深刻感受到翻译一部作品其实是获得了一个难得的汲取新知的机会。在《帝国黯然谢幕》的翻译中,我学习到了很多——大到一本史料严谨的社会史著作所具有的要素和特征,小到"谈资学问",如"流感"一词的由来,在此不妨再与大家分享一下:

汉语中的流感一词当然是从英文 influenza 翻译而来,意思是流行性感冒。那么英文 influenza 一词是怎样诞生的呢?这一词其实是意大利语,其诞生可以追溯到 1504 年。当时在意大利佛罗伦萨发生一场疫情,患病的人发热咳嗽,而且很容易把这病传染给他人。当时一位意大利作家描述了这种流行病,并且在他的文章里记录了意大利人对这种疾病与自然现象相互关系的观察,即 1503 年 10 月,1504 年 1 月和 2 月,木星、土星和火星在夜空中形成了一个宏大的等边三角形,人们将同时发生的这种疾病与如此不寻常的天象联系起来,但对这一疾病还未命名。随后,人们从持续的天象观测中发现每 20 年木星就会经过土星,有时火星也可见,再查阅前一百年的记载,天空中没有其他主要行星的等边三角形,只有 1504 年出现了土星的木星轨道和土星的火星轨道正对着太阳的情况,结合当时的社会事件——文艺复兴隐现由盛及衰的态势,人们觉得这一天象预示着重大事件。但是直到 1743 年,欧洲又出现这一疾病的大流行,佛罗伦萨明显成为这种疾病在其他地方传播的重要源头时,influenza 一词才从意大利传出,在其他语言中确立了作为疾病的特殊名称。英语中,这一词的首次出现是同年疫情肆虐时,在《伦敦编年史学家月刊》(*The London Magazine and Monthly Chronologer*)刊载的消息中。到 1762 年,这一词在民众中广泛使用,1782 年英国内科医师学会正式采用这个词。

一百年前的那场大流感疫情夺去了很多人的生命,也改变了很多东西,甚至改变了世界格局,同时它也为人类社会的进步带来很多积极的一面。例如,促进了世卫组织的形成,激发了世界各国特别是西方国家公共卫生医疗管理体制的发展和完善,触动了医学微生物学的全面发展——正是人类对那场大流感病因锲而不舍地探寻,1933 年在英国国家医学研究所威尔逊·史密斯(Wilson Smith)、克里斯托弗·安德鲁(Christopher Andrewes)和帕特里克·雷德洛(Patrick Laidlaw)最终发现了流感病毒。对整个人类文明进程而言,这份得失多少有些"桑榆之获,东隅之失"(It's an ill wind that blows nobody good.)的味道。而人类社会在每一次重大社会事件之后,整个社会总是要经历反思、觉醒和进步这些阶段的,如一个人在人生中"吃一堑长一智"是一个道理。希望百年前人类经历的经验和教训为今天的人们带来有意的警示和借鉴。那一场疫情与战争相衔接的灾难,如果在百年后的今天再次重演,那么带来的后果对整个人类文明而言将是毁灭性的。希望这部书能够给人们带来更多的思考和觉醒。

借着译后记的篇章,我要对众多支持我完成这部翻译作品的人表示衷心感谢!除了在翻译过程随时提供帮助的邓小红、祝琳华、蒋海良,我要首先感谢策划编辑李成军、社长金福林对我的信赖,将这样一部厚重的著作交予我,感谢责任编辑邱仿对稿件的悉心加工;感谢我的导师米歇尔·沃德森博士(Dr. Michelle Wirthensohn),翻译学导师谢宝辉博士,英语写作指导专家罗斯·可胡恩博士(Dr. Ross Colquhoun)对复杂句构的解析；致谢张昊老师、毛准博士、陈业斌教授对统计学专业用词的解答，张光哲医生、吕志迈医生对医学专业用词的解答。正是这些同事朋友的倾情帮助和他们的专业水准为这本书中文版的准确和完美提供了保障。我还要说一本近20万字著作的翻译完成，一年来如果没有来自家庭的支持和鼓励也是不能完成的，在此我感谢父亲的殷殷期许，姐姐和姐夫的大力支持，他们承担了全部的家务和对老人的照顾。最后，我更应该感恩我的母亲，如果没有母亲对我从小开始的文字功底的训练和文学素养的培育，我在语言表达上是不会如此驾轻就熟的，相信在我仰望天空将这份成绩敬献给她的时候，母亲会含笑收下。

阿德莱德·朱莹

2021 年 3 月 19 日于珠海

注　释

第一章　注释

〔1〕希波克拉底（Hippocrates）：公元前 460 年—前 377 年生于希腊科西嘉岛，是希腊著名的医生，被尊为医学之父。希波克拉底的医学哲学理念是在治疗的时候视人体为一个整体，不仅要考虑躯体的各个器官的相互影响，也要考虑精神和心理对治疗的作用。希波克拉底的足迹遍及希腊以及亚洲少数族裔群落。现存于希腊亚历山大图书馆的希波克拉底医学著作集包含解剖学、临床医学、妇女和儿童疾病治疗、诊断学、外科学和医学伦理学。著名的希波克拉底誓言（*The Hippocratic Oath*）也在其医学著作集之中，这一誓言其实不是由希波克拉底本人写成。誓言分为两部分——第一部分为一名医生对于自己学生的责任和职责；第二部分是保证病人只接受有益的治疗，不要造成伤害，且要过有尊严的生活。希波克拉底誓言几乎成为所有医学学生学习医学和从事治病救人的事业时的宣誓誓言。——译者注

〔2〕本书是剑桥大学研究医学史的尼尔·约翰逊博士基于多年对于1918—1919 年全球大流感的史实研究撰写的一本史料翔实的专著，成书于2006 年，从对历史事件的纵观，作者以敏锐的思考预见未来有可能暴发全球性的传染病，提出了建设性的预测和应对措施。但是从目前英国应对疫情的情况看，英国政府对 15 年前一位社会医学史专家的意见没有引起足够的重视。——译者注

〔3〕南非战争，也称第二次英布战争（Second Boer War），发生在 1899 年 10月至 1902 年 5 月，持续 3 年之久，虽然以英方获胜结束，但是 3 年间英军参战347 万人，战死、病死和失踪 25 000 人，受伤 22 800 多人。在人员和财力方面付出了高昂的代价，大英帝国感受到了来自殖民地人民的反抗。——译者注

〔4〕第一次世界大战中的英国。这里主要是指有争议的道格拉斯·黑格

(Douglas Haig)将军从指挥索姆河战役开始直至英军最后取胜,造成英军伤亡惨重,损失 60 万兵力。——译者注

〔5〕关于劳埃德·乔治政府:劳埃德·乔治(Lloyd George,1863.01.17—1945.03.26)生于曼彻斯特的一位工程师家庭,27 岁进入英国议会,任 1916 年至 1922 年期间的英国首相。他在税收、贸易、保险、社会福利方面做出强劲的政治改革,为英国的帝国体制建设和维护英国利益做出巨大贡献。——译者注

〔6〕哮吼:一种儿童呼吸道疾病,表现为呼吸困难和剧烈的咳嗽。——译者注

〔7〕历史记录显示在 1918—1919 年大流感疫情之前的 1917 年,临床医学的病例中均发现了由大流感所导致的肺炎病例或者与大流感相似的肺炎病例中的紫绀症状。这从生物学和流行病学的角度可以解释,自然界中病毒早已存在,但是在早期还不具有强烈的传染性,病毒只作用于某些特定的个体,而随着时间的推移,病毒发生变异,其感染的对象在扩大,致病性和传播性增强,从特定个体向更广泛的群体传播,这是自然界一个物种生存发展的规律。面对一种来自自然界的物种对人类的侵袭,人类历史上曾经犯过令人痛心疾首的错误,那就是发生在公元前 430—前 427 年的雅典大瘟疫,这是人类历史上有明确记载的第一次大范围流行性疾病。公元前 430 年,高温席卷雅典,使得本来由于人口陡增而水资源又严重不足的雅典暴发了大规模瘟疫。然而,疫情暴发后,雅典城邦的人集中所有的注意力一口咬定这是与自己十多年一直处于战争、关系紧张的斯巴达人投毒所致,双方不是进行人口的疏散和水源的治理,而是相互攻讦厮杀。结果疫情一直持续了 3 年之久,导致雅典城将近 25% 的居民死亡,斯巴达人也染疾死亡大半。最后因为著名的希腊医生希波克拉底发现只有城中的铁匠没有染疾,发现了原来是铁匠工作时不断用火,燃烧净化空气,从而使铁匠免于感染。希波克拉底在找到这一方法后积极采取措施,最终阻断了瘟疫的蔓延。——译者注

〔8〕这里,作者尼尔·约翰逊博士引用的是弗朗西斯·史密斯(Francis Smith)在 1995 年发表的 1889 年发生的俄罗斯大流感席卷全球后对英国的影响的论述。1889 年夏天,俄罗斯中亚地区的城市布哈拉暴发流感疫情,西方称之为"俄罗斯大流感",而俄罗斯官方认为那场流感起源于中国,因为在

1888 年 6 月中国黄河大决口淹死人畜 200 多万,俄方认为是淹死的人畜产生的瘴气传到布哈拉,加之那里贫穷,随后暴发了疫情。那场疫情在 4 个月内席卷全球,包括俄国、英国、法国、美国、加拿大、中国、澳大利亚、新西兰、印尼、日本、南非在内的许多国家都受到疫情的感染,致全球 100 万人死亡,死于那场流感的名人有英国诗人罗伯特·勃朗宁(Robert Browning)、热动力物理学家詹姆斯·焦耳(James Joule),俄国作家尼克拉·车尔尼雪夫斯基(Николай Чернышевский)。关于那次疫情的起源、具体致病因素,后世始终没有找到确切答案,但是可以肯定的是在疫情中肆虐的不止一种疾病,而是几种疾病同时流行。俄国沙皇亚历山大三世在那次瘟疫中染疾得以恢复,但是在他去世的前四五年时间里,他一直经历着那次流感后遗症的折磨。另外,英国著名诗人阿尔弗雷德·丁尼生(Alfred Tennyson)也在那场瘟疫中染疾,同样也在恢复中备受后遗症的折磨,直至 1892 年去世。——译者注

〔9〕这里,作者尼尔·约翰逊援引了查尔斯·莫利齐(Charles Maurizi)在 1984 年、1985 年和门宁格(K. A. Menninger)在 1994 年对 1918—1919 年大流感病例的历史记载的研究证据。——译者注

〔10〕A 型流感与 B 型流感:简单地说,A 型流感由 A 型流感病毒引起,宿主可以是人和动物,即病毒可以在人畜之间传播,引发肺炎或者单纯性上呼吸道感染;B 型流感由 B 型流感病毒引起,宿主是人而非动物,即只在人与人之间传播,B 型流感病毒在传播过程中常常伴有某些细菌(如嗜血杆菌),所以人在罹患 B 型流感后,极易引发脑膜炎和肺炎,每年全球约 300 万人感染 B 型流感,将近 40 万人死于并发症,但是引发 B 型流感的病毒毒株和细菌菌株对宿主的选择性很强,主要在儿童中传播,不会造成人群的全年龄组的感染。中国一般将 A 型流感、B 型流感和 C 型流感分别称为甲型流感、乙型流感和丙型流感。——译者注

〔11〕格林巴利综合征:一种严重的外周神经受损的神经炎症。在第二章注释〔18〕作者提供详细解释。——译者注

第二章　注释

〔1〕查士丁尼瘟疫和黑死病:人类历史上的这两次长时间大范围的疫情均

属于鼠疫,由鼠疫杆菌引起。这两次疫情波及范围广,泛滥时间长,对社会的
组织结构、政治管理模式、经济行为、精神信仰和思想理念,以及人类认识和探
索自然等方面产生了巨大而深远的影响,以至于决定了人类文明走向。详细
的内容可参阅关于东罗马帝国史、中世纪欧洲文明史、中国明朝中晚期历史的
书籍。——译者注

霍华德·菲利普斯(Howard Phillips)(Phillips,2004)认为,流感和人类对
流感的认识经历了作为流行病的最初的历史性阶段,随后步入 1957 年由亚洲
流感引发的"高度戏剧化的历史"阶段,这一历史阶段是以社会学和生态学为
特征,于是在社会史、环境史和医学运动中呈现出你有我我中有你的状态。
紧随其后的是可以记入科学史的,在东亚和东南亚暴发的非典和禽流感一系
列事件。他还指出,在 20 世纪的历史调查或综述中,流感大流行在很大程度
上仍然被忽视。——作者注

〔2〕弗朗西斯·克鲁辛克(Francis Crookshank)后来写了一篇相当刻薄的
抨击先天愚型和功能退化的文章,名为《我们中间的先天愚型病人》(Crooks-
hank,1931)。

〔3〕查尔斯·克莱顿(Charles Creighton)一直被认为是英国最有学问的医
学历史学家之一。但是他对牛痘疫苗接种的观点和传染病的细菌学理论使他
受到医学界的排斥。

〔4〕作为地方政府委员会的首席医疗官员,阿瑟·纽劭姆爵士实际上是英
格兰和威尔士公共卫生(政策)的主要负责人。地方政府委员会的卫生职能在
1919 年成立时由卫生部承担。

〔5〕史密斯(F. B. Smith)讨论过在 19 世纪 90 年代俄罗斯流感期间细菌
论是如何在长达几个世纪的空气、水域和地方的背景下轻易地出现的。

〔6〕微生物各种分类的研究工作有:Carnwath,1919;Crookshank,1922;
Cummins, 1919;Donaldson, 1922;Frost, 1919;King, 1922;Léon, 1921;
Levinthal et al., 1921;Lister & Taylor, 1919;McIntosh, 1922;Ministry of
Health,1920c;Opie et al.,1921;Royal Society of Medicine,1918。

〔7〕唐·范·赫弗特(Ton van Helvoort)(van Helvoort,1993)在一定程度
上讨论了流行的细菌学范式,包括科赫假说,以及它如何影响流感的研究。克

罗斯拜在《病毒分离的探索与挫折》(Crosby,1989)一书的第十三章讨论了许多围绕这一探索出现的问题以及早期的失败案例。

〔8〕理查德·法伊弗的一些更显著的成就是在细菌学和免疫学方面,他揭示了球菌的生命周期,开发了针对斑疹伤寒和霍乱的免疫方法,并发现了内毒素。他还发现了霍乱和斑疹伤寒中溶解免疫体的特殊细菌。1894 年,他发现将活的霍乱弧菌注射到曾经接种过霍乱疫苗的豚鼠体内不会产生不良反应,并且从这些动物身上提取的血浆再添加到活的霍乱弧菌可以抑制霍乱弧菌的运动并溶解霍乱弧菌,但是预先加热血清会抑制这一过程。他将这一过程称为"溶菌现象",后来它被称为"法伊弗现象",或"伊萨耶夫-法伊弗现象"。法伊弗还发明了生物组织学实验中组织切片制片的通用染色法。

〔9〕并不是所有的例子都如加俐·瓦莱里奥(B. Galli-Valerio)的书《流感的病因学和预防》(Galli-Valerio 1918)那般谄媚,该书敬献给法伊弗庆祝其 60 岁大寿和发现芽孢杆菌 36 周年。

〔10〕事实上,在打印刊发的会议总结中,多处叙述了这些讨论,参见 Royal Society of Medicine,1918:2,31－32,32－34,34－36,36－41, 41－43,44, 45－50,50－54 和 93－97。提及细菌性和引发流感可能的原因的与会者包括地方政府委员会首席医务官阿瑟·纽劭姆爵士、美国军医纵队塞耶将军(W. S. Thayer)、加拿大陆军军医纵队的肯尼斯·戈德比爵士(Sir Kenneth Goadby)、霍华德·惠廷厄姆(Dr Harold E. Whittingham)博士、陆军少校莱特(T. R. Little)、英国皇家陆军军医纵队的哈罗斯(Hallows)上尉、英国皇家海军手术医生中尉罗西·林奇(G. Roche Lynch)、加拿大陆军军医纵队的马洛赫少校(T. A. Malloch)、美国军医纵队的霍普金斯(J. G. Hopkins)上尉、约翰·艾尔(John Eyre)教授。

〔11〕《泰晤士报》的报道包括:1918 年 10 月 19 日第 3 版,1918 年 10 月 28 日第 7 版,1918 年 10 月 29 日第 10 版,1918 年 10 月 31 日第 7 版,1918 年 11 月 1 日第 7 版,1918 年 11 月 2 日第 7 版,1918 年 11 月 4 日第 7 版,1918 年 11 月 5 日第 5 版,1918 年 12 月 18 日第 5 版,1919 年 2 月 7 日第 5 版,1919 年 7 月 15 日第 5 版,1919 年 3 月 14 日第 5 版,1919 年 4 月 11 日第 10 版,1919 年 10 月 21 日第 11 版和 1921 年 2 月 2 日第 7 版。相关的其他内容还可以在世

界各地的医学和普通媒体上看到。例如,1918 年 11 月 30 日《澳大利亚医学学报》(*Medical Journal of Australia*,*MJA*)赞扬了澳大利亚检疫部门在流行病学历史上取得的最伟大的成就(*MJA*:455)——在阻止流感进入澳大利亚过程中取得的显著业绩,然后该学报在接下来的一年里花了大量篇幅记录大流感及其对澳大利亚的影响,包括对病原体的讨论,并指出可能存在一种可滤过病原体。例如,1919 年 1 月 25 日可以说是一串"流感数字",这一天各大媒体几乎完全专注于被称为肺炎流感大流行的主题。编辑还指出,这种疾病的病原微生物还存在疑问(第 73 页)。1920 年 1 月 17 日《回顾》(*Retrospect*)指出,因果关系的问题,包括"法伊弗杆菌与流感疾病的关联频率在调查病例的 5% 至 93% 之间",以及"目前公认的病毒病仍然是未知的",尽管有些人声称发现了"可滤过性病毒与流感有关"(*Restrospect*:59)。

〔12〕被认为是澳大利亚最伟大的科学家之一的弗朗·麦克法兰·伯内特(F. Mac Fralane Burnet),其作为病毒学家和医生的研究工作获得了许多奖项和荣誉,包括 1960 年的诺贝尔生理学或医学奖和骑士勋章。

〔13〕例如,1998 年 10 月 13 日,与圣巴尔多禄茂医院(St Bartholomew)和伦敦皇家医学和牙科学院(Royal London School of Medicine and Dentistry)病毒学系主任约翰·奥克斯福德(John Oxford)教授的私人信件。

〔14〕然而,流感病毒的发现也带来负面的影响,尤其是对法伊弗杆菌的继续研究。法伊弗芽孢杆菌(后来改名为流感嗜血杆菌),现在更广为人知的名字是 B 型流感嗜血杆菌(Hib),可以引起各种形式的感染,但最令人担心的是它会引起脑膜炎。一旦流感病毒被分离出来,人们的注意力就从法伊弗芽孢杆菌转移到了新发现的流感病毒上。虽然这种正确的鉴定对流感研究人员来说是一种福音,但它也意味着当时对"B 型流感嗜血杆菌"的研究很少,"被归入医学教科书的脚注,并被视为不会引起流感的微生物而不予考虑"(Dixon 1994:101)。因此,直到 1987 年,在有点迟来的研究之后,才首次引进了所有的 B 型流感嗜血杆菌疫苗。对流感研究的一个更为积极的衍生成果是亚历山大·弗莱明(Alexander Fleming)对青霉素的重大发现,这是他对流感研究的直接而偶然的结果。为了寻找抑制球菌生长的物质,从而使法伊弗芽孢杆菌的纯培养物得以生长,1929 年,英国科学家亚历山大·弗莱明无意中留下

一些含有葡萄球菌的培养板暴露在空气中。不久之后，他注意到"不请自来的青霉菌菌落"周围的葡萄球菌已经死亡，然后发现这种霉菌可以杀死所有的球菌，而不影响法伊弗芽孢杆菌。克罗斯拜在评价弗莱明的发现时说，"对这一发现，弗莱明写了一篇文章，不过并没有引起多少关注，但是最神奇的抗生素从此诞生"（Crosby 1989：273）。

〔15〕基因漂移是种群遗传学中的一个概念，是指自然界中某一种群的生物遗传特质向另外一个种群迁移转变的现象，这个过程有时会有人类活动因素的介入：或推动或阻碍。在不考虑人类因素参与的情况下，自然界的基因漂移是种群为了维护其多样性而自然发生的一种保护性机制，多样性越高，其种群整体的持续性就越有保障，整体的稳定性就越高。病毒是自然界的一类生物物种，它要保持其群体的持续性和稳定性，所以肉眼看不见的病毒如同那些在人类双目可视的活生生的动植物一样要发生基因漂移，以保证病毒这一群体的持续性和稳定性。——译者注

〔16〕基于与约翰·奥克斯福德教授的对话，他是斯匹茨拜根探险（Spitzbergen Expectation）的领队。另外，这次探险的详细情况最近得以披露是因为探险的一位主要发起者和领导者原原本本描述了她的经历（Duncan，2003）。这部分的绝大多数内容是基于与约翰·奥克斯福德教授的私下交流。

〔17〕1999 年 11 月 15—16 日在伦敦召开的"流感——过去、现在和未来：毒性和致病性遗传会议"上发表的论文，以及 Goto & Kawaoka，1998；Guan et al.，1997；Scholtissk et al.，1978。

〔18〕格林巴利综合征，也称为格林巴利斯托洛（Guillain-Barre-Strohl）综合征，急性炎性溶鞘型多神经病变、急性特发性多神经根炎、急性特发性多神经炎、急性上行性麻痹（兰德里麻痹症）（Landry's ascending paralysis），是一种无性别差异的获得性神经系统病变，青壮年最容易感染，属于伴有延迟性超敏反应的自身免疫性疾病。

〔19〕埃德温·基尔伯恩（Edwin Kilbourne）教授在开普敦大学 1998 年 9 月举办的"1918—1919 西班牙流感：1918 年疫情暴发八十周年纪念"会议上的讨论发言。

〔20〕1999 年大流感防预计划的一位作者在 1998 年开普敦会议上的发言

中讨论了这个计划,并且介绍了 1918—1919 年大流感疫情对形成这一项目所起的作用(Snacken *et al.*,1998)。这项计划后来已做了修订(WHO,2005c)。

〔21〕也有证据表明禽流感 H9 毒株可直接传染给人类(Guan *et al.*,1997;Peiris *et al.*,1999)。

〔22〕约书亚·莱登伯格(Joshua Lederberg)因在微生物的遗传结构和功能方面的工作成为 1958 年诺贝尔生理学或医学奖获得者。

〔23〕第一次世界大战爆发于 1914 年 7 月 28 日,历时四年零三个月,于 1918 年 11 月 11 日结束。大约有 6 500 万人参战,1 000 多万人丧生,2 000 万人受伤。而 1918 年 3 月暴发的大流感,从 1918 年春季持续到 1920 年春季,历时两年的时间,导致大约 10 亿人感染,近 1 亿人丧生。从受影响的人数及造成的人口死亡数量上,大流感远比第一次世界大战给人类造成的损失更严重。——译者注

第三章 注释

〔1〕在许多其他国家的历史和文学中,包括那些殖民地,也有很多人在遥远的战场上为祖国而战。

〔2〕在第一次世界大战中西班牙采取了中立的立场。在 15 世纪至 17 世纪的大航海时期,西班牙是欧洲最强大的国家和影响全球的日不落帝国,然而在 1588 年,其无敌舰队被英军以"火烧连营"的战术在格雷福兰海战(battle of Gravelines)击败之后,西班牙的国力开始衰落。在 18 世纪初年,由于子嗣继位的原因,西班牙的实际统治权其实转移到了法国波旁家族的手中,继位的腓力五世是法国路易十四的孙子,随后在连年的王位政权维护和争夺战中,西班牙的国力愈加衰退。1808 年,西班牙在与法国拿破仑争夺政权的战争后丧失了其在本土外的大部分殖民地。到了 1898 年,西班牙在与美国的战争后,则丧失了其全部海外殖民地,只剩下西班牙本国领土。因此,在第一次世界大战中,西班牙宣布中立,不参与任何同盟。从 1588 年到 1898 年,西班牙这段 300 年的衰落史,显而易见地说明战争,特别是"毫无逻辑"的"折腾性质的战争",只能把一个强国拖向衰落。——译者注

〔3〕其他报刊的报道,例如:《泰晤士报》1918 年 10 月 1 日第 7 版,1918 年

10 月 3 日第 7 版。

〔4〕"西班牙女士"最早的代表形象之一是 1918 年 7 月 23 日德国漫画杂志《简单》(*Simplicissimus*)的一幅漫画(No 17：205)，画中的"她"正蹑手蹑脚地从一个面容疲倦的和平天使身边走过。

〔5〕丹尼斯・里乌(Denise Rioux)(Rioux，1983)引自 *Sherbrooke Daily Reoord*，1918/10/5/条目 6。

〔6〕伊比利亚(Iberian)半岛，根据地质学山脉走势命名又称为比利牛斯(Ies Pyrénées)半岛，根据地缘政治学命名又称西班牙半岛。伊比利亚半岛与意大利所在的亚平宁(Apernnine)半岛/希腊所在的巴尔干半岛并列为南欧的三大半岛。半岛大部分为西班牙领土，西南角少部分为葡萄牙领土，东北部的比利牛斯山以北为法国领土。半岛面积为 58.4 万平方公里，因为西班牙占据半岛的主要领土，所以在很多历史和文学作品里，常以伊比利亚半岛指称西班牙。——译者注

〔7〕然而，缺乏证据并不能证明没有生病，尤其是像流感这样常见的疾病。因此这一说法(宣称中国没有受到疫情袭击的说法)受到直截了当的质疑。

〔8〕伊普尔(Ypres Salien)位于法国比利时交界处，属于比利时西北部弗朗德省(Flanders)，西北方向通往北海的多佛海峡(The Strait of Dover)。从 13 世纪起，这块弹丸之地就在历史上不断经历被围攻、被毁灭、被重建的磨难，第一次世界大战期间，伊普尔是英军的西线战场，在这里，英法盟军与德军分别在 1914 年秋冬、1915 年春夏、1917 年夏秋打了三场极其重要的战役，双方战亡总数 850 万人。——译者注

〔9〕事实上，当卫生部在 20 世纪 20 年代后期(卫生部资料显示是 1927 年)更新他们关于流感的备忘录时，乔治・布坎南爵士(Sir George Buchanan)在不同版本的修订草案中都附有一份会议记录——我们应该记住这一证据，即 1918 年的疫情是从西方传到我们这里的(PRO，MH 55 57)。1927 年对首发于 1918 年的备忘录的修订是由美国 1926 年冬季发生的一场疫情以及人们对这种疾病会像 1918 年那样从西方传播到英国的担心促成的。

〔10〕正是从沃恩(Vaughan)身上提取的样本，让杰弗瑞・陶本伯格(Jeffrey Taubenberger)的团队首次对病毒的 DNA 进行了测序(Taubenberger，

1998；Taubenberger *et al*.，1997，2000，2001）。

〔11〕此外，还提供了杰弗瑞·陶本伯格团队所完成的 DNA 测序基因样本（Basler *et al*.，2001；Fanning *et al*.，2002；Larson，1998；Reid *et al*.，1999，2000，2001；Reid & Taubenberger，1999，2003；Taubenberger，1998）。

〔12〕为进一步的测序工作，需要找寻他们的遗体从而获得样本（Davis *et al*.，2000；Duncan，2003；Gladwell，1997）。

〔13〕麦克弗森等人（MacPherson *et al*.，1920）也有报道。

〔14〕与圣巴尔多禄茂医院和伦敦皇家医学和牙科学院病毒学系主任约翰·奥克斯福德教授的私下交流，持这一观点的相关研究另外参见 Kobasa *et al*.，2004；Reid *et al*.，1999；Reid & Taubenberger，2003，Taubenberger *et al*.，2001。

〔15〕哈维·库欣（Harvey Cushing）被认为可能是 20 世纪最伟大的神经外科医生，他曾是一名战地外科医生。这些信息来自库欣发表的战时日志。值得注意的是，这本相当长的日志没有直接提及那次大流感，尽管它被认为对部队产生了重大影响。然而，不同于其他许多战时日志，它事实上提到了一些关于那场大流感的信息。

〔16〕根据现代病毒命名法，A/Etaples/1/1916 即为——A 型流感（中国一般称为甲型流感），首次病毒毒株分离于法国的伊塔普勒斯，毒株一种，分离时间为 1916 年；A/Aldershot/1/1917——A 型流感，首次病毒毒株分离于英国的阿尔德肖特，毒株一种，分离时间为 1917 年。——译者注

〔17〕挪威关于大流感疫情的数据非常好，该国自 1801 年以来就有一个全面完善的人口登记系统，而且战时处于中立，其人口数据没有受到战争的影响。

〔18〕由于每波流感疫情持续时间短，以按月或按季绘制的数据曲线中，这种模式可能被掩盖。以日或周为时间段绘制的曲线则最清楚。

〔19〕针对大流感疫情的模型应用的进一步讨论参见 Elveback *et al*.，1976；Fine，1982；Fortman，1976；Riordan，1986；Sattenspiel & Herring，1998；2000；2003；Selby，1982；Spicer & Lawrence，1984。

〔20〕新西兰以及后续的南太平洋事件的研究，参见 Bryder，1982；Edwards,1986;Herda,1998;Rice,1988;Tomkins,1992b。由于流感对新西兰的冲击及其在南太平洋的疫情暴发,人们转向要求澳大利亚政府在整个南太平洋提供援助,参见澳大利亚国家档案馆档案:NAA,files A1/15 1919/287,A2 1919/452,A2 1919/701,A2 1919/998,A457/1 501/5,CP78/22 1918/254,CP78/22 1919/224,CP78/22 1919/957,CP78/22 1921/53,CP103/11 432。这种对流感的担忧也促使澳大利亚人在之后的几年里对南太平洋的流感活动监测,参见澳大利亚国家档案馆档案 NAA,files A1/15 1925/6310,A2 1919/219,A2 1920/1006,A457/1 501/17,A457/1 501/40,A457/1 501/42,A457/1 I501/3。

〔21〕《关于韩国大流感疫情的简要报告附病源的具体参考》(作者为首尔联合医学院的 Frank W. Scholfield 和 H.C. Cynn,该文刊载于英国医学研究委员会流感研究 PRO,FD 1 F33)。

〔22〕这个建议是在 1919 年 2 月 19 日维多利亚州州长写给澳大利亚总理的信中提出的,而联邦当局拒绝实施相应的制度(NAA,A2 1919/1328)。

〔23〕freddo 是意大利语对感冒的定义和解释,即人体受到冷风的刺激之后患病,这与中国传统医学中对感冒定义为伤风类似。这反映出世界不同文明在发展过程中,对自然、人体、疾患等现象的探索和认识是非常相近而且同步的。——译者注

〔24〕不同于中国的地理条件,英国的东部是北海,西部是北大西洋,春天来临的时候,洋流带着温暖潮湿的空气从北大西洋吹向英伦三岛,风向是西风,所以,英国文化里说的西风恰恰是暖风的意思。在冬春交替的季节,风向的转变就是由东向西急转。——译者注

〔25〕伯内特和克拉克认为,从法国返回的部队把流感带入英国。然而,他们认为它可能发生在 1918 年 6 月(Burnet & Clark,1942:70 引自 Carnwath,1919)。

〔26〕这些说法得到了康沃斯(T. Carnwath)的支持(Carnwath 1919:142—143)。

〔27〕Plagosus Orbilius:赫拉西奥的鞭笞,也称欧比柳斯的皮鞭。欧比柳斯(Orbilius)是一位古罗马诗人,人称赫拉西奥。他常常用鞭子抽打自己的学

生而使其警醒。作者这里借用这个典故,特指第一次世界大战。——译者注

〔28〕一个世纪前在以铁路、公路为主要运输工具的时代,传染性疾病的传播路径和时间进程明显地随着铁路公路网的脉络传递,而在如今航空承运时代,以及陆路运输非常便捷地通往遍及各地的中小县城的情况下,传染病的扩散要比一个世纪前更为快速并且难以遏制,并非按照逐级分散和弥散蔓延的脉络进行,而是可以同时遍地"开花",所以强令控制人员的流动是最有效的限制传染扩散的办法。——译者注

〔29〕例如,加拿大(Johnson,1993)和南非(Phillips,1990a)。

〔30〕在 1911 年的人口普查中可注意到一些城市边界的变化,包括曼彻斯特、伯明翰、利物浦、巴斯、伯里、里丁、谢菲尔德、南普顿和剑桥(1911 Census of England and Wales Vol. I, Administrative Areas:xx)。

〔31〕卡恩斯(G. Kearns)(Kearns,1988)所提出的观点通常已不再适用。

第四章 注释

〔1〕威廉·西德尼·塞耶(William Sideey Thayer)(1864—1932),1927 年被授予光明奖章,他的研究兴趣包括研究疟疾、白血病和伤寒的循环系统和血液,战后任职位于巴尔的摩的约翰·霍普金斯大学的临床医学教授。

〔2〕流感与黑死病的这种联系反映在人们给大流感疫情的一些命名中。此外,19 世纪的霍乱流行因致使病人皮肤变为灰蓝色而广为人知,由此衍生出"蓝色恐怖"一词,并引发了人们对这类改变病患肤色的疾病可想而知的恐惧(Bourdelais & Raulot,1987)。

〔3〕1917 年和 1918 年,服兵役人口占总人口的比例分别为 10.3% 和 10.7%(ARRG,1917,1918)。

〔4〕1911 年之前的数据很难与 1911 年的数据比较,因为 1911 年的报告地区和曾经使用的疾病定义发生了变化。

〔5〕更详细的内容,参见 Johnson,2004b;2001:235—245。

〔6〕PRO,MH 1083,1918 年《公共卫生(急性嗜睡性脑炎和急性脊髓灰质炎—脑炎)条例》的地方政府委员会通报(227~18 条)和对一种无名疾病——嗜睡性脑炎的调查报告。

〔7〕PRO，MH 113 51，英国代表在巴黎公共国际卫生办公室委员会于 1922 年 5 月、1922 年 8 月、1924 年 2 月和 1924 年 5 月国际联盟卫生委员会结束会议的报告中指出了这一点。1922 年，有单独的关于流感和脑炎的讨论，然而在 1924 年，这两种疾病在报告的同一部分讨论。

〔8〕这两种疾病之间的相关性在贝努西（G. Benussi）等人在 1983 年发表的学术文章《1918－1919 年大流感神经系统疾病后遗症：昏睡性脑炎专著》（Benussi *et al.*，1983）中也有提及。

〔9〕圣巴尔多禄茂医院和医学和伦敦皇家牙科学院病毒学系主任约翰·奥克斯福德教授以及其他人的研究吸引了媒体的注意，由此诞生了一部关于嗜睡性脑炎与流感大流行的联系的纪录片（BBC，1998）。

〔10〕根据 ARRG 1920－1930，在其他时候，嗜睡性脑炎被列入各种形式的综合疾病类别。

〔11〕威廉·斯宾克（W. W. Spink）给出的数字是 21 640 283，这是一组绝对不可能达到的精确程度。另外，斯宾克记录的英格兰和威尔士的死亡人数只有 112 239 人，而 80 年前总登记官估计的死亡人数为 20 万人（Spink，1979：215－216）。

〔12〕特别是在 1998 年 9 月前后，在开普敦大学举行的"1918－1998 年西班牙大流感疫情 80 年纪念大会"。

〔13〕全球死亡率估测的细节，参见《更新 1918－1920 年西班牙大流感的全球死亡率记录》（Johnson & Mueller，2002）。

〔14〕第二次世界大战的死亡人数估计在 2 000 万到 6 000 万之间。《格罗利尔百科全书》指出，总死亡人数为 2000 万人（http://gi. grolier. com/ wwii/wwii_16. html.）。然而，从布洛克勋爵（Lord Bullock）、约翰·吉甘（John Keegan）、理查德·欧威利（Richard Overy）等历史学家的工作中可以统计出大约 1 600 万的数字（Bullock 1993：987；Keegan，1989：204－5）；Overy，1998：288）。

〔15〕许多国家，包括许多殖民国家，也是如此。

〔16〕这是肯德尔和格莱森（Kendal & Glezen，1998）提出的观点，肯德尔在"1918－1998 年西班牙大流感：疫情八十年纪念大会"的个人和小组讨论中

重新解释了这一观点,还提出了儿童在流感传播中所扮演的重要角色,以及在儿童中接种疫苗以减少或预防流感暴发的可能性(Schoenbaum,2003:246－248,251)。

〔17〕西萨摩亚失去了超过 20％的人口。桑德拉·汤普金斯(Sandra Tomkins)认为,在所有遭受疫情袭击的太平洋岛屿上,死亡率至少为总人口的 5％(Tomkins,1992b:181)。伦敦传教会的历史叙述了这一肆虐疫情如何席卷了如此多的西萨摩亚原住民人口,包括:220 位基督教牧师和 103 位教会领袖死亡,西萨摩亚教会的领导机构原住民咨询委员会的 30 名成员中只有一人幸存。一名传教士写道,一切都是混乱的。我不需要谈论我们的组织,我们一个人也没了。我们得从头再来(James,1923:35)。在新西兰,毛利人的流感死亡率为 42.4‰,而白种人的死亡率为 5.8‰(Rice,1989)。

〔18〕阿拉斯加和北美其他地区的因纽特人遭受了严重损失。整个村庄被摧毁,还有一些村庄失去了全部成年人口。在整个美国,印第安人在疫情中遭受了可怕的损失,印第安居留地的人口中患病率为 24％,死亡率为 9％,大约是美国大城市患病死亡率的 4 倍。全美原住民死亡率为 2％(Crosby,1989:228)。在北部加拿大,情况同样糟糕,这种疾病对原住民造成严重打击,发病率几乎是普遍的,死亡率更是令人震惊,尤其是与非原住民相比(Kelm,1998:2),例如,不列颠哥伦比亚省原住民的死亡率为 46‰,而非原住民的死亡率为 6.21‰,有些居留地报告的发病率为 100％。加拿大各地的许多原住民和因纽特人的死亡率处于高位(Herring,1994;Herring & Sattenspiel,2003;Kelm,1998;Pettigrew,1983)。

〔19〕在英格兰和威尔士,死亡人数为 2 285 人(Registrar-General,1920:36),苏格兰为 266 人(Registrar-General for Scotland,1919:11)。

〔20〕所引用的医疗卫生官的报告来自莱斯特(Leicester)、南希尔兹(South Shields)、沃林顿(Warrington)和泰恩河畔的纽卡斯尔(Newcastle-on-Tyne)(Ministry of Health,1920c:445－555,529－538,539－555,556－563)。

〔21〕这是流感与新成立的卫生部之间为数不多的明确联系之一,几乎所有这些联系都基于卫生问题的争论。

〔22〕查阅阿瑟·纽劭姆爵士的观点参阅 Eyler,1987,1992;Hammer,

1995。玛格丽特·哈默（Margaret Hammer）的报告揭示了纽劭姆爵士和乔治·纽曼之间截然相反的观点和紧张关系，后者接替纽劭姆爵士担任公共卫生部门的领导。

〔23〕尼尔·约翰逊2001年在其论文《1918－1919年大流感在英国的地理分布》（Johnson，2001）中有进一步的分析，包括流行病死亡率的点状分布以及每一项因素。

〔24〕通过残差拟合、Q－Q图和Cook间距图对每个变量与年度流感死亡率的线性回归予以检验。

〔25〕在这份报告中，只考虑了1921年至1923年期间的流感死亡率。

〔26〕例如，菲利普斯发现，南非金伯利（Kimberley）的矿工死亡人数惊人，在戴比尔斯围区内（De Beers）发病率和死亡率很高，而且在地下工作的工人（包括黑人和白人）死亡率远远高于在地面上的，表明在地下有更大的易感性或更适宜的人传人的感染环境（Phillips，1990a：52）。

〔27〕他给自己的报告起了一个冗长的题目——"关于煤气厂、无烟火药工厂和锡矿工人中近期的流行性感冒的流行病学几点说明，附带对气体烟雾对微生物的消杀作用，以及工人和其他人的额窦菌群的初步调查"。

〔28〕PRO，FD 1 537，引述自弗莱彻1919年1月29日写给各学校校长的信。

〔29〕包括雷普顿（Repton）学院、德比（Derby）学院、国王学院、坎特伯雷学院、洛雷托（Loreto）学院、穆塞堡（Musselbourgh）学院、三一学院、珀斯（Perth）学院、兰斯（Lancing）学院、沃辛（Worthing）学院和剑桥莱斯学院（Leys）。

〔30〕PRO，FD 1 537，1919年1月31日来自本尼斯坦博士（Dr A. H. Penistan）的信函。

〔31〕PRO，FD 1 537，1919年2月6日来自特莱姆莱特·威利斯（Dr J. Tremlett Wills）的信函。

〔32〕PRO，FD 1 537，1919年1月26日来自佩里博士的信函。

〔33〕PRO，FD 1 537，1919年2月5日来自医学研究委员会（MRC）的报告。

〔34〕PRO，FD 1 537，1919年2月2日来自阿姆斯特朗的信函。

〔35〕PRO,FD 1 537,1919 年 1 月 30 日来自波恩博士(Dr W. H. Bown)的信函。

〔36〕蒙克顿·库帕曼(Monckton Copeman)写了《剑桥区剑桥大学及友校萨弗隆·瓦尔登(Saffron Walden)学院流感发病率报告》(Ministry of Health,1920c:388－440)。这是剑桥医疗卫生官员的报告发表在卫生部的《1920 年的流感报告》。关于国王学院的讨论出现在 400－401 页。

〔37〕蒙克顿·库帕曼,《剑桥区剑桥大学及友校萨弗隆·瓦尔登学院流感发病率报告》(Ministry of Health,1920c:388－440)。这是剑桥医疗卫生官员的报告发表在卫生部的《1920 年的流感报告》。这些学校的数字出现在 398 页、439 页、440 页。

〔38〕蒙克顿·库帕曼,《剑桥区剑桥大学及友校萨弗隆·瓦尔登学院流感发病率报告》(Ministry of Health,1920c:388－440)。这是剑桥医疗卫生官员的报告,发表在卫生部的《1920 年的流感报告》。关于大学和这些学院流行病的讨论见第 388 至 394 页和第 414 至 439 页,还包括对驻扎在一些学院的军事特遣队的疫情的讨论。

〔39〕这也不是一个新现象。查尔斯·克莱顿讨论了流感在船上暴发的悲惨历史。这些故事说明了这种疾病的传染性有多强,以及它在多大程度上依赖于人与人之间的传播 ,如圣基尔达(St Kilda)的故事和"偏远岛屿的流感"这一节的大部分内容(Creighton,1965:425－431)。

〔40〕被确定大流感疫情经由海运输入的国家和地区,包括印度(Gill,1928)西部非洲(Mueller,1995)、南非(Phillips,1990a)、阿根廷(*The Times*,1918 年 11 月 1 日第 7 版)、加拿大 (Johnson,1993;Pettigrew,1983)、澳大利亚、新西兰和大洋洲其他地区 (McQueen,1976;Rice,1988;Thomas,1998;National Archives of Australia, files A457/1 501/17;A457/1 501/19;A1/15 1919/287;A6006 1919/1/9, 1919/2/3;A2 1919/452,A2 1919/482 Part 2,A2 1919 701,A2 1919 742,A2 1919 887 Part 2,A2 1919/952)。在其他例子中,例如葡萄牙,疫情则是通过铁路传入(Echeverri,2003)。其中许多文章还指出了国家运输网络在全国传播流感方面的作用。

〔41〕这些现役部队中个别的流感和肺炎病例,参见裴园公共事务记录办

公室(PRD,Kew)档案 PIN 26 7921;PIN 26 15039;PIN 26 22103;PIN 26 20251。第 85 陆军总院的记录(PRO,MH 106 2384)中也有许多病例,而且往往是致命的重症。

〔42〕其他类似的作品包括《相逢在圣巴尔多禄茂医院》(Bourne,1963);《惊奇回望》(Bryson,1966);《外科医生日志》(Cushing,1936);《哈格迈尔家族:普利司通·斯普林格的行医生涯》(Hagmeier,1981);《医生的告诫》(Henrikson,1956);《名医之路》(Hyam,1963);《生命在眼前消逝》(Millard,1936);《1918 大流感》(Morton,1973);《一个女医生的故事》(Wauchope,1963);《谁想当医生?》(Weymouth,1936)。

第五章　注释

〔1〕在南非和澳大利亚的一些州,这一疾病也被宣布为必须报告的疾病(参见南非国家档案馆档案 NASA,files URU 378 2468,URU 378 2468A,URU 378 2469 and URU 393 479;NAA files A2 1919/482,A2 1919/742,A2 1919/953 Part 2,A2 1919/993,A2 1919/1319,A2 1919/1664,A21919/2959)。

〔2〕该部第 1499 号通告描述了人们对问题意识的变化,随附的《肺炎备忘录 189 号 1935 年》强调了肺炎,而对流感的考量则处于较小的比例(参见伦敦裘园公共事务记录办公室档案,PRO,Kew MH 10 83,MH 10 84 和维康图书馆档案 CMAC,SA/BMA Box210 F.75)。

〔3〕在比较日本和新西兰的经历时,杰弗瑞·雷斯(Geaffrey Rice)说,日本总人口中略多于三分之一的人受到感染,新西兰的发病率估计为 40%。他指出,这个估计只是一种猜测,掩盖了新西兰各地的巨大差异,一些城镇报告的估计数字低至 10%,尽管北岛的英格尔伍德(Inglewood)和陶马鲁努伊镇(Taumarunui)报告 60% 和 80% 的人感染,南岛报告 90% 的人感染(Rice,1998:15)。尤金·穆勒(Tuergen Meller)报告在肯尼亚存在类似的差异性,从 30% 到 90%(Mueller,1995:10),玛丽-艾伦·凯尔姆(Mary-Ellen Kelm)则指出加拿大的一些原住民社区感染率高达 100%(Kelm,1998:2)。在另一个原住民很少的加拿大社区,总体发病率估计超过 53%,而该市的一些企业报告的缺勤率为 95%(Johnson,1993:127)。在许多关于那场大流感的文献中可以

找到类似的范围,一般从 25％到整个人群。

〔4〕所有这些事件的报道都可以在这个时期的大多数报纸上找到,例如,《泰晤士报》1918 年 10 月 21 日第 5 版,1918 年 10 月 22 日第 3 版,1918 年 10 月 23 日第 3 版,1918 年 10 月 24 日第 3 版,1918 年 10 月 25 日第 3 版,1918 年 10 月 28 日第 3 版,1918 年 10 月 31 日第 7 版,1918 年 11 月 1 日第 7 版,1918 年 11 月 7 日第 3 版,1918 年 11 月 27 日第 5 版,1918 年 11 月 29 日第 3 版,1918 年 12 月 4 日第 3 版。乔纳森·威尔谢尔(Jonathon Wilshere)描述了在莱斯特正常社会生活所遭遇到的扰乱(Wilshere,1986)。

〔5〕维康图书馆的档案中有关于切尔西(Chelsea)健康协会和母亲学校的截至 1919 年 3 月 31 日的第八个年度报告(CMAC,SA/HVA Box 78 F. 1/7)。

〔6〕戴豪斯(C. Dyhouse)在《宏图大志:1890-1939 年医学教育中求学的妇女》(Dyhouse,1998)一文中描述了格拉迪斯·沃瑟普(Galdys Wauchope)作为英国第一个获得医学教育的女性之一的经历。

〔7〕威斯敏斯特(Westminster)是伦敦最后几个流感死亡率上升的行政区之一。

〔8〕这些辩论的例子可以在美国、加拿大、澳大利亚和南非的许多关于那场大流感的文献中找到。

〔9〕例如,如媒体上的一些评论员一样,曼彻斯特卫生部门的医疗官员詹姆斯·尼文(James Niven)推广了防护品的使用(van Hartesveldt,1992)。《泰晤士报》强烈建议戴口罩,如 1918 年 11 月 1 日第 5 版,1918 年 12 月 11 日第 5 版,1918 年 12 月 19 日第 5 版,1919 年 1 月 30 日第 5 版,1919 年 1 月 3 日第 5 版,1919 年 2 月 22 日第 10 版,1919 年 3 月 1 日第 7 版。

〔10〕迈克·杜里(Michael Durey)在《瘟疫卷土重来:英国社会与 1831-1832 年霍乱》(Durey,1979)一书中对 1832 年霍乱疫情的报告中回顾了包括导致院内感染的"霍乱骚乱事件"。他把骚乱与当时的社会和政治环境联系起来。虽然他否认霍乱骚乱与改革法案的通过有密切联系,但表示,这与人们认为医生出于医疗目的利用霍乱作为借口杀害穷人的看法有很大关系。他认为,虽然没有明确的证据表明阶级对立……但是大多数的骚乱暴发都是针对医学界的。这是可以理解的,因为穷人害怕医学界为了医疗检查和医学教育

之用,以更"专业的手法效仿伯克与海尔杀人售尸"。〔英语 Burking(闷人致死)一词源自 19 世纪初爱丁堡的两个杀人犯伯克(Burke)和海尔(Hare)的名字。这两个人杀人后将尸体售卖给苏格兰医生罗伯特·诺克斯(Robert Knox)解剖使用。1832 年英国通过了解剖法案对研究机构的尸体采购予以限制,以防止更多的谋杀发生。——译者注〕然而,1918-1919 年的大流感疫情发生在与以往完全不同的背景下,此时,医学界得到了更多的重视,也更加安全(Durey,1979)。

〔11〕幸免的太平洋岛屿包括所罗门群岛(Solomon Islands)、巴布亚新几内亚(Papua New Guinea)、诺福克岛(Norfolk Island)、吉尔伯特群岛和艾利斯群岛(Gilbert and Ellice Islands)〔分别是现在的基里巴斯(Kiribati)和图瓦卢(Tuvalu)〕和新喀里多尼亚 (Burnet & Clark,1942:74;Collier,1974:174－175;Graves 1969:160)。

〔12〕法国和英国驻新赫布里底群岛(New Hebrides)(现在称瓦努阿图)以及尼利和国王岛(Nielly and King)的专员确实颁布了隔离措施(Condominium of the New Hebrides,1919)。

〔13〕参阅澳大利亚在流感、检疫和其他太平洋岛屿方面所关切的事情和行动的文件,见澳大利亚国家档案馆的档案:NAA,A1/15 1919/287,A1/151925/6310,A2 1918/3705,A2 1919/219,A2 1919/224,A2 1919/452,A2 1919/701,A2 1919/957,A2 1919/998,A457/1 501/5,A457/1 501/17,A457/1 G501/6,A457/1 I501/3,A457/1 501/40,A457/1 501/42,A8510/168/24A,CP78/22 1918/254,CP78/22 1919/224,CP78/22 1919/957,CP78/221921/53,CP103/11 432。

〔14〕查阅澳大利亚检疫和疾病传播的主要文件,请参考澳大利亚国家档案馆的档案:NAA,A1/15 1919/2364,A2 1919/482 Part 2,A2 1919/742,A2 1919/887 Part 2,A2 1919/953 Part 1,A2 1919/953 Part 2,A2 1919/964,A2 1919/965,A2 1919/967,A2 1919/971,A2 1919/993,A2 1919/1182,A2 1919/1302,A2 1919/1311,A2 1919/1319,A2 1919/1657,A2 1919/1658,A2 1919/1659,A2 1919/1661,A2 1919/1664,A2 1919/1922,A2 1919/2959,A199 FCL1919/238,A361 DSG19/1582,A361 DSG20/82,A361 DSG21/52,A457/1

501/20，A457/1 501/53，A457/1 C501/3，A2487 1919/2104，A6006 1919/1/9，A6006 1919/2/3，A6006 1919/12/31，CP103/11 404，CP103/11 407，CP103/11 411，CP103/11 413，CP103/11 424，CP103/11 430。如需查询有关于隔离区进一步的文件和图像资料，参见新南威尔士州州志（SRNSWs）州长办公室"流感疫情"文件编号 4/6247，检疫部门"流感"文件编号 8/2035.8，卫生部门"肺炎流感"文件编号 5/5348.1，卫生部门"1917－1921 会议纪要"文件编号 6/4461；维多利亚州州立图书馆（SLV）手稿标号 MSB422。检疫隔离，特别是州际检疫隔离，成为澳大利亚各地议会经常提到的一个广泛辩论的话题（Hyslop，1994，1998a，1998b）。

〔15〕获得第一次世界大战时代行动海军十字勋章的全文参见：www.homeofheroes.com/verify/1_Citations/nc_03era_miscela neous.html。

〔16〕1919 年 7 月英国代表在巴黎国际卫生署委员会秋季会议上的报告《流感疫情——关于 1918—1919 年大流感的调查和对国际卫生署的调查问卷的回复》。

〔17〕克利福德·吉尔（Clifford Gill）的观点被这样一个事实削弱了，那就是许多有着相似气候的南半球国家，包括新西兰、南非和阿根廷，在 1918－1919 年经历了大流感疫情，并且没有显示出如他所假设的疫情会随着季节的转换，由气候来决定疫情的时间框架。此外，他选择阿德莱德作为他的主要例子是不幸的，因为阿德莱德展示了与这个国家其他地方相同的模式，尽管这座城市被公认为具有"地中海式气候"，除了遥远的西澳大利亚与这个国家其他地方完全不同。

〔18〕参见伦敦裘园公共事务记录办公室档案（PRO，Kew MH 55 57）关于本项目创建的备忘录。1919 年至 1920 年重新确定港口卫生当局的权力时，也考虑了检疫问题。在那里出现的一个问题是使用了"任何地方病、流行病或传染病"这一短语。这一点受到了特别的质疑，因为尽管其目的是为了防止诸如天花、斑疹伤寒等危险疾病的输入，但这样的措辞将允许将船上任何患流感的人转移到医院。言外之意是流感并不是一种严重的疾病，而这些文字是在英国第三次流感大流行高峰后不到一年写成的（PRO，MH 58 418）。一年前，卫生部的另一位官员谈道：一些报章主张"对所有携带流感病例抵达的

船舶实行检疫",但是他认为"检疫是行不通的",而且建议"最好保留在船上处理流感的权力",以此免除岸上当局的责任(PRO,MH 58 418)。1920 年公布的《港口卫生当局(传染病)条例》最终包含了任何流行病或急性传染病的定义。

〔19〕基奇纳市卫生委员会记录,1918 年 10 月 7 日。

〔20〕这位邮车司机住在新南威尔士州的奎比安(Queanbeyan)镇,驾车与悉尼的火车会合,跨越州界将乘客和邮件从奎比安送到堪培拉(NAA,A192 FCL1921/295)。

〔21〕澳大利亚国家档案馆的许多文件记录了围绕着国家和州际隔离措施的关注(和争论),包括:NAA,A2 1919/452,A2 1919/482 Part 1,A2 1919/482 Part 2,A2 1919/742,A2 1919/887 Part 2,A2 1919/953 Part 1,A2 1919/953 Part 2,A2 1919/971,A2 1919/993,A2 1919/1182,A2 1919/1302,A2 1919/1311,A2 1919/1319,A2 1919/1601/4,A2 1919/1657,A2 1919/1658,A2 1919/1659,A2 1919/1661,A2 1919/1922,A2 1919/2959,A457/1 C501/3,A457/1 501/20,A6006 1919/2/3,60061919/12/31。提交给新南威尔士议会的关于这一流行病的报告中这一争议持续存在(New South Wales,1920:161-2)。在整个疫情大流行期间,《澳大利亚医学报》也经常提出检疫问题。

〔22〕桑德拉·汤普金斯(Tomkins,1989,1992a)和特纳(Tanner,2002)讨论了各级政府的规则和行为。媒体上就此的争论参见《泰晤士报》1918 年 11 月 1 日第 7 版,1918 年 11 月 11 日第 5 版,1918 年 12 月 19 日第 5 版,1919 年 1 月 30 日第 5 版,1919 年 1 月 31 日第 5 版,1919 年 2 月 22 日第 10 版,1919 年 3 月 1 日第 7 版。

〔23〕1922 年,弗朗西斯·克鲁辛克编辑了《关于大流感的几篇论文》(Crookshank,1922)一书,并亲自撰写了几个章节。

〔24〕参阅《泰晤士报》的报道,见 1918 年 10 月 25 日第 3 版,1918 年 10 月 26 日第 7 版,1918 年 10 月 28 日第 3 版,1918 年 10 月 31 日第 7 版,1918 年 11 月 1 日第 7 版。

〔25〕1918 年 11 月 24 日,致地方当局的信附带《公共卫生(流感)条例》1918 年第二号文件的副本,《泰晤士报》1918 年 11 月 21 日第 3 版报道。

〔26〕1918 年 11 月 22 日,致地方当局的信附带《公共卫生(流感)条例》

1918 年第二号文件的副本,《泰晤士报》1918 年 11 月 27 日第 5 版报道。

〔27〕《泰晤士报》的例子包括 1918 年 11 月 8 日第 3 版和 1990 年 2 月 3 日第 5 版。

〔28〕在《流感备忘录》1927 年的修订版中,这些限制相当模糊。该版本的备忘录虽然特别提请注意公共娱乐场所及其对疾病传播的重要作用,但指出 1918 年的紧急条例不可否认是不完整的（PRO,MH 55 57;Ministry of Health,1927:12)。

〔29〕威廉·亨利·凯里(William Henry Kelly)是众议院议员,澳大利亚议会的下议院议员,从 1903 年 12 月 16 日开始直到他于 1919 年 11 月 13 日退休,凯里一直代表温特沃斯(Wentworth)在悉尼的席位。

〔30〕三次疫情暴发都有学校停课的报道。例如,《泰晤士报》早在 1918 年 6 月 26 日和整个 7 月就报道过学校关闭的情况,从 10 月中旬到 1919 年初,每周至少有一份关于学校关闭的报告。

〔31〕例如,在温哥华,学校最初保持开放,因为城市的医疗卫生官安德赫尔(F. T. Underhill)博士认为,关闭学校肯定有害孩子的健康。因为学校停课后,孩子们将不再受到教师和学校医务人员对流感症状的密切监视,而是可以自由地在街上闲逛,使自己暴露于各种感染源,忽视疾病的早期迹象(Andrews,1977:30)。在南非好望角教育部也相信从公共卫生的角度来看,关闭学校非常令人反感,因为这往往会妨碍对在校儿童的监督,除非关闭其他集会场所,让孩子们待在家里,否则毫无意义。他们还认为,这是浪费金钱和教育资源,过度扰乱生活,会引起恐慌和担忧(Phillips,1990a:213,246)。

〔32〕医疗官威廉·哈默(William Hammer)的观点以及教育委员会和地方政府委员会的观点,在卫生部对《流感备忘录》1927 年的修订版中得到回应,关闭学校的问题在这次修订中再次获得讨论。当时所表示的意见是,这项措施的实施有时可能有利,特别是在城市以外的地区,学校关闭后孩子们很少有机会在校外相互接触。备忘录还指出,如果学校关闭,那么同样适用于主日学校。[主日学校是教堂在星期日对儿童进行基督教教育的课堂。由英国出版商慈善家罗伯特·雷克斯(Robert Raikes)于 18 世纪 80 年代为在工厂做工的年轻人能够在星期天有识字、学习教义的机会而创办的星期天学校,随后在

德国、美国等国家普及,而且不仅仅面向做工的穷人孩子,星期日主日教育遍及教区所有儿童。——译者注〕1918 年修订版中被反复提及的其他要点是生病学生不应入校,特别是有人建议,除非对心脏和肺部进行仔细的检查,以消除潜在的并发症和后遗症,被排除在外的学生不应再进入学校(PRO,MH 55 57;Ministry of Health,1927:12)。

〔33〕这一特征在许多地区和国家关于大流感的历史书写中颇具共性。涉及志愿者工作和已出版的地方或国家历史的作品,包括:《1918—1919 年大流感对西方城镇的影响:里约热内卢篇》(Adamo,1992);《1918—1919 年大流感在犹他州的情况》(Arrington,1990);《1918—1919 年"西班牙女士"造访肯塔基》(Baird,1976);《1918—1919 年西班牙大流感:一场与死神抗争的绵延战事》(Belyk & Belyk,1988);《1918—1919 年挪威经历的西班牙大流感》(Borza,2001);《里约热内卢市的流行性感冒和流行病报告》(Brito,1997);《奥克兰经历 1918 大流感的经验教训》(Bryder,1982);《1918—1919 年大流感疫情对西方城镇的影响:芝加哥篇》(Buelow,1992);《几个世纪以来的大流感》(Cavina,1959);《1918—1919 年大流感疫情对加利福尼亚州夫勒斯诺市的影响》(Clark,1991);《1918 年大流感疫情》(Crosby,1977);《1918 年大流感:被美国遗忘的疫情》(Crosby,2003);《1918—1919 年大流感疫情》(Daniel & Gerstner,1991);《1918 年西班牙大流感》(de Gooyer,1968);《1918—1920 年西班牙流感在德国莱比锡》(Decker,1996);《西弗吉尼亚郡经历的 1918 年大流感》(Doherty,1977);《普林斯顿在历史上的疫情:1832 年,1880 年和 1918—1919 年》(English,1986);《印第安纳州与 1918 年大流感疫情》(Ensley,1983);《疾病与社区政策:诺伍德与 1918 年大流感疫情》(Fanning,1995);《1918 年西班牙流感在南斯拉夫的萨格勒布所导致的死亡情况》(Fatovic Ferencic & Sain 1991);《1918 年大流感》(Fee et al.,2001);《被遗忘的疫情:1918 年西班牙大流感——美国医院从未面对的危机》(Figura,1998);《1918—1919 年大流感对西方城镇的影响:法兰克福篇》(Fritz,1992);《殖民医学报告第 126 号:埃及,1918 年年报》(Garner,1921);《1918—1919 年西班牙大流感在萨卡斯迦》(Gavrilovic,1995);《1918 年大流感疫情》(Gear,1983);《被遗忘的敌人:公共健康学会抗击 1918 年大流感疫情》(Gernhart,1999);《1918 年大流感在波尔

多》(Guillaume,1978);《西班牙大流感的无解之疑》(Hamilton,1992);《法国的 1918－1919 年大流感疫情:病因、治疗和预防的当代概念》(Hildreth,1992);《大瘟疫》(Hoehling,1961);《莫里斯郡经历的 1918 年大流感》(Irwin,1981);《对 1918 年 10 月大流感疫情在基奇纳市扩散的分析》(Johnson,1993);《隐形杀手:1918－1919 年大流感在英国》(Johnson,2003);《传染性疾病在波士顿市立医院:第一个 60 年》(Kass,1993);《对 1918－1919 年大流感死亡率的一项研究》(Katz,1974);《对 1918－1919 年大流感死亡率的进一步研究》(Katz,1977);《1918 年大流感在玛默勒》(Katzenellenbogen 1988);《1918－1919 年大流感疫情对西方城镇的影响:亚特兰大篇》(King,1992);《1918 年大流感:缅因州的视角》(Kirkpatrick,1986);《1918－1919 年大流感疫情》(Knibbs,1920);《及时决断:1918－1919 年大流感疫情美国医疗界的反应》(Koblenz,1998);《1918－1919 年大流感在斯里兰卡:一种新的疾病对前现代第三世界的影响》(Langford & Storey,1992);《阿拉斯加最大的灾难:1918 年西班牙大流感》(Lautaret,1971);《1920 年西班牙大流感最后的一次爆发:芬兰拉普兰的流感疫情》(Linnanmäki,2000);《1918－1919 年西南部的疫情》(Luckingham,1984a);《是否需要戴口罩:在图森市一则关于 1918 年西班牙大流感的告示》(Luckingham,1984b);《流感的治疗:1918 年》(McConnell,2000);《1918－1919 年大流感疫情对西方城镇的影响:危地马拉城篇》(McCreery,1992);《奥什科什在 1918:一项对 1918 年大流感疫情的跨学科研究》(McFadden et al.,2001);《一座城市面对一场疫情》(McGinnis,1976);《加拿大的 1918－1919 年:大流感疫情的影响》(McGinnis,1977);《1918 年大流感疫情:文化层面的响应》(McPherson,1990);《1918 年堪萨斯城的大流感疫情》(McShane,1968);《至暗时刻:1918 年西班牙大流感横扫新墨西哥城》(Melzer 1982);《蒙大拿州人与最奇特的疾病:大流感与公众健康 1918－1919 年》(Mullen & Nelson,1987);《1918－1919 年西班牙大流感:第一次世界大战对疾病的起因、扩散以及人们对疫情认识的影响》(Müller,1996);《曼彻斯特公共健康发展历史的见证》(Niven,1923);《当瘟疫袭击斯波坎市》(Noll,1989);《1918－1919 年大流感疫情:美国社会和国家制度中一段不得其所的历史》(Noyes,1968);《西班牙流感在萨克森市》(Olm,1998);《一名日本医生对大流感疫情的反应:1918－1919 年五味渊伊次郎与西班牙大流感同在矢板町的日子》(Palmer & Rice,1992);《1918 年的埃塞俄比亚大流感疫情》(Pankhurst, 1989);《1918－1919 年大流感疫情对西方城镇的影响:圣迭戈篇》(Peterson, 1992);《缄默的杀手:加拿大与 1918 致命大流感》(Pettigrew,1983);《黑色十月:1918 年西班牙大流感对南非的影响》(Phillips,1990a);《不期而遇的疾病之战:1918－1919 年大流感疫情在西班牙》(Porras Gallo,1994a);《马德里媒体对 1918－1919 年大流感疫情的报道》(Porras Gallo,1994b);《1918－1919 年大流感疫情对马德里死亡率的影响》(Porras Gallo,1996);《马德里社会面临的挑战:1918－1919 年大流感疫情》(Porras Gallo,1997);《1918－1919 年大流感疫情对西方城镇的影响:巴黎篇》(Puklin 1992);《义无反顾:1917 年哈利法克斯爆炸事件和 1918 年大流感疫情中加拿大的志愿请缨护士》(Quiney, 2002);《应对 1918－1919 年大流感疫情:孟买的经验》(Ramanna,1998);《战争、流感和公共健康:1919 年大流感在毛里求斯的案例分析》(Reddi,1998);《浅议基督城经历的 1918 年大流感疫情》(Rice,1979);《在 1918 年大流感疫情中毛利人的死亡率》(Rice,1983);《一个郡县的危机:特姆卡经历的 1918 大流感疫情》(Rice,1985);《黑色十一月:新西兰经历的 1918 大流感疫情》(Rice,1988);《如履薄冰:大后方的公共健康和西班牙大流感——西雅图在 1918－1919 年》(Rockafeller,1986);《来势汹汹:1918 年大流感》(Rodies, 1998);《1918 年大流感及其所导致的死亡率》(Sanford,1983);《医院人满为患:1918 年大流感疫情》(Schoch Spana,2001);《疫情横扫大后方:阿肯色州与 1918 年大流感疫情》(Scott,1988);《1918－1919 年大流感疫情在伦敦以及英格兰和威尔士大区的空间分布分析》(Smallman-Raynor et al.,2002);《1918 年大流感在巴克特拉地区的疫情》(Spears,1979);《1918－1919 年大流感在瑞士的疫情》(Thalman,1968);《英国与 1918－1919 年大流感疫情》(Tomkins, 1989);《1918－1919 年大流感疫情对西方城镇的影响》(van Hartesveldt, 1992);《1918 年大流感疫情:医护人员全力以赴》(Vasold,1996);《1918/1919 年大流感疫情在纽伦堡》(Vasold,1998);《1918－1919 年大流感疫情印度的经历:死亡率为何如此之高?》(Wakimura,1998);《再接再厉:1918 年 10 月基奇纳市抗击大流感》(Weiler,1988);《1918 年大流感疫情中的匹兹堡》(White,

1985);《莱斯特的 1918－1919 年大流感疫情》(Wilshere,1986)。

〔34〕曾受训成为外科医生的奥克兰·格迪斯爵士(Sir Auckland Geddes,1879－1954 年)在公共服务领域度过了他职业生涯的大部分时间。在南非服役后,他曾担任爱丁堡大学的解剖学助理教授(1906－1909 年)、爱尔兰皇家外科学院的解剖学教授(1909－1913 年)、加拿大麦吉尔大学的解剖学教授。格迪斯曾任第 17 届诺森伯兰燧发枪团(Northumberland)少校(1914－1915年),而后担任陆军部的征兵主任(1916－1917 年),在此之后任贝辛斯托克(Basingstoke)国会议员(1917－1920 年),以及国事服务总理大臣(1917－1919)。在 1918－1919 年,他曾任地方政府理事会主席,之后担任重建部部长(1919 年),贸易委员会主席(1919－1920 年)和英国驻华盛顿限制军备会议代表(1917－1920 年),之后他被任命为驻美国特别大使和全权公使(1920－1924 年)。他还担任里约热内卢力拓(Tinto)公司(1924－1947 年)和罗卡纳(Rhokana)矿业集团的主席。

〔35〕澳大利亚维多利亚州的通知中列出了对(感染者的行踪)不通知当局的案件的严厉惩罚,而在英国,公众对这类行为则不存在一丝悔意(甚至连考虑都没有考虑过)。

〔36〕参见澳大利亚国家档案馆(NAA)档案文件[馆藏于维多利亚州公共事务记录办公室(PROV)]MP367/1 612/32/332;MP367/1 527/21/1272;MP367/1 556/49/714。

〔37〕文件包括已经填好的"大流感疫情救援"表格和收据等,可在维多利亚州公共事务记录办公室(PROV)档案中查询,编号为 8291/P/0001 INFLU-ENZA;3183/P/0000 (档案号:000050,000051 和 000052)。

〔38〕新南威尔士州议会辩论,档案号:Session 1919,10 George V,Second Series,Vol. 75:89－90。

〔39〕报告参见维多利亚州公共事务记录办公室,档案号 MAF 60 307,MH 79 7,NATS 1 797 和 NATS 1849。《泰晤士报》不同时间的报道有:1918年 10 月 23 日第 3 版,1918 年 10 月 25 日第 3 版,1918 年 10 月 29 日第 10 版,1918 年 10 月 30 日第 7 版,1918 年 12 月 10 日第 5 版,1918 年 12 月 17 日第 5版。

〔40〕自卫生部成立之初(1919 年)至 1935 年担任首席医务官。

〔41〕这类调查机构分别在以下地区陆续建立:南非(南非联盟 1919 年)、新西兰(1919 年)和新南威尔士州(1920 年)。

〔42〕例如,艾拉娜·洛伊(Ilana Löwy)认为,在采取行动之前,特别是部署公共行动来抗击巴西的黄热病,疾病的可视化是至关重要的(Löwy,1998)。(疾病可视化是指对疾病所引发症状的表现的直观描述。——译者注)

〔43〕阿瑟·纽劭姆爵士致力于新济贫法的制定和实施改革地方政府委员会的医疗职能,但是在地方政府委员会被卫生部取代前夕,其职位由乔治·纽曼接任并负责相关工作。

〔44〕例如,《泰晤士报》1919 年 2 月 24 日第 10 版。

〔45〕10 月 29 日和 30 日就大流感问题与阿瑟·纽劭姆爵士及当地政府委员会董事的会面,是乔治·纽曼在 1918 年和 1919 年日记中唯一提到关于大流感的内容。然而,他自己似乎患病了,因为他写道“9 月 26 日,恶寒”。这可能意味着他出现了“发热三天”的症状(当时英国军队对流感的称呼)。

〔46〕1917 年 6 月内阁委员会批准建立一个独立部委的原则,1918 年 1 月经过内阁讨论,但直到 1919 年 6 月法案才通过,1919 年 7 月卫生部成立(Hammer,1995:Chapt 6;Honigsbaum,1970)。然而,乔治·纽曼领导下的卫生部的早期工作并没有达到他本人或国家的期望(Hammer,1995:Chapter 7)。

〔47〕弗兰克·哈尼斯堡(Frank Honigsbaum)也认为阿瑟·纽劭姆爵士在处理流感大流感方面失败了(Honigsbaum,1970：51)。

〔48〕对卫生部医疗官所采取的行动的描述,参见《英国与 1918－1919 年大流感》(Tomkins,1989),《专家的失败:1918－1919 年大流感疫情期间英国的公共卫生政策》(Tomkins,1992a)和《1918－1919 大流感疫情对西方城镇的影响》(van Hartesveldt,1992)。

〔49〕关于细菌学研究范例及其对发现病毒的影响的讨论,参见《法国的 1918－1919 年大流感疫情:病因、治疗和预防的当代概念》(Hildreth,1991);《20 世纪上半叶流感研究中的细菌学范例》(van Helvoort,1993)和《巴登的 1918－1919 年大流感疫情:一场不该发生的瘟疫》(Witte,1998)。

〔50〕这(段关于帝国与种族观念的阐述)似乎指当时在南非的情况:最初南非当局没有实施检疫隔离,因为他们认为不可行,他们无权这么做,当然也因为第一批病例显然来自塞拉利昂,南非当局认为塞拉利昂人特别容易感染流感等疾病,他们是原住民中最容易感染疟疾和肺炎的人群。然而来自那里的流感并不像在南非出现的第一批病例一样温和(Phillips,1990a:103)。

〔51〕引自 1918 年 12 月 2 日沃尔特・莫雷・弗莱彻给吉布森少校的信。关于大流感研究活动的进一步文件,可以查阅维多利亚州公共事务记录办公室档案,档案号为 FD 1 530,FD 1 532,FD 1 534,FD 1 535,FD 1 536,FD 1 545,FD 1 553,FD 1 554。

〔52〕引用自 1919 年 2 月 17 日沃尔特・莫雷・弗莱彻写给康明斯的信。吉布森是康明斯部分著作(1919 年)的合著者,包括《流感的病因学》(The Etiology of Influenza),《一种可过滤的病毒作为病因,附野口方法培养病毒的注意事项》(A Filtrable Virus as the Cause, with some Notes on the Culture of the Virus by the Method of Noguchi),《流感病例中呼吸道细菌菌群的研究》(The Bacteriological Flora of the Respiratory Tract in Cases of Influenza)。

〔53〕磨坊山实验室也保存了从斯匹茨拜根发掘中发现的标本 (BBC,1999b;Davis et al.,2000;Duncan,2003;Gladwell,1997;Oxford et al.,1999)。

〔54〕引自 1918 年 12 月 6 日沃尔特・莫雷・弗莱彻写给康明斯的信。

〔55〕英国皇家医学学会 1918 年的学术讨论会听取了来自几方的观点,如阿瑟・纽劭姆爵士(12),卡内基・狄更斯(W. E. Carnegie Dickson)(78—83)博士,外科军医巴塞特・史密斯上尉(P. W. Bassett-Smith)(83—84),英国皇家音乐学院院长汉弗莱・罗利森爵士(Sir Humphrey Rolleson)(84)和特纳先生(Mr E. B. Turner)(87—90)。《泰晤士报》也发表了不同的报道,包括1918 年 10 月 22 日第 3 版,1918 年 10 月 31 日第 7 版,1918 年 11 月 4 日第 5版(整版报道地方政府委员会的疫苗),1918 年 11 月 5 日第 6 版,1918 年 11月 9 日第 3 版,1918 年 11 月 12 日第 5 版,1918 年 12 月 24 日第 5 版,1919 年2 月 20 日第 5 版,1919 年 2 与 22 日 22 第 10 版,1919 年 3 月 1 日第 7 版和1919 年 3 月 14 日第 7 版。报纸上关于疫苗的报道似乎与死亡率的高峰相对应(1918 年 11 月和 1919 年 2 月)。乔治・纽曼在他的卫生部出版物中鼓励

接种疫苗（Ministry of Health)(1919a, 1920a)。另请参阅伦敦裘园公共事务记录办公室档案资料 PRO, FD 1 529, FD 1 535。

〔56〕关于医务人员的支援和返回的报告、通信可参见伦敦裘园公共事务记录办公室的档案资料：PRO, MH 49 7, MH 65 51, MH 65 60, MH 79 7, NATS 1 797 和 NATS 1 849；《泰晤士报》1918 年 10 月 23 日第 3 版，1918 年 10 月 25 日第 3 版，1918 年 10 月 29 日第 10 版，1918 年 10 月 30 日第 7、8 版，1918 年 12 月 10 日第 5 版，1918 年 12 月 17 日第 5 版；《西方早报》(*Western Morning News*) 1918 年 10 月 30 日；《格拉斯哥先驱报》(*Glasgow Herald*) 1918 年 10 月 30 日。

〔57〕例如，各州州长、总督以及南非和澳大利亚内阁的记录包含多种关于大流感疫情的文献。

〔58〕医生没有到场的病案记录，参见伦敦裘园公共事务记录办公室的档案资料：M. 18/73, M. 18/75, M. 19/12, M. 19/17, M. 19/18, M. 19/19, M. 19/22, M. 19/37, M. 19/40。误诊的病案记录，见 M. 19/2, M. 19/3, M. 19/5, M. 19/26, M. 19/47。药剂师没有分发所需医药的病案记录，见 P. 19/2, P. 19/4。这类案件在 1919 年的审理中贯穿全书。

〔59〕正如加利索夫(S. Galishoff)指出在美国发生的情况：每个大城市几乎经历相同的模式，即大流感在一到两周内迅速扩散，随后的两到三周内发病率和死亡率迅速上升，此后疫情又迅速平息(Galishoff, 1969：249)。

〔60〕类似的行动反应可以参见文献《一场大灾难——阵亡士兵的血正在杀死我们：非洲对北罗德西亚(赞比亚)和尼亚萨兰(马拉维)1918/1919 年大流感的反应》(Musambachime, 1998)；《南非最严重的人口灾难：1918 年的西班牙流感》(Phillips, 1988)；《黑色十月：1918 年西班牙流感对南非的影响》(Phillips, 1990a)；《南罗德西亚大流感：理解的危机》(Ranger, 1988)和《对非洲流行病的预见》(Ranger, 1992)。谢尔登·沃茨(Shekdon Watts)还指出，这场大流感是一桩疾病危机在大多数政体中几乎不引发新的医疗或政治反应的一个例子。然而，在最近被英国殖民的尼日利亚地区的约鲁巴人(Yoruba)土地上，25 万人死于流感，以致当地管理者建立了阿拉杜拉信仰治愈(Aladura faith healing)教堂(Watts, 1997：282 fn 10)。

第六章　注释

〔1〕例如,认为中国是黑死病的源头,在澳大利亚的悉尼,华人社区遭受谴责(Curson & McCracken,1989)。

〔2〕例如,在过去的几个世纪里,法国和英国采用了以性传播疾病命名的方式而相互指责。

〔3〕这种责任外化的做法,是人类在面对不可控力所表现的一种敬畏的本能,极力澄清和表白自己所遭受的痛苦不是上帝对自己的某些行为的惩罚或者佛祖所主宰的因果报应,就以责备他人的方式来实现。——译者注

〔4〕塔斯基吉实验(Tuskegee Syphilis Study)是发生在美国亚拉巴马州的一个非人道主义临床实验:在 1932 年至 1972 年间,美国公共卫生部研究梅毒在非裔美国人口中的自然进展,卫生部告知医生,住在偏远地区的非裔美国人正在接受美国政府提供的免费医疗服务,结果医生们放弃对梅毒病人的治疗,观察梅毒在社区里的进展。在研究过程中,青霉素被认为是一种有效和安全的治疗方法,但塔斯基吉的病人大多是贫穷、不识字的非洲裔美国人,他们在这项研究计划中被允许为非诊治群体在挣扎患病多年后死去。这一实验被认为是美国医学伦理上最为失败的实验之一,几十年后,总统向幸存者及其亲属道歉。

〔5〕4H 风险类别之一(海洛因使用者、同性恋者、血友病病人和海地人)。[这四项的英文单词首字母都是 H,因此被你为"4H 风险"。这是在医学伦理学和社会伦理学发展不完善的情况下,人类对患病者如血友病病人(haemo-philiac)或者具有某一生活习性特征如海洛因使用者(heroin-users),同性恋者(homosexual),以及栖居某一特定地区的人群如海地人(Haitian),做出的恶意的歧视性归类。——译者注]

〔6〕并非海地是艾滋病毒/艾滋病的发源地,恰恰相反,而是北美人或从北美返回的海地人很可能将这种疾病带到海地。受污染的血液和性传播是海地早期病例的主要原因。

〔7〕参见《被视作来自西班牙的西班牙流感》(Echeverri,2003)。

〔8〕一篇署名为"工匠"的文章,题为《罗马报道:那里正在流行一种叫作流感的传染病》(Occasion'd by an Article of News from Rome of a contagious

Distemper raging there，call'd the Influenza），该文刊载于《伦敦编年史学家月刊》（*The London Magazine and Monthly Chronologer*），3 月 26 日，第 874：145 号。剑桥大学图书馆馆藏有刊载该文的期刊副本一份。

〔9〕请查阅以医学历史与解读为主的维康图书馆（Wellcome Library），卷宗号：CMAC，GC/21 Hood，Vol.1。

〔10〕这种对疾病的轻描淡写在许多地方都存在。罗伯特·别雷赫（Robert C. Belyk）和戴安·别雷赫（Diane M. Belyk）发现温哥华的媒体报道的重点是这种疾病只在其他地方发生，这与伦敦《泰晤士报》的做法类似。在温哥华，随着情况越来越严重，报纸似乎更关心如何防止公众恐慌，而不是让读者了解情况。无论情况多么糟糕，无论有多少居民死于流感或肺炎，当地报纸似乎都能找到一些情况更糟的地方。当难以让读者相信别处的情况更糟时，报纸就会避免讲述整个故事。最极端的例子是不列颠哥伦比亚省纳奈莫（Nanaimo）的《自由报》（*Free Press*），一旦死亡率开始"螺旋上升"，他们就停止刊印任何数据（Belyk & Belyk，1988）。

〔11〕来自摩洛哥港口城市丹吉尔（Tangiers）的报告包括了对大流感的广泛讨论，历时数周。这些内容在《泰晤士报》均有呈现：1918 年 10 月 8 日第 7 版，1918 年 10 月 12 日第 5 版，1918 年 10 月 14 日第 7 版，1918 年 10 月 15 日第 7 版，1918 年 10 月 22 日第 5 版，1918 年 10 月 23 日第 7 版，1918 年 10 月 29 日第 5 版，1918 年 11 月 1 日第 5 版。

〔12〕1919 年和 1920 年非洲部分地区就出现这一现象，即"当西班牙流感在一些地区再次出现时，在一些受到第二波疫情严重冲击的地区出现了恐慌反应"（Mueller，1995：2）。

〔13〕以酒精作为偏方的例子，如在塞内加尔，人们给原住民开的方子是朗姆酒或葡萄酒，给法国人开的是香槟（Echenberg，2003：234）。

〔14〕参见伦敦裘园公共事务记录办公室档案：PRO，FD 1 537——医学研究委员会发布的关于学校流感病例和治疗的报告，1918 年 11 月 17 日呈函。弗莱彻在 1919 年 2 月 13 日的一封信中多次提到，"这种粉末几乎不可能杀菌"（PRO，FD 1 531）。

〔15〕许多医疗专业人员报告说，在应对流感疫情时感到无助，因为大流感

使医学界面临着自身技能和知识的局限性(Phillips,1990a:133,118-119)。叙述和描写医疗行业在疫情中倍感无力的文章和书籍还包括:《面对流感时的无力与无助:美国流感疫情中的医生和护士》(Bristow,1998);《唯一的希冀是"熬过去"——护理和1918年大流感一份代代相传的教训》(Gribble,1997);《哈格迈尔家族:普利司通·斯普林格的行医生涯》(Hagmeier,1981);《生命在眼前消逝》(Millard,1936);《口述历史——1918年匹兹堡疫情》(Sage,1995);《大流感疫情——匹兹堡在1918年》(Sage,1998)。

〔16〕例如,两位匿名作者1934年发表了《民间医生谈感冒、鼻黏膜炎和流感》(Colds,Catarrh and Influenza by a Civil Service Doctor),1937年发表了《如何避免感冒和流感》(How to Escape Colds and Influenza)。

〔17〕收藏于大英图书馆,然而无论是这封信还是大英图书馆的目录都没有标明这封信的收件人。

〔18〕当然,在1918年10月和11月,《泰晤士报》定期发布一则通知,上面写道:"由于持续的纸张短缺,《泰晤士报》不能插入大字体或大插图的广告,这将占用每日的疫情公报空间。"例如1918年10月31日第7版和1918年11月1日第7版。

〔19〕数据来自贝尔格莱维亚(Belgravia)SW1区教堂街的配药药剂师所记录赛维利多(Savory & Moore)医药公司的药房登记册。这些记录藏于维康图书馆。

〔20〕伦敦裘园公共事务记录办公室档案PRO,MH 65 3:卫生部、伦敦郡国家卫生保险委员会、伦敦执行理事会的议程4月报告,第9号文件。药房的鉴定来自伦敦裘园公共事务记录办公室档案PRO,MH 65 91:卫生部、伦敦郡国家卫生保险委员会、医药服务小组委员会的会议记录。

〔21〕与艾玛·西蒙(Emma Simone)的私下交流,时间为2005年3月至4月。

〔22〕作家弗吉尼亚·伍尔夫就大流感疫情和战争对于社会和作品人物的影响的认识是隐晦的,所以后来的读者很难在其作品中直接体会到她的这种意识。——译者注

〔23〕提及这场大流感疫情的几个例子包括《一个医生的日记》(作者不详,

1925);《相逢在巴尔多禄茂医院》(Bourne,1963);《惊奇回望》(Bryson,1966);《外科医生日志》(Cushing,1936);《心怀明月:沃尔特·莫雷·弗莱彻传记》(Fletcher,1957);《一个美国医生的艰难跋涉》(Heiser,1936);《医生的告诫》(Henrikson,1956);《一个医生的故事》(Henrikson,1956);《名医之路》(Hyam,1963);《缅怀一位苏格兰医生》(Mackie,1949);《生命在眼前消逝》(Millard,1936);《铜镜背后》(Schofield,1928);《一个女医生的故事》(Wauchope,1963);《谁想当医生?》(Weymouth,1936)。

〔24〕参见维康图书馆馆藏 CMAC,GC/21 Hood,Vol. 1。

〔25〕爱尔兰政治活动家凯瑟琳·克拉克(Kathleen Clarke)嫁给了汤姆·克拉克(Tom Clarke),他是 1916 年复活节宣言的发起者。汤姆·克拉克和内德·戴利(Ned Daly,凯瑟琳的弟弟)在复活节起义后被处决。

〔26〕艾斯·约翰逊(Ace Johnson)所作的歌曲《流感》(Influenza)(收藏于华盛顿特区国会图书馆,1939 年)。这首歌是在得克萨斯州布拉佐里亚郡(Brazoria County)克莱门斯农场(Clemons Farm)由约翰·洛马克斯(John Lomax)和鲁比·洛马克斯(Ruby Lomax)录音。

〔27〕1997 年与斯图尔特·科布里奇(Stuart Corbridge)博士在剑桥大学的私下交流。

〔28〕加拿大退伍军人事务部关于军医约翰·麦克雷(John McCrae)的报道,参见 www. vac—acc. gc. ca/general/sub. cfm? source＝history/firstwar/mccrae。

〔29〕与诸如澳大利亚和南非等其他国家的官方记录相比,这一事实更加明显。

第七章　注释

〔1〕这一点一直存在争议,比如哈里斯(B. Harris)在 1993 年撰文《第一次世界大战对人口的影响:人体测量学的视角》(Harris,1993)。

〔2〕计算方法很简单,就是将每个年龄组的妇女死亡人数(除以 1 000)乘以该年龄组的生育率(每 1 000 人),然后将所有年龄组相加,得出总"回避生育"数。这是利用三组不同的生育率来计算的,因此给出了三种可能的"回避

生育"数值(表 7.3)。

〔3〕然而,人们注意到,"缺乏任何关于 1918－1919 年流感大流感与第一次世界大战之间联系的系统调查"是近代史研究中一个令人意想不到的方面,不然应该看到大流感常常出现在史学家的学术活动中(Phillips,2004:131)。

〔4〕引自拉迪亚德·吉卜林(Rudyard Kipling)的诗《孩童》(The Children)。

〔5〕战后人口的大规模流动,特别是东欧的难民流动,以及对疾病的关注,在国际联盟卫生活动的发展中发挥了重要作用(Metzger,2001;Steiner,2005;Weindling,1995)。

〔6〕伍德罗·威尔逊(Woodro Wilson)在美国国会宣布了他认为公正和持久和平的基本前提。这十四点包括诸如海洋自由和开放公约;履行自制权的地理界定;以及成立一个加强和平的国际联盟(Link,1984:xlv,534－9)。

〔7〕澳大利亚联邦卫生和老龄部,1920－1929 年初,参见 www.health.gov.au/pdf/fact2.pdf。

〔8〕例如刊载于《泰晤士报》1918 年 6 月 15 日第 3 版,1918 年 10 月 28 日第 7 版,1918 年 10 月 29 日第 7 版、11 版,1918 年 10 月 30 日第 7 版,1918 年 11 月 2 日第 7 版,1918 年 11 月 4 日第 7 版、11 版,1918 年 11 月 7 日第 3 版,1918 年 12 月 19 日第 5 版,1918 年 12 月 24 日第 3 版,1919 年 2 月 19 日第 8 版,1919 年 2 月 25 日第 7 版。

〔9〕这种信息流动在各种档案中均有记载,包括南非国家档案馆(NASA,files GG 1232 33/1014,GG 1232 33/1036,GG 1232 33/1051,GG 1232 33/1064,GG 1232 33/1068,GG 1232 33/1079,GG 1232 33/1082A)和澳大利亚国家档案馆(NAA,files A2 1919/452,A2 1919/482 Part 2,A2 1919/952,A6006 1919/12/31,CP78/22 1921/53)。

〔10〕墨尔本当时是澳大利亚联邦政府所在地。

〔11〕参见 11 NASA,files GG 232 33/1073A,VWN 3637 PG291,VWN 3637 PG292,VWN 3700 PG384。

〔12〕例如,澳大利亚不仅联系了英国以获得关于大流感疫情的信息(收到了当地政府委员会的备忘录)(NAA,A2 919/966),而且还指示他们在美

国的代表调查纽约的反应和美国的疫苗（NAA,A2 1919/1663）。对澳大利亚来说,远离英国的影响转而投入美国的麾下将是一个持续的趋势,这一结盟的最高表现是澳大利亚参与越南战争（这是一场英国和其他英联邦国家基本上没有参与的战争）,然后是海湾战争,包括对阿富汗和伊拉克战争的积极参与。

〔13〕各州长（总督）之间的个人联络很可能促成了太平洋地区的信息流畅。例如,新南威尔士州州长告诉澳大利亚总理,斐济总督以公开和个人渠道同他进行交流的原因是由于以前在南非有过个人接触（NAA,file CP78/22 1918/254）。［第二次世界大战,现澳大利亚总理（Premier）一职称为全澳总督（Governor-General）,澳大利亚各州州长（Premier Minister）称为总督（Governor）,而太平洋上英联邦岛国的最高职位由英国皇室和政府安排,称为总督。——译者注］

〔14〕这些每月邮件可被视为《世卫组织每周流行病学记录》的前身,这些记录可通过电子邮件或互联网 www.who.int/wer 获得。

〔15〕流感情况在世卫组织的网站 www.who.int 上可以查询。

第八章　注释

〔1〕英国应对流感大流行计划包括储备足够 1 460 万人使用的抗病毒药物（Meikle,2005）。同一份报告还指出,至少 5 万名英国人将因此死亡,8 万人需要住院治疗,英国可能还会实施旅行限制、自愿隔离、关闭学校,以及在大的疫情情况下将许多入院治疗延后。2005 年 4 月,澳大利亚卫生部长宣布,澳大利亚是人均抗病毒药物储备最多的国家［悉尼《太阳先驱报》（Sun-Herald）2005 年 4 月 15 日］,而加拿大与英国一样,一直在购买可以覆盖四分之一人口的抗病毒药物（BBC,2005b）。同样,美国、德国、日本和荷兰也在购买抗病毒药物,而意大利和法国订购了数百万剂疫苗,美国也一样（BBC,2005a, 2005b）。在最近的这次流感疫情中,英国已有 11 万人死亡。——译者注

〔2〕一些国家大流感应对计划（及其前身）可从世界卫生组织网站上获得 http://www.who.int/csr/disease/influenza/nationalpandemic/en/index.html.。

〔3〕人们认为科学知识技术的存在就是为了实现这一目标,但生产、知识产权和责任问题仍未解决,在发生大流感疫情的情况下,储备基因将是生产抗原匹配疫苗的最快手段。然而,为了真正做好准备,现在需要生产和测试这种疫苗以确定和解决问题,而不是径直应对紧急情况 (Webby & Webster, 2003:1522)。

参考文献

官方记录（非出版物）

PRO（伦敦裘园公共事务记录办公室）

CAB 23 Cabinet minutes to 1939.

CAB 24 Cabinet Memoranda to 1939 GT series.

CAB 26 1 Home Affairs Committee, *Minutes – 1918–19.*

CAB 26 2 Home Affairs Committee, *Minutes.*

ED 50 34 Education, *School Medical Service.*

ED 50 56 Education, *School Medical Service – Nurses.*

ED 50 71 Education, *School Medical Service.*

FD 1 529 Medical Research Committee, *Influenza – Research by Colonel Cumming with British Forces in France.*

FD 1 530 Medical Research Committee, *Influenza – Research by Dr Fildes.*

FD 1 531 Medical Research Committee, *Influenza – Report by Captain A Gregor on tin mines in Cornwall.*

FD 1 532 Medical Research Committee, *Influenza – Research by Dr Twort.*

FD 1 533 Medical Research Committee, *Influenza – General research in UK.*

FD 1 534 Medical Research Committee, *Influenza – General research in UK.*

FD 1 535 Medical Research Committee, *Influenza Committee: Correspondence with LGB and War Office.*

FD 1 536 Medical Research Committee, *Influenza – Conference on Influenza.*

FD 1 537 Medical Research Committee, *Influenza – Schools Reports on Cases and Treatments of.*

FD 1 545 Medical Research Committee, *Influenza – 1920 Epidemic: Informal Conference of Research Workers.*

FD 1 546 Medical Research Committee, *Influenza – 1922 Epidemic Reports and Correspondence.*

FD 1 553 Medical Research Committee, *Pneumonia: Grant to Prof. E.E. Glynn; Observations on Bacteriological Diagnosis of Acute Pneumonia.*

FD 1 554 Medical Research Committee, *Pneumonia: Grant to Prof. E.E. Glynn; Observations on Bacteriological Diagnosis of Acute Pneumonia.*

MAF 60 307 Ministry of Food and Board of Trade, *Diary of Sir W.H. Beveridge, K.C.B. 1918.*

MH 10 83 Ministry of Health, *Circulars, Local Government Board 1918.*

MH 10 84 Ministry of Health, *Circulars, Local Government Board 1919.*

MH 10 85 Ministry of Health, *Circulars, Local Government Board 1919.*

MH 49 7 Ministry of Health, *Welsh Insurance Commission – Minutes of Meetings of Commissioners, 1918.*

MH 55 57 Ministry of Health, *Influenza and Common Colds.*

MH 58 418 Ministry of Health, *General Health – Infectious Diseases – Powers of Port Sanitary Authorities.*

MH 58 419 Ministry of Health, *General Health – Encephalitis Lethargica.*

MH 65 2 Ministry of Health, *National Health: Insurance Committee for the County of London – London Executive Council – Agenda.*

MH 65 3 Ministry of Health, *National Health: Insurance Committee for the County of London – London Executive Council – Agenda.*

MH 65 51 Ministry of Health, *National Health: Insurance Committee for the County of London – General Purposes Sub-Committee – Minutes.*

MH 65 60 Ministry of Health, *National Health: Insurance Committee for the County of London – Medical Benefit Sub-Committee – Minutes.*

MH 65 91 Ministry of Health, *National Health: Insurance Committee for the County of London – Pharmaceutical Service Sub-Committee – Minutes.*

MH 79 5 Ministry of Health, *Epidemic Disease Circulars.*

MH 79 7 Ministry of Heath, *War Office Demand for Medical Practitioners.*

MH 96 738 Ministry of Health, *Welsh Health Services – Extension of Infectious Diseases Act.*

MH 106 Ministry of Health, *Representative WWI medical records.*

MH 106 2384 Ministry of Health, *Medical Sheets – 85th General Hospital – 1917–1920.*

MH 106 2387 Ministry of Health, *Papers Based on the 1914 War Medical Records Section – Compilation and Usage.*

MH 113 51 Ministry of Health, *Reports by the Delegate of Great Britain on the Sessions of the Committee of the Office International d'Hygiène Publique, Paris and of the Health Committee of the League of Nations (Reports 1–12).*

MH 139 3 Ministry of Health, *Newman Diaries (1916–1920).*

NATS 1 797 National Service Department, *Influenza Epidemic.*

NATS 1 849 National Service Department, *Influenza Epidemic.*

PIN 2 4 National Health Insurance Joint Committee, *Minutes 1918.*

PIN 26 7921 War pension file, *John Jones Jenkins.*

PIN 26 15039 War pension file, *Sydney Thomas Varney.*

PIN 26 20251 War pension file, *Nelly Stevenson.*

PIN 26 21568 War pension file, *Harold T. Eking.*

PIN 26 22103 War pension file, *Alan John Mawson.*

RECO 1 847 Ministry of Reconstruction, *War Cabinet.*

RG 26 38 Registrar-General, *Influenza Deaths 1919–1922; Weekly Return Proof.*

Wellcome CMAC [维康图书馆（当代医学档案总汇）]

GC/16 *Savory and Moore, Dispensing Chemists, Chapel Street, Belgravia SW1.* Particularly 16 4 92 and 16 5 93 (Registers).

GC/21 *Hood, Dr Basil.* Volume 1 – notebook, 1918.

SA/BMA *British Medical Association.* Particularly SA/BMA Box 197 F.16; Box 197 F.9; Box 198 F.17; Box 202 F.44; Box 204 F.50; Box 206 F.58; Box 206 F.59; Box 207 F.60; Box 208 F.66; Box 208 F.67; Box 210 F.75.

SA/CMO *Association of County Medical Officers* Box 1 A.2 (Minutes).
SA/HVA *Health Visitor's Association* Box 1 A.1/12 (Annual Reports); Box 1 A.1/13; Box 78 F.1/7; Box 82 G.2/1; Box 82 G.2/2; Box 82 G.2/3.

National Archives of Australia（澳大利亚国家档案馆）

A1/15 1919/287 Home and Territories Department, *New Zealand – Restriction on Issue of Passports or Permits a/c Influenza Epidemic.*

A1/15 1919/2364 Home and Territories Department, *Pneumonic Influenza. Application to be Made Notifiable Disease ACT.*

A1/15 1919/3646 Home and Territories Department, *Mr. C. Lett. Use Canberra Hospital as Isolation Ward for Influenza Patients.*

A1/15 1925/6310 Home and Territories Department, *Medical. Influenza at Sabai Island Papua.*

A2 1918/3627 Prime Minister's Department, *Admission of Clergymen to Sydney Quarantine Station During Influenza Epidemic of 1918.*

A2 1918/3705 Prime Minister's Department, *Spanish Influenza. S.S. 'Makura'.*

A2 1919/219 Prime Minister's Department, *Spanish Influenza. Gilbert, Ellice, Ocean Island.*

A2 1919/224 Prime Minister's Department, *Spanish Influenza. Outbreak at Fiji.*

A2 1919/452 Prime Minister's Department, *Spanish Influenza.*

A2 1919/472 Prime Minister's Department, *Spanish Influenza: Solomon Islands.*

A2 1919/482 Part 1 Prime Minister's Department, *Influenza Epidemic. Border Regulations.*

A2 1919/482 Part 2 Prime Minister's Department, *Spanish Influenza. Conference at Melbourne. Precautionary Measures.*

A2 1919/701 Prime Minister's Department, *Influenza Epidemic. Samoa.*

A2 1919/742 Prime Minister's Department, *Influenza: Victoria Declaration of Infected Area.*

A2 1919/887 Part 2 Prime Minister's Department, *Influenza Epidemic Misc. Papers unregistered. Relation of Influenza to Quarantine of Ships.*

A2 1919/952 Prime Minister's Department, *Spanish Influenza. Information Required by Influenza Commission – South Africa.*

A2 1919/953 Part 1 Prime Minister's Department, *Influenza Epidemic Broken Hill.*

A2 1919/953 Part 2 Prime Minister's Department, *Influenza – New South Wales.*

A2 1919/957 Prime Minister's Department, *Spanish Influenza. New Zealand.*

A2 1919/964 Prime Minister's Department, *Pneumonic Influenza – Compulsory Inoculation.*

A2 1919/965 Prime Minister's Department, *Pneumonic Influenza Inoculation of Commonwealth Public Servants.*

A2 1919/966 Prime Minister's Department, *Influenza. United Kingdom.*

A2 1919/967 Prime Minister's Department, *Pneumonic Influenza. Serum.*

A2 1919/971 Prime Minister's Department, *Pneumonic Influenza Mails.*

A2 1919/993 Prime Minister's Department, *Influenza. South Australia Proclamation as Infected Area.*

A2 1919/998 Prime Minister's Department, *Influenza Epidemic. Australia. Information for Nauru.*

A2 1919/1182 Prime Minister's Department, *Transports. Use of for Coastal Work during Influenza Outbreak.*

A2 1919/1302 Prime Minister's Department, *Influenza Epidemic. Commonwealth Regulations.*

A2 1919/1311 Prime Minister's Department, *Spanish Influenza. Miscellaneous. Transcontinental Railway. (Correspondence with West Australian Government.)*

A2 1919/1319 Prime Minister's Department, *Influenza. New South Wales. Proclamations Issued by New South Wales Government.*

A2 1919/1328 Prime Minister's Department, *Influenza Epidemic. Commonwealth Departments. Hours of Service.*

A2 1919/1601/4 Prime Minister's Department, *Influenza Epidemic. Claim for Compensation.*

A2 1919/1657 Prime Minister's Department, *Influenza. Tasmania. Troops.*

A2 1919/1658 Prime Minister's Department, *Influenza Epidemic. Interstate Traffic. South Australia.*

A2 1919/1659 Prime Minister's Department, *Influenza Epidemic. Interstate Traffic. Victoria.*

A2 1919/1661 Prime Minister's Department, *Influenza Epidemic. Interstate Traffic (NSW).*

A2 1919/1663 Prime Minister's Department, *Influenza. America.*

A2 1919/1664 Prime Minister's Department, *Pneumonic Influenza Queensland. Proclamation as Infected Area.*

A2 1919/1922 Prime Minister's Department, *Shipping. Effect of Influenza Epidemic on Interstate Shipping.*

A2 1919/2930 Prime Minister's Department, *Influenza Epidemic. Theatres.*

A2 1919/2959 Prime Minister's Department, *Influenza Epidemic. Tasmania. Declaration as Infected Area.*

A2 1920/1006 Prime Minister's Department, *Spanish Influenza. Miscellaneous.*

A192 FCL1919/146 Home and Territories Department, *Inoculation against Pneumonic Influenza at Jervis Bay.*

A192 FCL1921/295 Home and Territories Department, *Influenza Inoculations Federal Territory.*

A199 FC1919/238 Home and Territories Department, *Influenza at Canberra.*

A361 DSG19/1582 Home and Territories Department, *Influenza Outbreak.*

A361 DSG20/82 Home and Territories Department, *Advertising of Inoculation Depots in Connection with Pneumonic Influenza Epidemic.*

A361 DSG21/52 Home and Territories Department, *Inoculation against Pneumonic Influenza.*

A457/1 C501/3 Prime Minister's Department, *Medical. Influenza. Claims by Commonwealth Railways against W.A.*

A457/1 G501/6 Prime Minister's Department, *Medical – Reports, etc. – Influenza Epidemic in Savannah.*

A457/1 I501/3 Prime Minister's Department, *Medical. Influenza Outbreak at Solomon Islands.*

A457/1 501/5 Prime Minister's Department, *Medical. Influenza. (Spanish) in Samoa and Fiji.*

A457/1 501/17 Prime Minister's Department, *Medical. Influenza at Thursday Island.*

A457/1 501/19 Prime Minister's Department, *Medical. Influenza on the S.S. 'Kursk'.*

A457/1 501/20 Prime Minister's Department, *Medical. Influenza. South Australia.*

A457/1 501/36 Prime Minister's Department, *Medical. Influenza. Tasmania. Claims by Staff Nurses.*

A457/1 501/40 Prime Minister's Department, *Medical. Influenza. Epidemic. New Caledonia.*

A457/1 501/42 Prime Minister's Department, *Medical. Outbreak of Influenza at Tonga.*

A457/1 501/51 Prime Minister's Department, *Medical. Influenza. Miscellaneous.*

A457/1 501/53 Prime Minister's Department, *Medical. Influenza. Victoria. Use of Base Hospital by State Departments.*

A458 M368/1 Prime Minister's Department, *Medical – Influenza – Pneumonic Epidemic 1919.*

A2487 1919/1494 Department of Reparation, *Vocational Training: Effect of Influenza Epidemic on.*

A2487 1919/2104 Department of Reparation, *Sustenance to Returned Men Suffering from Epidemic Influenza.*

A2487 1919/2211 Department of Reparation, *Ambulance for Bendigo – Pneumonic Influenza.*

A2487 1919/3034 Department of Reparation, *Pneumonic Influenza: Loan of Adelaide Street Drill Shed Premises for Free Public Inoculation, Brisbane.*

A2487 1919/4575 Department of Reparation, *Tents Appropriated by Dept. of Labour and Industry for Emergency Accommodation at Wagga – Influenza Epidemic.*

A2487 1919/5445 Department of Reparation, *Brisbane Office, Clerical Arrangements Due to Staff Shortage Resulting from Influenza Epidemic.*

A6006 1919/1/9 Cabinet Records, *4th Hughes Ministry Jan. 1919 to June 1921 – 9 January 1919.*

A6006 1919/2/3 Cabinet Records, *4th Hughes Ministry Jan. 1919 to June 1921. 3 February 1919.*

A6006 1919/12/31 Cabinet Records, *4th Hughes Ministry Jan. 1919 to June 1921. 31 December 1919.*

A8510/1 68/24A Advisory Council of Science and Industry, *Executive Committee. Influenza.*

CP78/22 1918/254 Governor-General's Office, *Influenza.*

CP78/22 1919/224 Governor-General's Office, *Influenza.*

CP78/22 1919/957 Governor-General's Office, *Influenza.*

CP78/22 1921/53 Governor-General's Office, *Influenza.*

CP103/11 404 Prime Minister's Department, *Influenza Epidemic. Miscellaneous Papers Unregistered.*

CP103/11 406 Prime Minister's Department, *Quarantine – Tasmania – Shipping.*

CP103/11 407 Prime Minister's Department, *Influenza Epidemic. Sydney Chamber of Commerce Resolutions.*

CP103/11 411 Prime Minister's Department, *Influenza Epidemic. King Island. Port of Entry.*

CP103/11 413 Prime Minister's Department, *Influenza Epidemic. Cabinet Decision re Sub-committee.*

CP103/11 416 Prime Minister's Department, *Tasmania – Permits to Leave, Ports of Entry.*

CP103/11 420 Prime Minister's Department, *Quarantine – Cockburn.*

CP103/11 421 Prime Minister's Department, *WA – Declaration of Infected Area.*

CP103/11 422 Prime Minister's Department, *Qld. – Tas. Shipping – Quarantine.*

CP103/11 424 Prime Minister's Department, *Pneumonic Influenza. Press Notices.*

CP103/11 425 Prime Minister's Department, *Qld. – NSW Control of Traffic.*

CP103/11 427 Prime Minister's Department, *Qld. – Passage Across Border.*

CP103/11 428 Prime Minister's Department, *Interstate Passenger Restrictions.*

CP103/11 430 Prime Minister's Department, *Influenza*. *{Miscellaneous correspondence re incidents occurring during train travel.}*

CP103/11 432 Prime Minister's Department, *Influenza. Miscellaneous Correspondence.*

NAA files held at PROV（澳大利亚国家档案馆保存在维多利亚州公共事务记录办公室的档案）

MP367/1 527/21/1272 Department of Defence – Influenza Expenditures.

MP367/1 527/21/493 Department of Defence – Pneumonic Influenza.

MP367/1 556/16/84 Department of Defence – Influenza Pay.

MP367/1 556/49/714 Department of Defence – Influenza Expenditure – Claims – Public Health Department.

MP367/1 612/32/332 Department of Defence – Materials Provided to Quarantine Service.

MP367/1567/7/4467 Department of Defence – Liverpool Concentration Camp – Arrangements for Influenza Outbreak.

MP472/1 19/19/3740 Department of Defence – Special Influenza Leave – Civilian Officers.

MT487/1 MEDLEY W Department of Defence – Corporal William Medley.

National Archives of South Africa（南非国家档案馆）

CES 188 ES70/4647/14 Commissioner for Enemy Subjects, *Influenza Outbreak.*

GG 1231 33/1014 Office of the Governor-General of South Africa, *Health: General. Spanish Influenza: Outbreak of in Union.*

GG 1231 33/1015 Office of the Governor-General of South Africa, *Health: General. Outbreak of Spanish Influenza in Basutoland.*

GG 1231 33/1018 Office of the Governor-General of South Africa, *Health: General. Spanish Influenza: Outbreaks of in the Bechuanaland Protectorate.*

GG 1231 33/1019 Office of the Governor-General of South Africa, *Health: General. Spanish Influenza at Uitenhage: Proposed Supply of Medicine for Needy Doses at Government Expense.*

GG 1231 33/1024 Office of the Governor-General of South Africa, *Health: General. Suspension of Recruitment of Native Labour in Basutoland on Account of Outbreak of Spanish Influenza.*

GG 1231 33/1026 Office of the Governor-General of South Africa, *Health: General. Outbreak of Spanish Influenza in the Union: Suggests that Message of Condolence and Sympathy be Sent from His Majesty.*

GG 1232 33/1029 Office of the Governor-General of South Africa, *Health: General. Spanish Influenza: Outbreak of at Kimberley: Report on by Colonel Orenstein.*

GG 1232 33/1031 Office of the Governor-General of South Africa, *Health: General. Spanish Influenza: Outbreak of in Northern Rhodesia.*

GG 1232 33/1032 Office of the Governor-General of South Africa, *Health: General. Spanish Influenza: Outbreak of in East Africa.*

GG 1232 33/1034 Office of the Governor-General of South Africa, *Health: General. Spanish Influenza: Suggests Appointing a Day for Humiliation and Prayer in View of.*

GG 1232 33/1035 Office of the Governor-General of South Africa, *Health: General. Outbreak of Spanish Influenza in Union: Expresses Sympathy with the People who has Suffered from the Epidemic.*

GG 1232 33/1036 Office of the Governor-General of South Africa, *Health: General.*

Outbreak of Spanish Influenza in the Union: Requests Information re Vaccine Used in Connection with Prevention of Pneumonia.

GG 1232 33/1040 Office of the Governor-General of South Africa, *Health: General. Report Regarding Outbreak of Spanish Influenza in South West Africa.*

GG 1232 33/1042 Office of the Governor-General of South Africa, *Congo. Spanish Influenza Epidemic: Regulations Regarding Admission to the Katanga.*

GG 1232 33/1051 Office of the Governor-General of South Africa, *Health: General. Spanish Influenza in Union: Requests Certain Information Regarding Vaccines for Treatment of.*

GG 1232 33/1052 Office of the Governor-General of South Africa, *Health: General. Spanish Influenza in Bechuanaland: Transmits Further Information Regarding.*

GG 1232 33/1053 Office of the Governor-General of South Africa, *Commissions: Appointment of Commission to Enquire into the Influenza Epidemic in the Union.*

GG 1232 33/1061 and 33/1066 Office of the Governor-General of South Africa, *Health: General. Influenza Epidemic: Offers Her Services.*

GG 1232 33/1064 Office of the Governor-General of South Africa, *Health: General. Influenza Epidemic: Certain Information Required From the Surgeon-General, United States Army, Regarding.*

GG 1232 33/1068 Office of the Governor-General of South Africa, *Health: General. Influenza Epidemic: Request Certain Information Regarding from the Government of Australia.*

GG 1232 33/1073A Office of the Governor-General of South Africa, *Health: General. Transmits Copies of a Memorandum on Epidemic Catarrhs and Influenza Which has been Issued by the Local Government Board.*

GG 1232 33/1079 Office of the Governor-General of South Africa, *Health: General. Influenza Epidemic: Transmit Telegram to be Forwarded to the Governor-General of Australia Regarding the Outbreak of in Australia.*

GG 1232 33/1082A Office of the Governor-General of South Africa, *Health: General. Reports on Influenza Epidemic.*

GG 1233 33/1089 Office of the Governor-General of South Africa, *Report of the Influenza Epidemic Commission.*

GG 1236 33/1333 Office of the Governor-General of South Africa, *Health: General. Notifies Increase of Influenza Epidemic in Great Britain UK.*

GG 1236 33/1341 Office of the Governor-General of South Africa, *Health: General. Influenza Epidemic in England: Transmit Further Copy of a Telegram from Secretary of State London Notifying Decrease of Epidemic.*

GG 1308 36/135 Office of the Governor-General of South Africa *Immigration. Nyasaland: Prohibition of Immigration of Europeans or Natives into on Account of Spread of Spanish Influenza.*

GG 1308 36/136 Office of the Governor-General of South Africa, *Immigration. Nyasaland: Cancellation of Restrictions re Immigration on Account of Spanish Influenza.*

GG 1417 45/82 Office of the Governor-General of South Africa, *Governor-General: Tours, Inspections, Treks, Et Cetera of His Excellency. Potchefstroom: Proposed Visit Abandoned on Account of Outbreak of Spanish Influenza.*

GG 1548 50/746 Office of the Governor-General of South Africa, *Natives: Labour on Mines. Suspension of Repatriation of Natives from Transvaal to Mozambique Owing Development of Spanish Influenza in Mozambique.*

GG 1689 51/4922 Office of the Governor-General of South Africa, *Sentences: Abdulla Jamat and Others. Remission of Sentences in Respect of Special Duties Performed During the Prevalence of Spanish Influenza in Cape Town.*

GNLB 300 370/18 Native Affairs, *Part file No. 370/18/203 Spanish Influenza. Witwatersrand General.*

GNLB 301 370/18 Native Affairs, *Influenza Among Natives.*

JUS 467 and 468 1/249/18 Justice Department, *Spanish Influenza Epidemic.*

MNW 438 MM2826/18 Mines & Industries, '*Spanish Influenza': Organisation of Relief Committees at London, Kameelfontein and Bleskok Diggings.*

MNW 438 MM2838/18 Mines & Industries, *Spanish Influenza: Closing of Miners Phthisis Medical Bureau Owing to Epidemic. Release of Medical Officers of Bureau to Assist in Connection with.*

SAS 718 G119/5 Transport/Immigration, *Traffic Restrictions Owing to Outbreaks of Smallpox and Influenza.*

TES 9334 F131/3/3 Treasury, *Social Welfare. Children's Protection Act (No. 25 of 1913): Expenditure in Connexion with Influenza Epidemic 1918.*

URU 378 2464 Prime Minister's Office, *Outgoing Correspondence.*

URU 378 2468 and 2468A Prime Minister's Office, *Proclamation – Natal.*

URU 378 2469 Prime Minister's Office, *Issue of a Proclamation Proclaiming Epidemic Influenza to be a Disease with the Meaning of Section 58 of Ordinance 58 of 1902. Transvaal.*

URU 378 2470 Prime Minister's Office, *Issue of a Proclamation Proclaiming the Disease Epidemic Influenza to be a Contagious or Infectious Disease Within the Meaning of the Cape Health Acts.*

URU 384 2934 Prime Minister's Office, *Appointment of a Commission to Enquire into Matters Concerning the Influenza Epidemic in the Union.*

URU 393 479 Prime Minister's Office, *Proclamation Declaring Epidemic Influenza to be a Contagious or Infectious Disease Within the Meaning of the 27th and 48th Section of the Public Health Amendment Act, No. 23 of 1897 (Cape).*

URU 397 788, 790 and 792 Prime Minister's Office, *Influenza Correspondence.*

URU 400 959 Prime Minister's Office, *Influenza Correspondence.*

URU 401 1070 Prime Minister's Office, *Medal Using Red Cross.*

VWN 3637 PG291 Treasury (Pensions), *Spanish Influenza. Compensation to Dependants of Discharged Soldiers who here Died from.*

VWN 3637 PG292 Treasury (Pensions), *Spanish Influenza. Question of Relief to Dependants of Victims who were Pensionable Officers but where Relative Pension Laws Contain no Provision for Awards to Dependants.*

VWN 3700 PG384 Treasury (Pensions), *Spanish Influenza.*

Public Record Office, Victoria (维多利亚州公共事务记录办公室)

3183/P/0000 Boxes 000051, 000051 and 000052 Charity Welfare Health – Influenza Epidemic 1919.

8291/P/0001 Influenza File labelled 'Pneumonic ~~Spanish~~ Influenza'.

State Library of Victoria (维多利亚州立图书馆)

MSB422 Chandler, Horace Arthur. *Diary and Papers 1915–1919.*

State Records of New South Wales (新南威尔士州公共事务记录办公室)

4/6247 Premier's Department – Influenza Epidemic.

4/7776 Minutes Book, Hospitals Advisory Board.

5/5348.1 Department of Health – Pneumonic Influenza.

6/4461 Department of Health – Minutes 1917–1921.
8/2035.8 Quarantine – Influenza.

City of Kitchener, Ontario（安大略省基奇纳市档案馆）

City of Kitchener. 'Board of Health Minutes.' Kitchener, Ontario: City Clerk's Office, 1918.

出版物

Abler, R., Adams, J.S. and Gould, P. (1971) *Spatial Organization: The Geographer's View of the World*, Englewood Cliffs: Prentice-Hall.

Abrahams, A., Hollows, N.F., Eyre, J.W.H. and French, H. (1917) 'Purulent bronchitis: its influenza and pneumococcal bacteriology', *The Lancet*, ii: 377–80.

Abrahams, A., Hollows, N. and French, H. (1919) 'A further investigation into influenzo-pneumococcal and influenzo-streptococcal septicaemia: epidemic influenzal "pneumonia" of highly fatal type and its relation to "purulent bronchitis"', *The Lancet*, January 4: 1–11.

Adamo, S. (1992) 'Rio de Janeiro', in F.R. van Hartesveldt (ed.) *1918–1919 Pandemic of Influenza: the Urban Impact in the Western World*, London: Edwin Mellen Press.

Afkhami, A. (2003) 'Compromised constitutions: the Iranian experience with the 1918 influenza pandemic', *Bulletin of the History of Medicine*, 77(2): 367–92.

Aiach, P. and Curtis, S. (1990) 'Social inequalities in self-reported morbidity: interpretation and comparison of data from Britain and France', *Social Science & Medicine*, 31(3): 267–74.

AIHW (Australian Institute of Health and Welfare) (2004) *Australia's Health 2004*, Canberra: AIHW.

Albert, Edward (1986) 'Illness and deviance: the response of the press to AIDS', in D. Feldman and T. Johnson (eds) *The Social Dimensions of AIDS: Method and Theory*, New York: Praeger.

Alexander, Frederick William (1929) *Electro-Therapeutical Fluids: Prevention and Abolition of Influenza and Epidemic Infectious diseases,* London.

Åman, Margareta (1990) 'Spanska sjukan: den svenska epidemin 1918–1920 och dess internationella bakgrund (Spanish influenza: the Swedish epidemic, 1918–1920, and its international background).' PhD thesis, Uppsala University.

Anderson, M. (1977) *Dramatist in America: Letters of Maxwell Anderson, 1912–1958*, Chapel Hill, NC: University of North Carolina Press.

Andrews, Margaret A. (1977) 'Epidemic and public health: influenza in Vancouver, 1918–1919', *BC Studies*, 32 (Summer): 21–44.

Anonymous (1925) *A Doctor's Diary*, London: Hutchinson & Co.

Anonymous (1934) *Colds, Catarrh and Influenza (By A Civil Service Doctor)*, A.D. Baker (ed.), London: Cassell and Company.

Anonymous (1937) *How to Escape Colds and Influenza,* London: Leonard Hill Limited.

Arrington, Leonard (1990) 'The influenza pandemic of 1918–19 in Utah', *Utah Historical Quarterly*, 58(2): 164–82.

Australia (annual) *Official Yearbook of the Commonwealth of Australia*. Canberra: Commonwealth Bureau of Census and Statistics.

Baird, N.D. (1976) 'The "Spanish Lady" in Kentucky 1918–1919', *The Filson Club History Quarterly*, 50: 290–301.

Baldwin, Peter (1999) *Contagion and the State in Europe 1830–1930*. Cambridge: Cambridge University Press.

Barnett, D. (2001) 'Clinical effectiveness and cost effectiveness of zanamivir (Relenza): translating the evidence into clinical practice, a National Institute for Clinical Evidence view', *Philosophical Transactions: Biological Sciences*, 356 (1416): 1899–1903.

Barry, J.M. (2004) *The Great Influenza: the Epic Story of the Deadliest Plague in History*, New York: Viking.

Basler, C.F., Reid, A.H., *et al.* (2001) 'Sequence of the 1918 pandemic influenza virus nonstructural gene (NS) segment and characterization of recombinant viruses bearing the 1918 NS genes', *Proceedings of the National Academy of Sciences of the United States of America*, 98(5): 2746–51.

Baxter, J. and Eyles, J. (1999) 'Prescription for research practice? Grounded theory in qualitative evaluation', *Area*, 31(2): 179–81.

BBC (1998) *QED: Prisoners of the Forgotten Pandemic*, TV programme.

BBC (1999a) *Cost Warning on Flu Drug*. Available from: news.bbc.co.uk/hi/english/health/newsid_435000/435874.stm.

BBC (1999b) *Doctors Fear Over Flu Drug*. Available from: news.bbc.co.uk/hi/english/health/newsid_383000/383992.stm.

BBC (1999c) *Flu Hospital Uses Lorry as Mortuary*. Available from: news.bbc.co.uk/1/hi/health/249038.stm.

BBC (1999d) *Flu Kills Thousands*. Available from: news.bbc.co.uk/hi/english/health/newsid_255000/255244.stm.

BBC (1999e) *Horizon – Pandemic*. TV programme.

BBC (1999f) *Race to Find Key to Killer Flu*. Available from: news.bbc.co.uk/hi/english/health/newsid_272000/272081.stm.

BBC (1999g) *Watchdog stories – Relenza Watchdog Healthcheck*. Available from: news.bbc.co.uk/watchdog/stories/hcrelen.shtml.

BBC (2005a) *Killer Flu: Could the World Cope?* Available from: news.bbc.co.uk/1/hi/health/3497355.stm.

BBC (2005b) *Britain Reveals Flu Pandemic Plan*. Available from: news.bbc.co.uk/1/hi/health/4305813.stm.

Belyk, Robert C. and Belyk, Diane M. (1988) 'The Spanish influenza 1918–1919: no armistice with death', *Beaver*, 68(5): 43–9.

Benison, Saul (ed.) (1967) *Tom Rivers, Reflections on a Life in Medicine and Science*, Cambridge, MA: MIT Press.

Benussi, G., Barbone, F., Monai, L. and Gasparini, V. (1983) 'Sequele Neurologiche Dall'Influenza: Pandemia del 1918–19 ed. Encefalite Letargica a Trieste', *Acta Medicae Historiae Patavina*, 30: 11–19.

Bernstein, B. (1975) *Thurber: a Biography*, New York: Dodd, Mead.

Berridge, Virginia (1990) 'Health and medicine', in F.M.L. Thomson (ed.) *The Cambridge Social History of Britain 1750–1950*, Cambridge: Cambridge University Press.

Beveridge, W.I.B. (1977) *Influenza: the Last Great Plague*, London: Heinemann.

Beveridge, W.I.B. (1991) 'The chronicle of influenza epidemics', *History and Philosophy of the Life Sciences*, 13: 223–34.

Blücher Von Wahlstatt, E.M. (1920) *An English Wife in Berlin. a Private Memoir of Events, Politics, and Daily Life in Germany Throughout the War and the Social Revolution of 1918*, London: Constable & Co.

Borza, T. (2001) 'Spanish flu in Norway 1918–19', *Tidsskrift for den Norske laege-forening*, 121(30): 3551–4.

Boseley, S. (2000) 'Something in the air: the virulence of the 1918 outbreak is the biggest unsolved mystery', *Guardian*, 11 January 2000.

Bourdelais, Patrice and Raulot, Jean-Yves (1987) *Une peur bleue: Histoire du choléra en France, 1832–1854*, *Médecine et sociétés*, Paris: Payot.

Bourne, Aleck W. (1922) 'Influenza: pregnancy, labour, the puerperium and diseases of women', in F.G. Crookshank (ed.) *Influenza: Essays by Several Authors*, London: William Heinemann (Medical Books) Ltd.

Bourne, Geoffrey (1963) *We Met at Bart's*, London: Frederick Muller Limited.

Boyd, Mary (1980) 'Coping with Samoan resistance after the 1918 influenza epidemic: Colonel Tate's problems and perplexities', *Journal of Pacific History*, 15(3): 155–74.

Brainerd, E. and Siegler, Mark V. (2003) 'The economic effects of the 1918 influenza epidemic', London: Centre for Economic Policy Research, Discussion Paper Series (No. 3791).

Braithwaite, Max (1953) 'The year of the killer flu', *MacLean's Magazine*, 1 February: 10–11, 43–4.

Bristow, Nancy (1998) '"You can't do anything for influenza": doctors, nurses and the influenza epidemic in the USA,' paper presented at The Spanish 'Flu 1918–1998: Reflections on the Influenza Pandemic of 1918 after 80 Years, Cape Town, 12–15 September.

Brito, Nara Azevdeo de (1997) 'La dansarina: a gripe espanhola e o cotidiano na cidade do Rio de Janeiro (La dansarina: the influenza epidemic and the quotidian report of the Rio de Janeiro city', *História Ciências Saúde – Manguinhos*, 4(1): 11–30.

Brockbank, E.M. (1934) 'Pneumonia', in W.R. Bett (ed.) *A Short History of Some Common Diseases*, Oxford: Oxford University Press.

Brown, Colin (1987) 'The influenza pandemic of 1918 in Indonesia', in Norman G. Owen (ed.) *Death and Disease in Southeast Asia: Explorations in Social, Medical and Demographic History*, Oxford: Oxford University Press.

Brown, D. (2003) 'Killer virus', *Washington Post*, 4 June: CO1.

Brownlee, G.G. and Fodor, E. (2001) 'The predicted antigenicity of the haemagglutinin of the 1918 Spanish influenza pandemic suggests an avian origin', *Philosophical Transactions of the Royal Society of London. Series B: Biological Sciences*, 356(1416): 1871–6.

Bryder, Linda (1982) '"Lessons" of the 1918 influenza epidemic in Auckland', *New Zealand Journal of History*, 16(2): 97–121.

Bryson, Elizabeth (1966) *Look Back in Wonder*, Dundee: David Winter & Son.

Buelow, Paul (1992) 'Chicago', in F.R. van Hartesveldt (ed.) *1918–1919 Pandemic of Influenza: the Urban Impact in the Western World*, London: Edwin Mellen Press.

Bullock, Alan (1993) *Hitler and Stalin: Parallel Lives*, London: Fontana Press.

Burgess, Anthony (1987) *Little Wilson and Big God: Being the First Part of the Confessions of Anthony Burgess*, London: Heinemann.

Burgess, Anthony (2002) *Little Wilson and Big God: Being the First Part of the Confessions of Anthony Burgess*, London: Vintage.

Burnet, F. MacFarlane (1945) *Virus as Organism: Evolutionary and Ecological Aspects of Some Human Virus Diseases*, E.K. Dunham Lectures 1944, Cambridge, MA: Harvard University Press.

Burnet, F. MacFarlane and Clark, Ellen (1942) *Influenza: a Survey of the Last 50 Years in the Light of Modern Work on the Virus of Epidemic Influenza*, Monographs from the Walter and Eliza Hall Institute of Research in Pathology and Medicine, Melbourne – Number Four. London: Macmillan.

Butler, A.G. (1943) *The Official History of the Australian Army Medical Services, 1914–18*, Canberra: Australian War Memorial.

Calfee, D.P. and Hayden, F.G. (1998) 'New approaches to influenza chemotherapy. neuraminidase inhibitors', *Drugs*, 56(4): 537–53.

Camus, Albert (1948) *The Plague {La Peste}*, trans. S. Gilbert, London: Hamish Hamilton.

Canarie, J. (1919) *A Remedy for the 'Flu'*, London.

Caplan, A.L., Engelhardt H.T., Jr. and McCartney, J.J. (eds) (1981) *Concepts of Health and Disease: Interdisciplinary Perspectives*, Reading, MA: Addison-Wesley Publishing Company.

Carnwath, T. (1919) 'Lessons of the Influenza Epidemic 1918', *Journal of State Medicine*, 27(5): 142–57.

Carr, V.S. (1984) *Dos Passos: a Life*, New York: Doubleday & Co.

Cartwright, Frederick F. (in collaboration with Michael D. Biddiss) (1972) *Disease and History*, London: Hart-Davis, MacGibbon.

Cartwright, Frederick F. (1983) 'Pandemics past and future', in Gerald D. Hart (ed.) *Disease in Ancient Man: an International Symposium*, Toronto: Clarke Irwin.

Cate, Thomas (1987) 'Clinical manifestations and consequences of influenza', *American Journal of Medicine*, 82(Suppl. 6A): 15–19.

Cavina, Giovanni (1959) *L'Influenza Epidemica Attraverso I Secoli*, Rome: Edizioni Pozzi.

CDC (2004) *Key Facts About the Flu and Flu Vaccine*. Available from: www.cdc.gov/flu/keyfacts.htm.

Chan, Chi-Ho and Liu, W.T. (1998) 'The evolution of influenza A/H1N1 in Taiwan', paper presented at The Spanish 'Flu 1918–1998: Reflections on the Influenza Pandemic of 1918 after 80 Years, Cape Town, 12–15 September.

Channel 4 and Granada Media (2003) *Secrets of the Dead*. TV programme.

Channel 4/WGBH (1998) *Secret Histories: Killer 'Flu*. TV programme.

Clark, Sean Hannon (1991) 'The impact of the 1918–1919 influenza pandemic on Fresno, California', unpublished MA thesis, California State University, Fresno.

Clarke, Kathleen (1997) *Revolutionary Woman: My Fight for Ireland's Freedom*, Helen Litton (ed.), Dublin: The O'Brien Press.

Cliff, A.D., Haggett, P., Ord, J.K. and Versey, C.R. (1981) *Spatial Diffusion: an Historical Geography of Epidemics in an Island Community*, Cambridge: Cambridge University Press.

Cliff, A.D., Haggett, P. and Ord, J.K. (1986) *Spatial Aspects of Influenza Epidemics*, London: Pion.

Cole, Festus (1994) 'Sierra Leone and World War I', unpublished PhD thesis, University of London.

Colinvaux, Paul (1983) *The Fates of Nations: a Biological Theory of History*, Harmondsworth: Penguin.

Collier, Richard Hugheson (1974) *The Plague of the Spanish Lady: the Influenza Pandemic of 1918–1919*, London: Macmillan.

Collins, S.D. (1932) 'Excess mortality from causes other than influenza and pneumonia during influenza epidemics', *Public Health Report*, 47: 215–19.

Collins, S.D. and Lehmann, J. (1953) *Excess Deaths from Influenza and Pneumonia and from Important Chronic Diseases During Epidemic Periods, 1918–1951*, Public Health Monograph No. 10; Public Health Service Publication No. 213, Washington, DC: US Government Printing Office.

Condominium of the New Hebrides (1919) *Quarantine Regulation (Amendment Regulation) 1919*, Vila.

'Craftman' (1743) 'Occasion'd by an Article of News from Rome of a contagious Distemper raging there, call'd the Influenza', *The London Magazine: and Monthly Chronologer*, March, 2nd edn: 145.

Creighton, Charles (1965) *History of Epidemics in Britain*, 2nd edn, London: Frank Cass & Co.

Crookshank, F.G. (ed.) (1922) *Influenza: Essays by Several Authors*, London: William Heinemann (Medical Books) Ltd.

Crookshank, F.G. (1931) *The Mongol in our midst*, 3rd edn, London: Kegan Paul, Trench, Trubner & Co.

Crosby, Alfred W. (1976) *Epidemic and Peace, 1918*, Westport, CT: Greenwood Press.

Crosby, Alfred W. (1977) 'The pandemic of 1918', in June E. Osborn (ed.) *Influenza in America 1918–1976*, New York: Prodist.

Crosby, Alfred W. (1989) *America's Forgotten Pandemic: the Influenza of 1918*, Cambridge: Cambridge University Press.

Crosby, Alfred W. (1993) 'Influenza', in Kenneth F. Kiple (ed.) *The Cambridge World History of Human Disease*, Cambridge: Cambridge University Press.

Crosby, Alfred W. (1997) 'Influenza: in the grip of the grippe', in Kenneth F. Kiple (ed.) *Plague, Pox and Pestilence: Disease in History*, London: Weidenfeld & Nicolson.

Crosby, Alfred W. (2003) *America's Forgotten Pandemic: the Influenza of 1918*, 2nd edn, Cambridge: Cambridge University Press.

Cummins, S.L. (1919) 'Studies of influenza in hospitals of the British Armies in France', Special Report Series No. 36. London: Medical Research Committee.

Cumpston, J.H.L. (1919) *Influenza and Maritime Quarantine in Australia*, Melbourne: Albert J. Mullett, Government Printer.

Curby, P. (1998) *Memories of the 1918 Influenza Pandemic*, Ryde: Ryde City Council.

Curson, P.H., and McCracken, K. (1989) *Plague in Sydney: the Anatomy of an Epidemic*, Kensington, NSW: New South Wales University Press.

Cushing, H. (1936) *From A Surgeon's Journal*, Boston: Little, Brown, and Company.

Dallas, G. (2000) *1918: War and Peace*, London: John Murray.

Daniel, Thomas M. and Gerstner, Patsy A. (1991) 'The 1918–1919 influenza pandemic', *Journal of Laboratory and Clinical Medicine*, 117(3): 259–60.

Davis, J.L., Heginbottom, J.A., Annan, A.P., *et al.* (2000) 'Ground penetrating radar surveys to locate 1918 Spanish Flu victims in permafrost', *Journal of Forensic Science*, 45(1): 68–76.

de Gooyer, A.C. (1968) *De Spaanse griep van '18*, Amsterdam: Philips-Duphar Nederland n.v.

Decker, N. (1996) 'Spanish 'Flu in Leipzig 1918–1920', *Archiwum historii i filozofii medycyny/Polskii Towarzystwo Historii Medycyny i Farmacji* 59(1): 67–72.

Denmark (annual) *Statistik Aarborg*, Copenhagen.

Derrida, Jacques and McLeod, T.I. (1987) *The Truth in Painting*, Chicago: University of Chicago Press.

Dillner, Luisa (1995) 'A pig of a problem', *Guardian*, 14 October: 12.

Dixon, Bernard (1994) *Power Unseen: How Microbes Rule the World*, New York: W.H. Freeman.

Doherty, W.T. (1977) 'A West Virginia county's experiences with the 1918 influenza epidemic', *West Virginia History*, 38: 136–40.

Donaldson, R. (1922) 'The bacteriology of influenza – with special reference to Pfeiffer's Bacillus', in F.G. Crookshank (ed.) *Influenza: Essays by Several Authors*, London: William Heinemann (Medical Books) Ltd.

Dowdle, Walter and LaPatra, Jack (1983) *Informed Consent: Influenza Facts and Myths*, Chicago: Nelson Hall.

Duncan, K. (2003) *Hunting the 1918 Flu: One Scientist's Search for a Killer Virus*, Toronto: University of Toronto Press.

Durey, Michael (1979) *The Return of the Plague: British Society and the Cholera 1831–2*, London: Gill and Macmillan.

Dutton, Diana B. (1988) *Worse than the Disease: Pitfalls of Medical Progress*, Cambridge: Cambridge University Press.

Dyhouse, C. (1998) 'Driving ambitions: women in pursuit of a medical education, 1890–1939', *Women's History Review*, 3: 321–43.

Echenberg, Myron (1993) 'L'histoire et l'oubli collectif: L'épidemie de grippe de 1918 au Sénégal', in Dennis D. Cordell (ed.) *Population, reproduction, sociétés: perspectives et enjeux de démographie sociale: mélanges en l'honneur de Joel W. Gregory*, Montréal: Presses de l'Université de Montréal.

Echenberg, Myron (1998) 'The dog that did not bark: evidence for the 1918 influenza pandemic in Senegal', paper presented at The Spanish 'Flu 1918–1998: Reflections on the Influenza Pandemic of 1918 after 80 Years, Cape Town, 12–15 September.

Echenberg, Myron (2003) 'The dog that did not bark: evidence for the 1918 influenza pandemic in Senegal', in H. Phillips and D. Killingray (eds) *The Spanish Flu Pandemic of 1918–19: New Perspectives*, London: Routledge.

Echeverri, Beatriz (1993) *La Gripe Española: La pandemia de 1918–1919*, Madrid: Centro de Investigaciones Sociológicas.

Echeverri, Beatriz (1998) 'Spanish influenza seen from Spain', paper presented at The Spanish 'Flu 1918–1998: Reflections on the Influenza Pandemic of 1918 after 80 Years, Cape Town, 12–15 September.

Echeverri, Beatriz (2003) 'Spanish influenza seen from Spain', in H. Phillips and D. Killingray (eds) *The Spanish Flu Pandemic of 1918–19: New Perspectives*, London: Routledge.

Edwards, Vivien (1986) 'Pestilence from abroad? The 1918 influenza epidemic', *New Zealand Medical Journal*, 22 October: 809–12.

Eichel, Otto R. (1923) *A Special Report on the Mortality from Influenza in New York State During the Epidemic of 1918–19*, New York: New York State Department of Health.

Elliott, M. (2001) 'Zanamivir: from drug design to the clinic', *Philosophical Transactions: Biological Sciences* 356(1416): 1885–93.

Ellison, J.G. (2003) '"A fierce hunger": tracing the impacts of the 1918–1919 influenza pandemic in southwest Tanzania', in H. Phillips and D. Killingray (eds) *The Spanish Flu Pandemic of 1918–19: New Perspectives*, London: Routledge.

Elveback, L.R., Fox, J.P., Ackerman, E., Langworthy, A., Boyd, M. and Greenwood, L. (1976) 'An influenza simulation model for immunization studies', *American Journal of Epidemiology*, 103: 152–65.

English, F. (1986) 'Princeton plagues: the epidemics of 1832, 1880 and 1918–19', *Princeton History,* 5: 18–26.

Ensley, P.C. (1983) 'Indiana and the influenza pandemic of 1918', *Indiana Medical History Quarterly,* 9(4): 3–15.

Ewald, Paul W. (1994) *Evolution of Infectious Disease,* Oxford: Oxford University Press.

Eyler, John M. (1987) *Sir Arthur Newsholme and State Medicine 1885–1935,* Cambridge: Cambridge University Press.

Eyler, John M. (1992) 'The sick poor and the state: Arthur Newsholme on poverty, disease and responsibility', in Charles E. Rosenberg and Janet Golden (eds) *Framing Disease: Studies in Cultural History,* New Brunswick, NJ: Rutgers University Press.

Fanning, Patricia (1995) 'Disease and the politics of community, Norwood and the great flu epidemic of 1918', unpublished PhD thesis, Boston College.

Fanning, T.G., Slemons, R.D., Reid, A.H., Janczewski, T.A., Dean, J. and Taubenberger, J.K. (2002) '1917 avian influenza virus sequences suggest that the 1918 pandemic virus did not acquire its hemagglutinin directly from birds', *Journal of Virology,* 76(15): 7860–2.

Farmer, Paul (1992) *AIDS and Accusation: Haiti and the Geography of Blame,* Berkeley: University of California Press.

Fatovic Ferencic, S. and Sain, S. (1991) 'Spanish influenza as a cause of death in Zagreb in 1918', *Lijecnicki vjesnik,* 113(11–12): 444–6.

Fee, Elizabeth (1988) 'Sin versus science: venereal disease in twentieth-century Baltimore', in E. Fee and D. Fox (eds) *AIDS: the Burdens of History,* Berkeley: University of California Press.

Fee, E., Brown, T.M., Lazarus, J. and Theerman, P. (2001) 'The influenza pandemic of 1918', *American Journal of Public Health,* 91(12): 1953.

Fenn, E.A. (2002) *Pox Americana: the Great Smallpox Epidemic of 1775–82,* New York: Hill and Wang.

Figura, S.Z. (1998) 'The forgotten pandemic. the Spanish Flu of 1918 was gravest crisis American hospitals had ever faced', *The Volunteer Leader,* 39(2): 5.

Fincher, Jack (1989) 'America's deadly rendezvous with the "Spanish Lady"', *Smithsonian,* 130–45.

Fine, Paul E.M. (1982) 'Applications of mathematical models to the epidemiology of influenza: A critique', in P. Selby (ed.) *Influenza Models: Prospects for Development and Use,* Lancaster: MTP Press Limited.

Fleming, Alexander (1919) 'On some simply prepared culture media for B. Influenzae', *The Lancet,* 196(25 January): 138–9.

Fleming, Alexander (1929) 'On the antibacterial action of cultures of a penicillium, with special reference to their use in the isolation of B. Influenzae', *British Journal of Experimental Pathology,* 10(June 1929): 226–39.

Fletcher, Maisie (1957) *The Bright Countenance: a Personal Biography of Walter Morley Fletcher,* London: Hodder and Stoughton.

Fokeer, A.F. (1921) *The Spanish Influenza in Mauritius,* Port Louis, Mauritius: Mauritius Indian Times.

Fortman, A. (1976) 'Abstract model and epidemiological reality of influenza A', in J. Berger and Deutsche Gesellschaft feür Medizinische Dokumentation Informatik und statistik. Group of 'Mathematical Models' (eds) *Mathematical Models in Medicine,* Berlin: Springer.

Foucault, Michel (1976) *The Birth of the Clinic: an Archaeology of Medical Perception*, trans. A.M. Sheridan, London: Routledge/Tavistock Publications.

Frank, A.L., Taber, L.H., Glezen, W.P., Geyer, E.A., McIlwain, S. and Paredes, A. (1983) 'Influenza B virus infections in the community and the family. the epidemics of 1976–1977 and 1979–1980 in Houston, Texas', *American Journal of Epidemiology*, 118(3): 313–25.

Franklin, M.M., Bowers, R.H. and Smith, R.B. (1919) *'Influenza blues'* from the musical *A Lonely Romeo*, Detroit: Jerome H. Remick & Co.

French, Roger and Arrizabalaga, Jon (1998) 'Coping with the French Disease: university practitioners' strategies and tactics in the transition from the fifteenth century to the sixteenth century', in Roger French, Jon Arrizabalaga, Andrew Cunningham and Luis Garcia-Ballestor (eds) *Medicine from the Black Death to the French Disease*, Aldershot: Ashgate.

Fritz, Stephen G. (1992) 'Frankfurt', in F.R. van Hartesveldt (ed.) *1918–1919 Pandemic of Influenza: the Urban Impact in the Western World*, London: Edwin Mellen Press.

Frost, W.H. (1919) 'The epidemiology of influenza', *Journal of the American Medical Association*, 73: 313.

Galishoff, S. (1969) 'Newark and the great influenza pandemic of 1918', *Bulletin of the History of Medicine*, 43: 246–58.

Gallagher, Richard (1969) *Diseases that Plague Modern Man: a History of Ten Communicable Diseases*, Dobbs Ferry, NY: Oceana Publications.

Gallatly, James M. and Barber, Eric (1927) *Love is Like the Influenza*. London: Boosey & Co. (Song).

Galli-Valerio, B. (1918) *L'Étiologie et la Prophylaxie de la Grippe ou Influenza*, Lausanne: Edwin Frankfurter.

Gamboa Ojeda, Leticia (1991) 'La epidemia de influenza de 1918: sanidad y política en la ciudad de Puebla', *Quipu*, 8(1): 91–109.

Garner, Cathcart (1921) 'Annual report for the year 1918 (Colonial Medical Report. No. 126 Egypt)', *Journal of Tropical Medicine and Hygiene*, 24(Supplement): 75–88.

Garrett, Eilidh and Reid, Alice (1995) 'Thinking of England and taking care: family building strategies and infant mortality in England and Wales 1891–1911', *International Journal of Population Geography*, 1(1): 69–102.

Garrett, E., Reid, A., Schurer, K. and Szreter, S. (2001) *Changing Family Size in England and Wales: Place, Class, and Demography, 1891–1911*, Cambridge: Cambridge University Press.

Garrett, Laurie (1996) *The Coming Plague: Newly Emerging Diseases in a World Out of Balance*, Harmondsworth: Penguin.

Gavrilovic, Z. (1995) 'The Spanish influenza pandemic in Sajkaska 1918–1919', *Medicinski pregled*, 48: 277–80.

Gear, J.H. (1983) 'The 1918 influenza epidemic', *Adler Museum Bulletin*, 1983: 13–20.

Gernhart, G. (1999) 'A forgotten enemy: PHS's fight against the 1918 influenza pandemic', *Public Health Reports*, 114(6): 559–61.

Gibbs, M.J., Armstrong, J.S. and Gibbs, A.J. (2001) 'Recombination in the hemagglutinin gene of the 1918 "Spanish flu"', *Science*, 293(5536): 1842–5.

Gill, Clifford A. (1928) *The Genesis of Epidemics and the Natural History of Disease*, London: Baillière, Tindall and Cox.

Gladwell, Malcolm (1997) 'The Dead Zone', *New Yorker*, 29 September: 52–65.

Glezen, W.P. (1980) 'Considerations of the risk of influenza in children and indications for prophylaxis', *Review of Infectious Diseases*, 2(3): 408–20.

Glezen, W.P., Couch, R.B. and Six, H.R. (1982) 'The influenza herald wave', *American Journal of Epidemiology*, 116: 344–402.

Glezen, W.P., Paredes, A., Taber, L.H. (1980) 'Influenza in children: relationship to other respiratory agents', *Journal of the American Medical Association*, 243(13): 1345–9.

Goodall, Brian (ed.) (1987) *The Penguin Dictionary of Human Geography*, Harmondsworth: Penguin Books.

Goto, H. and Kawaoka, Y. (1998) 'A novel mechanism for the acquisition of virulence by a human influenza A virus', *Proceedings of the National Academy of Sciences of the United States of America*, 95: 10224–8.

Gould, Peter (1969) *Spatial Diffusion*, Resource Paper No. 4, Commission on College Geography, Washington, DC: Association of American Geographers.

Gould, Peter (1993) *The Slow Plague: a Geography of the AIDS Pandemic*, Cambridge, MA: Blackwell Publishers.

Gouzien, Paul (1921–22) 'L'Epidémie d'influenza de 1918–1919 dans les colonies françaises', *Annales de Médecine et de Pharmacie Coloniale*, 19: 264–303, 443–78; and 20: 43–73.

Graham, Gillian Elizabeth (1996) 'Does maternal influenza cause schizophrenia? A Northwestern Ontario study', unpublished MA thesis, Lakehead University, Canada.

Graves, Charles (1969) *Invasion by Virus: Can it Happen Again?* London: Icon Books Limited.

Graves, Robert (1998) *Goodbye to All That*, Harmondsworth: Penguin.

Greenwood, Major (1935) *Epidemics and Crowd-Diseases: an Introduction to the Study of Epidemiology*, London: Williams & Norgate.

Gregg, Charles T. (1983) *A Virus of Love and Other Tales of Medical Detection*, New York: Charles Scribner's Sons.

Gribble, Constance J. (1997) '"We hope to live through it": nursing and the 1918 influenza epidemic. Lessons for this century and the next', unpublished MS thesis, Gonzaga University.

Grigg, J. (2002) *Lloyd George: War Leader 1916–1918*, London: Allen Lane.

Grist, N.R. (1979) 'Pandemic influenza 1918', *British Medical Journal*, December: 1632–3.

Guan, Y., Shortridge, K.F., Krauss, S. and Webster, R.G. (1997) 'Molecular characterization of H9N2 influenza viruses: were they the donors of "internal" genes of H5N1 viruses in Hong Kong?' *Proceedings of the National Academy of Sciences of the United States of America*, 96: 9363–9.

Guillaume, P. (1978) 'La Grippe a Bordeaux en 1918', *Annales de Démographie Historique*, 167–73.

Hägerstrand, T. (1952) 'The propagation of innovation waves', *Lund studies in Geography* B, 4: 3–19.

Hagmeier, J. Edwin (1981) 'The Hagmeier family, his medical career, Preston Springs', Oral history tape 019. Kitchener, Ontario: Kitchener Public Library.

Hall, S. and Sample, I (2005) 'Flu feared more than terror attack', *Guardian*. Online, available at: www.guardian.co.uk/birdflu/story/0,,1397304,00.html.

Hamer, William H. (1918) *Report of the County Medical Officer of Health and School Medical Officer for the Year 1918*, London: London County Council.

Hamer, William H. (1919a) *Report of the County Medical Officer of Health and School Medical Officer for the Year 1919*, London: London County Council.

Hamer, William H. (1919b) *Report on influenza by the County Medical Officer of Health*, London: London County Council.

Hamilton, Diane (1992) 'Unanswered questions of the Spanish flu pandemic', *Bulletin of the American Association for the History of Nursing*, 34: 6–7.

Hammer, Margaret Anne Elisabeth (1995) ' "The building of a nation's health": the life, and work of George Newman to 1921', unpublished PhD thesis, University of Cambridge.

Hammond, J.A.B., Rolland, W. and Shore, T.H.G. (1917) 'Purulent bronchitis: a study of cases occurring amongst the British troops at a base in France', *The Lancet*, 94(14 July): 41–5.

Hartwig, G.W. and Patterson, K.D. (eds) (1978) *Disease in African History – An Introductory Survey and Case Studies*, Durham, N.C.: Duke University Press.

Harris, B. (1993) 'The demographic impact of the First World War: an anthropometric perspective', *Social History of Medicine*, 6: 343–66.

Hayden, F.G. (2001) 'Perspectives on antiviral use during pandemic influenza', *Philosophical Transactions: Biological Sciences*, 356(1416): 1877–84.

Heagerty, John J. (1928) *Four Centuries of Medical History in Canada*, Toronto: The Macmillan Company of Canada.

Heiser, Victor (1936) *An American Doctor's Odyssey*, New York: W.W. Norton & Co.

Henrikson, Viktor (1956) *Läkaren Berättar*, Stockholm: Lars Hökerbegs Bokförlag.

Henrikson, Viktor (1959) *A Doctor's Story*, trans. Maurice Michael, London: Michael Joseph.

Herda, Phyllis (1998) 'Disease and colonialism in the Pacific: the 1918 influenza pandemic in Western Polynesia', paper presented at The Spanish 'Flu 1918–1998: Reflections on the Influenza Pandemic of 1918 after 80 Years, Cape Town, 12–15 September.

Herda, Phyllis (1999) 'Re: Influenza nomenclature' (pers. comm).

Herring, D. Ann (1994) ' "There were young people and old people and babies dying every week": the 1918–1919 influenza pandemic at Norway House', *Ethnohistory*, 41(1): 73–105.

Herring, D. Ann and Sattenspiel, Lisa (2003) 'Death in winter: the Spanish flu in the Canadian Subarctic', in H. Phillips and D. Killingray (eds) *The Spanish Flu Pandemic of 1918–19: New Perspectives*, London: Routledge.

Higgins, Andrew (1997) 'Tracking down a mutant virus', *Guardian*, 10 December: 15.

Hildreth, Martha L. (1991) 'The influenza epidemic of 1918–1919 in France: contemporary concepts of aetiology, therapy and prevention', *Social History of Medicine*, 4(2): 277–94.

Hildreth, Martha L. (1992) 'Lyon and Marseilles', in F.R. van Hartesveldt (ed.) *1918–1919 Pandemic of Influenza: the Urban Impact in the Western World*, London: Edwin Mellen Press.

Hirsch, August (1883) *Handbook of Geographical and Historical Pathology*, 2nd edn, trans. Charles Creighton, London: New Sydenham Society.

Hoare, B. (1919) *The Two Plagues: Influenza and Bolshevism*, Melbourne: Progressive and Economic Association.

Hoehling, A.A. (1961) *The Great Epidemic*, Boston: Little, Brown and Company.

Hofheinz, Clara R. (1948) *What is Influenza? Why Be Afraid of It?* Barnes (London): R.W. Simpson.

Honigsbaum, Frank (1970) *The Struggle for the Ministry of Health, 1914–1919*, *Occasional Papers on Social Administration, no. 37*, London: Bell.

Hoyle, Ethelbert Petrie (1935) *How to Cure Influenza*, London: Homeopathic Publishing Company.

Huntington, Ellsworth (1923) 'Causes of geographical variations in the influenza epidemic of 1918 in the cities of the United States', *Bulletin of the National Research Council*, 6, No. 34.

Hutchinson, George Evelyn (1965) *The Ecological Theater and the Evolutionary Play*, New Haven, CT: Yale University Press.

Hyam, William (1963) *The Road to Harley Street*, London: Geoffrey Bles.

Hyslop, A. (1984) 'A plague on whose house? Ballarat and the Spanish Influenza of 1919', in Harold Attwood and R.W. Home (eds) *Patients, Practitioners and Techniques. Second National Conference on Medicine and Health in Australia 1984*, Melbourne: University of Melbourne.

Hyslop, A. (1995) 'Old ways, new means: fighting Spanish influenza in Australia, 1918–1919', in L. Bryder and D.A. Dow (eds) *New Countries and Old Medicine: Proceedings of an International Conference on the History of Medicine and Health*, Auckland: Auckland Medical Historical Society.

Hyslop, A. (1996) 'Fever hospital', in D. Dunstan (ed.) *Victorian Icon: The Royal Exhibition Building, Melbourne*, Melbourne: The Exhibition Trustees.

Hyslop, A. (1998a) 'A question of identity: J.H.L. Cumpston and Spanish influenza, 1918–1919', *Australian Cultural History*, 16: 60–76.

Hyslop, A. (1998b) 'Insidious immigrant: Spanish influenza and border quarantine in Australia 1919', in S. Parry (ed.) *From Migration to Mining: Medicine and Health in Australian History*, Darwin, NT: Historical Society of the Northern Territory.

Hyslop, Anthea (1998c) '"Lots of people blamed the soldiers": Australian recollections of the Spanish influenza pandemic, 1918–1919', paper presented at The Spanish 'Flu 1918–1998: Reflections on the Influenza Pandemic of 1918 after 80 Years, Cape Town, 12–15 September.

Iijima, Wataru (1998) 'The Spanish influenza in China, 1918–1920', paper presented at The Spanish 'Flu 1918–1998: Reflections on the Influenza Pandemic of 1918 after 80 Years, Cape Town, 12–15 September.

Inglis, Brian (1981) *The Diseases of Civilisation*, London: Hodder and Stoughton.

Instituto Centrale di Statistica (1958) *Sommario di Statistiche Storiche Italiane 1861–1955*, Roma: Instituto Centrale di Statistica.

Irwin, R.T. (1981) '1918 influenza in Morris County', *New Jersey Historical Commission Newsletter*, Trenton, NJ: New Jersey Historical Commission.

James, A.T.S. (1923) *Twenty-five Years of the L.M.S.*, London: London Missionary Society.

Jenkins, Virginia S. (1998) 'The 1918 Spanish flu pandemic: what the American people knew', paper presented at The Spanish 'Flu 1918–1998: Reflections on the Influenza Pandemic of 1918 after 80 Years, Cape Town, 12–15 September.

Johnson, Ace (1939) *Influenza*, Washington, DC: Library of Congress. Audio recording AFC 1939/001 3552b3.

Johnson, N.P.A.S. (1993) 'Pandemic influenza: an analysis of the spread of influenza in Kitchener, October 1918', unpublished MA thesis, Wilfrid Laurier University, Canada.

Johnson, N.P.A.S. (1998) 'Kitchener's forgotten struggle: the 1918 influenza pandemic experience', *Waterloo Historical Society*, 85: 41–67.

Johnson, N.P.A.S. (2001) 'Aspects of the historical geography of the 1918–19 influenza pandemic in Britain', PhD thesis, University of Cambridge.

Johnson, N.P.A.S. (2003) 'The overshadowed killer: influenza in Britain in 1918–19', in H. Phillips and D. Killingray (eds) *The Spanish Flu Pandemic of 1918–19: New Perspectives*, London: Routledge.

Johnson, N.P.A.S. (2004a) 'Scottish 'Flu – the Scottish mortality experience of the "Spanish flu"', *Scottish Historical Review*, 83: 216–26.

Johnson, N.P.A.S. (2004b) 'Measuring a pandemic: mortality, demography and geography', *Popolazione e Storia*, 2: 21–52.

Johnson, N.P.A.S. and Mueller, J. (2002) 'Updating the accounts: Global mortality of the 1918–1920 'Spanish' influenza pandemic', *Bulletin of the History of Medicine*, 76: 105–15.

Jones, James (1981) *Bad Blood: the Tuskegee Syphilis Experiment*, New York: Free Press.

Jordan, Edwin Oakes (1927) *Epidemic Influenza: a Survey*, Chicago: American Medical Association.

Jorge, R. (1919) *La Grippe*. Lisbon.

Kallir, J. (1998) *Egon Schiele: the Complete Works*, London: Thames and Hudson.

Kanfer, S. (2000) *Groucho: the Life and Times of Julius Henry Marx*, Harmondsworth: Penguin.

Kaplan, Martin M. and Webster, Robert G. (1977) 'The epidemiology of influenza', *Scientific American*, 237 (6): 88–106.

Kass, A.M. (1993) 'Infectious diseases at the Boston City Hospital: the first 60 years', *Clinical Infectious Diseases*, 17(2): 276–82.

Katz, Robert S. (1974) 'Influenza 1918–1919: a study in mortality', *Bulletin of the History of Medicine*, 48: 416–22.

Katz, Robert S. (1977) 'Influenza 1918–1919: a further study in mortality', *Bulletin of the History of Medicine*, 51: 617–19.

Katzenellenbogen, J.M. (1988) 'The 1918 influenza epidemic in Mamre', *South African Medical Journal*, 74: 362–4.

Kearns, G. (1988) 'The urban penalty and the population history of England', in A. Brändström and L.G. Tedebrand (eds) *Society, Health and Population During the Demographic Transition*, Stockholm: Almqvist and Wiksell International.

Kearns, G. (1995) 'Tuberculosis and the medicalisation of British society, 1880–1920', in John Woodword and Robert Jütte (eds) *Coping with Sickness: Historical Aspects of Health Care in a European Perspective*, Sheffield: European Association for the History of Medicine and Health Publications.

Keegan, John (ed.) (1989) *The Times Atlas of the Second World War*, London: Times Books.

Keen Payne, R. (2000) 'We must have nurses: Spanish influenza in America 1918–1919', *Nursing History Review*, 8: 143–56.

Kelm, Mary-Ellen (1998) ' "With all kinds of colours going through the sky": First Nations' perspectives on the influenza pandemic of 1918–19', paper presented at The Spanish 'Flu 1918–1998: Reflections on the Influenza Pandemic of 1918 after 80 Years, Cape Town, 12–15 September.

Kelm, Mary-Ellen (1999) 'Re: First Nations nomenclature' (pers. comm).

Kendal, A.P. (1987) 'Epidemiologic implications of changes in the influenza virus genome', *American Journal of Medicine*, 82(Suppl. 6A): 4–14.

Kendal, A.P. and Glezen, W.P. (1998) 'Pandemic influenza and pregnancy: lessons from the past, and considerations about use of live Attenuated vaccines', paper presented at The Spanish 'Flu 1918–1998: Reflections on the Influenza Pandemic of 1918 after 80 Years, Cape Town, 12–15 September.

Kerr, K. (2002) *Unity (1918)*, Vancouver, BC: Talonbooks.

Kilbourne, Edwin D. (1977) 'Influenza Pandemics in Perspective', *Journal of the American Medical Association*, 237(12): 1225–8.

Kilbourne, Edwin D. (1980) 'Influenza: viral determinants of the pathogenicity and epidemicity of an invariant disease of variable occurrence', *Philosophical Transactions of the Royal Society of London. Series B: Biological Sciences*, 288: 291–7.

Kilbourne, Edwin D. (1987) *Influenza*, New York: Plenum Medical Books.

Kilbourne, Edwin D. (1998) 'A virologist's perspective on the 1918–19 pandemic', paper presented at The Spanish 'Flu 1918–1998: Reflections on the Influenza Pandemic of 1918 after 80 Years, Cape Town, 12–15 September.

Killingray, David (1994) 'The influenza pandemic of 1918–1919 in the British Caribbean', *Social History of Medicine*, 7(1): 60–87.

Killingray, David (1996) 'A new "imperial disease": the influenza pandemic of 1918–19 and its impact on the British Empire', paper presented at the Annual Conference of the Society for Social History of Medicine, Oxford.

King, D. Barty (1922) *Studies in Influenza and its Pulmonary Complications*, London: J. & A. Churchill.

King, Francine (1992) 'Atlanta', in F.R. van Hartesveldt (ed.) *1918–1919 Pandemic of Influenza: the Urban Impact in the Western World*, London: Edwin Mellen Press.

Kiple, Kenneth F. (ed.) (1993) *The Cambridge World History of Human Disease*, Cambridge: Cambridge University Press.

Kiple, Kenneth F. (ed.) (1997) *Plague, Pox and Pestilence: Disease in History*, London: Weidenfeld & Nicolson.

Kipling, Rudyard (1995) *Rudyard Kipling: the Complete Verse*, London: Kyle Cathie.

Kirkpatrick, G.W. (1986) 'Influenza 1918: a Maine perspective', *Maine Historical Society Quarterly*, 25(3): 162–77.

Klark, Happy and Brown, A.C. (1918) *The I-N-F-L-U-E-N-Z-A Blues*, McAlester, OK: Brown Music Co. (Song).

Knibbs, G.H. (1920) 'The influenza epidemic of 1918–19', paper presented at the Australasian Medical Congress, *Transactions*, Eleventh Session, Brisbane.

Kobasa, D., Takada, A., Shinya, K., *et al.* (2004) 'Enhanced virulence of influenza A viruses with the haemagglutinin of the 1918 pandemic virus', *Nature*, 431 (7 October): 703–7.

Koblenz, Lawrence W. (1998) 'A judgement in time: medical responses to the 1918–1919 influenza epidemic in the United States', paper presented at The Spanish 'Flu 1918–1998: Reflections on the Influenza Pandemic of 1918 after 80 Years, Cape Town, 12–15 September.

Kolata, Gina B. (1999) *Flu: the Story of the Great Influenza Pandemic of 1918 and the Search for the Virus That Caused It*, New York: Farrar, Strauss and Giroux.

Kunzru, H. (2002) *The Impressionist*, London: Hamish Hamilton.

Langford, C.M. (2002) 'The age pattern of mortality in the 1918–19 influenza pandemic: an attempted explanation based on data for England and Wales', *Medical History*, 46: 1–20.

Langford, C.M. and Storey, P. (1992) 'Influenza in Sri Lanka, 1918–1919: the impact of a new disease in a pre-modern Third World setting', *Health Transition Review*, 2 (Supplementary Issue): 97–123.

Larson, Erik (1998) 'The flu hunters', *Time (Canadian edition)*, 23 February: 30–40.

Lautaret, R.L. (1971) 'Alaska's greatest disaster: the 1918 Spanish influenza epidemic', *Alaska Journal*, 16: 238–43.

Laver, G. and Webster, R.G. (2001) 'Introduction', *Philosophical Transactions: Biological Sciences* 356(1416): 1813–15.

Law, C.M. (1967) 'The growth of urban population in England and Wales, 1801–1911', *Transactions of the Institute of British Geographers*, 41: 125–43.

Lawrence, Christopher (1999) 'Edward Jenner's jockey boots and the great tradition in English medicine 1918–1939', paper presented at the Society for the Social History of Medicine, University of Glasgow, 17 July.

Lawton, R. and Pooley, C.G. (1992) *Britain 1740–1950: An Historical Geography*, London: Edward Arnold.

Lederberg, Joshua (1991) 'Pandemic as a natural evolutionary phenomenon', in Arien Mack (ed.) *In Time of Plague: the History and Social Consequences of Lethal Epidemic Disease*, New York: New York University Press.

Lederberg, Joshua (1997) 'Infectious disease as an evolutionary paradigm', *Emerging Infectious Diseases*, 3(4): 417–23.

Lees, Lynn Hollen (1998) *The Solidarities of Strangers: the English Poor Laws and the People, 1700–1948*, Cambridge: Cambridge University Press.

Léon, Henri M. (1921) *Influenza: its History, Symptomology and Treatment*, London: London College of Physiology.

Levinthal, W., Kuczynski, and Wolff, E. (1921) *Epidemiologie, Ätiologie, Pathomorphologie und Pathogenese der Grippe*, Munich and Wiesbaden: Verlag Von J.F. Bergmann.

Lewis, R. (2002) *Anthony Burgess*, London: Faber and Faber.

Link, A.S. (1984) *Papers of Woodrow Wilson*. Vol. 45. Nov. 11 1917–Jan. 15, 1918, Princeton: Princeton University Press.

Linnanmäki, E. (1998) 'Spanish flu in Finnish cities, 1918–1920', paper presented at The Spanish 'Flu 1918–1998: Reflections on the Influenza Pandemic of 1918 after 80 Years, Cape Town, 12–15 September.

Linnanmäki, E. (1999) 'Re: Early outbreak?' (pers. comm).

Linnanmäki, E. (2000) 'Last outbreak of the Spanish flu in 1920: Influenza in Lapland, Finland', paper presented at the Congress on the History of Medicine, Galveston, TX.

Lister, Frederick Spencer (1922) 'A filter-passing micro-organism associated with epidemic influenza', *South African Medical Record*, XX: 434–6.

Lister, Frederick Spencer and Taylor, E. (1919) *Observations and Experimental Investigations in Epidemic Influenza, Publications of the South African Institute for Medical Research, No. XII*. Johannesburg: Hortors Limited.

Local Government Board (1918) *Memorandum on Epidemic Catarrhs and Influenza*, London: HMSO (signed by Arthur Newsholme).

Local Government Board (1919a) *Memorandum on Pneumonia*, London: HMSO (signed by Arthur Newsholme).

Local Government Board (1919b) *Memorandum on Prevention of Influenza*, London: HMSO.

Löwy, Ilana (1998) 'Yellow fever – the known and the lesser known aspects of experimentation on humans', paper presented at Modern Biomedicine Programme seminar, Department of History and Philosophy of Science, University of Cambridge, 2 February.

Luckingham, B. (1984a) *Epidemic in the Southwest 1918–1919*, El Paso, TX: Texas Western Press, University of Texas at El Paso.

Luckingham, B. (1984b) 'To mask or not to mask: a note on the 1918 Spanish influenza epidemic in Tucson', *The Journal of Arizona History*, 25(2): 191–204.

Luk, J., Gross, P. and Thompson, W.W. (2001) 'Observations on mortality during the 1918 influenza pandemic', *Clinical Infectious Diseases*, 33(8): 1375–8.

McBride, David (1991) *From TB to AIDS: epidemics among urban blacks since 1900*, New York: State University of New York Press.

McConnell, C.P. (2000) 'The treatment of influenza. 1918', *Journal of the American Osteopathic Association*, 100(5): 311–13.

McCracken, Kevin and Curson, Peter (2003) 'Flu downunder: a demographic and geographic analysis of the 1918 pandemic in Sydney, Australia', in H. Phillips and D. Killingray (eds) *The Spanish Flu Pandemic of 1918–19: New Perspectives*, London: Routledge.

McCreery, David (1992) 'Guatemala City', in F.R. van Hartesveldt (ed.) *1918–1919 Pandemic of Influenza: the Urban Impact in the Western World*, London: Edwin Mellen Press.

Macdonald, Peter Horne (1919) *Influenza and Air-Borne Diseases*, Auckland: Whitcombe & Tombs Limited.

McDowell, R.B. (1997) *Crisis and Decline: the Fate of the Southern Unionists*, Dublin: Lilliput Press.

McFadden, S., Prine, B. and Shors, T. (2001) 'Oshkosh in 1918: an interdisciplinary study of the 1918 influenza epidemic'. Available from: www.uwosh.edu/archives/flu/home.html.

McGinnis, Janice P. Dickin (1976) 'A city faces an epidemic', *Alberta History*, 24(4): 1–11.

McGinnis, Janice P. Dickin (1977) 'The impact of epidemic influenza: Canada 1918–1919', *Historical Papers*, 1977: 120–40.

McIntosh, James (1922) 'Studies in the aetiology of epidemic influenza', Special Report Series No. 63, London: Medical Research Council.

McKenzie, Andrea (2000) 'Comparative catastrophe: 1918, influenza and sanctioned memories', paper presented at The Memory of Catastrophe, University of Southampton, 14–17 April.

MacKenzie, J.S. and Houghton, M. (1974) 'Influenza infections during pregnancy: association with congenital malformations and with subsequent neoplasms in children, and potential hazards of live virus vaccines', *Bacteriological Reviews*, 38(4): 356–70.

Mackie, A.H. (1949) *Memories of a Scotch Doctor*, Aberdeen: Aberdeen University Press.

McNeill, William H. (1977) *Plagues and Peoples*, London: Basil Blackwell.

McPherson, Robert S. (1990) 'The influenza pandemic of 1918: a cultural response', *Utah Historical Quarterly*, 58(2): 183–200.

MacPherson, W.G., Herringham, W.P., Elliott, T.R. and Balfour, A. (eds) (1920) *History of the Great War Based on Official Documents. Medical Services. Diseases of the War*, London: HMSO.

McQueen, H. (1976) 'The "Spanish" influenza pandemic in Australia, 1918–19', in J. Roe (ed.) *Social Policy in Australia: Some Perspectives 1901–1975*, Stanmore: Cassell Australia.

McShane, C.K. (1968) 'The 1918 Kansas City influenza epidemic', *Missouri Historical Review*, 63: 55–70.

Mamelund, Svenn-Erik (1998a) 'Estimating the death toll of Spanish influenza 1918–19: the case of Norway', paper presented at The Spanish 'Flu 1918–1998: Reflections on the Influenza Pandemic of 1918 after 80 Years, Cape Town, 12–15 September.

Mamelund, Svenn-Erik (1998b) 'Spanskeskyen i Norge 1918–1920: Diffusjon og demografiske konsekvenser', unpublished Masters thesis, University of Oslo.

Mamelund, Svenn-Erik (2003) 'Spanish influenza mortality of ethnic minorities in Norway 1918–1919', *European Journal of Population*, 19: 83–102.

Mamelund, Svenn-Erik (2004) 'Can the Spanish influenza pandemic of 1918 explain the baby-boom of 1920 in neutral Norway?', *Population*, 59(2): 229–60.

Mamelund, Svenn-Erik (2006) 'A socially neutral disease? Individual social class, household wealth and mortality from Spanish influenza in two socially contrasting parishes in Kristiania 1918–19', *Social Science and Medicine*, 62: 923–46.

Mann, Jonathon M. and Tarantola, Daniel J.M. (eds) (1996) *AIDS in the World II*, Oxford: Oxford University Press.

Marker, Chris (1962) *La Jetée*, Agros Films. (Also published as Marker, C. (1962) *La Jetée: ciné-romain*, New York: Zone Books.)

Marker, Chris (1982) *Sans Soleil* (film).

Marks, Geoffrey and Beatty, William (1976) *Epidemics*, New York: Charles Scribner's Sons.

Martin, G. (1921) 'Cameroun, L'epidémie d'influenza de 1918–1919', *Annales de Médecine et de Pharmacie Coloniale,* 19: 444–8.

Mattock, C., Marmot, M. and Stern, G. (1988), 'Could Parkinson's disease follow intra-uterine influenza? A speculative hypothesis', *Journal of Neurology, Neurosurgery and Psychiatry,* 51: 735–56.

Maurizi, Charles P. (1984) 'Influenza and schizophrenia: a possible connection with the substantia nigra', *Medical Hypotheses,* 15: 163–7.

Maurizi, Charles P. (1985) 'Why was the 1918 influenza pandemic so lethal? The possible role of a neurovirulent neuraminidase', *Medical Hypotheses,* 16: 1–5.

Maximilian, Prince of Baden (1928) *Memoirs*, London: Constable.

Maxwell, W. (1988) *So Long, See You Tomorrow*, London: Secker and Warburg.

Maxwell, W. (1995) *All The Days and Nights*, New York: Alfred A. Knopf.

Meikle, J. (2005) 'UK to buy anti-flu drugs for 14 million', *Guardian*. Online, available from: www.guardian.co.uk/birdflu/story/0,14207,1428292,00. html?=rss.

Melzer, R. (1982) 'A dark and terrible moment: the Spanish flu epidemic of 1918 in New Mexico', *New Mexico Historical Review,* 57(3): 213–36.

Menninger, K.A. (1994) 'Influenza and schizophrenia: an analysis of post-influenzal "dementia precox," as of 1918, and five years later further studies of the psychiatric aspects of influenza. 1926', *American Journal of Psychiatry,* 151(6 Suppl.): 182–7.

Metzger, B.H.M. (2001) 'The League of Nations and human rights: from practice to theory', unpublished PhD thesis, University of Cambridge.

Mihaly, Arpad S. (1998) 'Epidemics resulting from wars – a secret bond between slowness and memory, between speed and forgetting: the "Spanish flu" pandemic of 1919 as experienced by AIF troops quarantined in Port Phillip Bay, Australia', paper presented at The Spanish 'Flu 1918–1998: Reflections on the Influenza Pandemic of 1918 after 80 Years, Cape Town, 12–15 September.

Millard, S. (1936) *I Saw Them Die*, London: George G. Harrap & Co.

Miller, D.L. and Farmer, R.D.T. (1982) *Epidemiology of Diseases*, Oxford: Oxford University Press.

Mills, Ian D. (1986) 'The 1918–1919 influenza pandemic – the Indian experience', *Indian Economic and Social History Review*, 23(1): 1–40.

Ministry of Health (1919a) 'Influenza vaccine: instructions to medical officers of health', London: HMSO, 1919 (signed by George Newman).

Ministry of Health (1919b) 'Memorandum on prevention of influenza', London: HMSO (signed by George Newman).

Ministry of Health (1920a), 'Influenza: hints and precautions', London: HMSO (signed by George Newman).

Ministry of Health (1920b) 'Notification of infectious diseases', circular 85, London: HMSO.

Ministry of Health (1920c) 'Report on the pandemic of influenza 1918–1919', Reports on Public Health and Medical Subjects, No. 4, London: HMSO.

Ministry of Health (1921) 'Incidence of notifiable infectious diseases in each sanitary district in England and Wales during the year 1920', Reports on Public Health and Medical Subjects, No. 5, London: HMSO.

Ministry of Health (1927) Memorandum on influenza (revised edition)', London: HMSO.

Ministry of Health (1928) 'Report of an inquiry into the after-histories of persons attacked by encephalitis lethargica', Reports on Public Health and Medical Subjects, No. 49, London: HMSO.

Ministry of Health (1929) 'Influenza and common colds', circulars 761 and 955, London: HMSO.

Ministry of Health (1935a) 'Memorandum on pneumonia', London: HMSO.

Ministry of Health (1935b) 'Pneumonia', circular 1499, London: HMSO.

Mitchell, B.R. (1992) *International Historical Statistics Europe 1750–1988*, 3rd end, New York: Stockton.

Mitchell, B.R. (1995) *International Historical Statistics Africa, Asia and Oceania 1750–1988*, 2nd edn, New York: Stockton.

Mitchell, B.R. (1998) *International Historical Statistics The Americas 1750–1993*, 4th edn, New York: Stockton.

Mokyr, Joel (1980) 'The deadly fungus: an econometric investigation into the short-term demographic consequences of the Irish famine 1846–1851', *Research in Population Economics*, 2: 233–77.

Mokyr, Joel (1983) *Why Ireland Starved: a Quantitative and Analytical History of the Irish Economy, 1800–1830*, Oxford: Clarendon Press.

Monto, A.S. (2005) 'The threat of an avian influenza pandemic', *New England Journal of Medicine*, 352(4): 323–5.

Mooney, Graham (1987) 'Professionalization in public health and the measurement of sanitary progress in nineteenth-century England and Wales', *Social History of Medicine*, 10(17): 53–78.

Moore, J.S. (1993) ' "Jack Fisher's 'Flu": a visitation revisited', *Economic History Review*, XLVI(2): 280–307.

Morton, G. (1973) 'The pandemic influenza of 1918', *Canadian Nurse*, 69: 25–7.

Moss, John P. (1936) 'Influenza' (Letter). British Library.

Mueller, Juergen (1995) 'Patterns of reaction to a demographic crisis. The Spanish influenza pandemic (1918–1919) in sub-Saharan Africa. A research proposal and preliminary regional and comparative findings', Department of History. Staff Seminar Paper No. 6 (1994/95), Nairobi: University of Nairobi.

Mueller, Juergen (1998) 'What's in a name? Spanish influenza in sub-Saharan Africa and what local names say about the perception of this pandemic', paper presented at The Spanish 'Flu 1918–1998: Reflections on the Influenza Pandemic of 1918 after 80 Years, Cape Town, 12–15 September.

Mullen, P.C. and Nelson, M.L. (1987) 'Montanans and "the most peculiar disease": the influenza epidemic and public health, 1918–1919', *Montana: the Magazine of Western History*, 37(2): 50–61.

Müller, Jürgen (1996) 'Die spanische Influenza 1918/19. Der Einfluß des Ersten Weltkrieges auf Auusbreitung, Krankheitsverlauf und Perzeption einer Pandemie (The influence of the First World War on the spread, course of disease and perception of a pandemic)', in Wolfgang U. Eckart and Christoph Gradmann (eds) *Die Medizin und der Erste Weltkrieg*, Pfaffenweiler: Centaurus-Verlagsgesellschaft.

Musambachime, Mwelwa C. (1998) ' "A great catastrophe: the blood of the dead soldiers is killing us": African reactions to the influenza pandemic of 1918/1919 in Northern Rhodesia (Zambia) and Nyasaland (Malawi)', paper presented at The Spanish 'Flu 1918–1998: Reflections on the Influenza Pandemic of 1918 after 80 Years, Cape Town, 12–15 September.

Neustadt, Richard E. and Fineberg, Harvey V. (1978) *The Swine Flu Affair: Decision-making on a Slippery Disease*, Washington, DC: Government Printing Office.

New South Wales (1920) 'Report of the Director-General for 1919, including a Report on the Influenza Epidemic, 1919, Sydney: NSW Legislative Council and Legislative Assembly.

New Zealand (1919) 'Report of the influenza epidemic commission', Wellington.

Nicholson, K.G., Wood, J.M. and Zamba, M. (2003) 'Influenza', *The Lancet*, 362: 1733–45.

Niven, J. (1923) *Observations on the History of Public Health Effort in Manchester*, Manchester: J. Heywood.

Noble, Ernest (1918) 'A-TICH-OO!! Good evening. I'm the new influenza', London. Pen and ink drawing with wash. Wellcome Library for the History and Understanding of Medicine Iconographic Collection 16001.

Noll, Kenneth (1989) 'When the plague hit Spokane', *Pacific Northwesterner,* 31(1): 1–7.

North, Sterling and Schoenherr, John (1963) *Rascal, a Memoir of a Better Era*, New York: Dutton.

Norway (annual) *Statistical Yearbooks of Norway*, Oslo.

Noyes, William Raymond (1968) 'Influenza epidemic 1918–1919: a misplaced chapter in United States social and institutional history', unpublished PhD thesis, UCLA.

Noymer, Andrew and Garenne, Michel (1998) 'Long-term effects of the 1918 "Spanish" influenza on sex differentials of mortality in the USA: exploratory findings from historical data', paper presented at The Spanish 'Flu 1918–1998: Reflections on the Influenza Pandemic of 1918 after 80 Years, Cape Town, 12–15 September.

Ó Gráda, Cormac (1994) *Ireland: a New Economic History 1780–1939*, Oxford: Clarendon Press.

Ohadike, D.C. (1981) 'The influenza pandemic of 1918–19 and the spread of cassava cultivation on the Lower Niger: a study of historical linkages', *Journal of African History,* 22: 379–91.

Ohadike, D.C. (1991) 'Diffusion and physiological responses to the influenza pandemic of 1918–19 in Nigeria', *Social Science and Medicine,* 32(12): 1393–9.

Olinto, B. Anselmo (1993) ' "Uma Epidemia sem Importância" A Influenza Espanhola e o Colapso do Sistema de Saúde no Sul do Brasil, 1918', *Quipu,* 10(3): 285–303.

Oliver, W. (1919) *Spanish Influenza: All About It*, Melbourne: Speciality Press.

Olm, Kristin (1998) 'The Spanish flu in Saxony', paper presented at The Spanish 'Flu 1918–1998: Reflections on the Influenza Pandemic of 1918 after 80 Years, Cape Town, 12–15 September.

Opie, Eugene L., Blake, Francis G., Small, James C. and Rivers, Thomas M. (1921) *Epidemic Respiratory Disease: the Pneumonias and Other Infections of the Respiratory Tract Accompanying Influenza and Measles*, London: Henry Kimpton.

Osborn, June E. (ed.) (1977) *Influenza in America 1918–1976*, New York: Prodist.

Ott, Katherine (1996) *Fevered Lives: Tuberculosis in American Culture since 1870*, Cambridge, MA: Harvard University Press.

Overy, Richard James (1998) *Russia's War*, London: Allen Lane.

Oxford, J.S. (2001) 'The so-called Great Spanish Influenza Pandemic of 1918 may have originated in France in 1916', *Philosophical Transactions of the Royal Society of London. Series B: Biological Sciences*, 356(1416): 1857–9.

Oxford, J.S. and Al-Jabri, A. (1996) 'Specific antiviral therapy of respiratory viruses', in S. Myint and D. Taylor-Robinson (eds) *Viral and Other Infections of the Human Respiratory Tract*, London: Chapman and Hall.

Oxford, J.S., Sefton, A., Jackson, R., Johnson, N.P.A.S. and Daniels, R.S. (1999) 'Who's that lady?', *Nature Medicine,* 5(12): 1351–2.

Oxford, J.S., Sefton, A., Jackson, R., Innes, W., Daniels, R.S. and Johnson, N.P.A.S. (2001) 'Early herald wave outbreaks of influenza in 1916 prior to the pandemic of 1918', in A.D.M.E. Osterhaus, N. Cox and A.W. Hampson (eds) *Options for the Control of Influenza IV*, Amsterdam: Elsevier.

Oxford, J.S., Sefton, A., Jackson, R., Innes, W., Daniels, R.S. and Johnson, N.P. (2002) 'World War I may have allowed the emergence of "Spanish" influenza', *The Lancet infectious diseases,* 2(2): 111–14.

Page, Melvin E. (1998) 'The 'fluenza on the road to Vua: a Nyasaland case study of a medical crisis and colonial politics', paper presented at The Spanish 'Flu 1918–1998: Reflections on the Influenza Pandemic of 1918 after 80 Years, Cape Town, 12–15 September.

Palmer, E. and Rice, Geoffrey W. (1992) 'A Japanese physician's response to pandemic influenza: Ijiro Gomibuchi and the "Spanish flu", in Yaita-Cho, 1918–1919', *Bulletin of the History of Medicine*, 66: 560–77.

Pankhurst, Richard (1989) 'The great Ethiopian influenza epidemic of 1918', *Ethiopian Medical Journal,* 27(4): 235–42.

Parini, J. (1994) *John Steinbeck: a Biography*, London: Heinemann.

Park, Katherine (1993) 'Black Death', in Kenneth F. Kiple (ed.) *The Cambridge World History of Human Disease*, Cambridge: Cambridge University Press.

Patterson, Karl David (1983) 'The influenza epidemic of 1918–19 in the Gold Coast', *Journal of African History,* 24: 485–502.

Patterson, Karl David (1986) *Pandemic Influenza 1700–1900*, Totowa: Rowman and Littlefield.

Patterson, Karl David and Pyle, Gerald F. (1983) 'The diffusion of influenza in sub-Saharan African during the 1918–19 pandemic', *Social Science and Medicine,* 17(17): 1299–1307.

Patterson, Karl David and Pyle, Gerald F. (1991) 'The geography and mortality of the 1918 influenza pandemic', *Bulletin of the History of Medicine,* 65(1): 4–21.

Pearson, A.B. (1919) 'The influenza epidemic', *New Zealand Journal of Science and Technology*, July: 253–6.

Peiris, M., Yuen, K., Leung, C., Chan, K., Ip, P., Lai, R., Orr, W. and Shortridge, K. (1999) 'Human infection with influenza H9N2', *The Lancet*, 354: 916–17.

Pemberton, John (1970) *Will Pickles of Wensleydale*, London: Geoffrey Bles.

Peterson, Richard (1992) 'San Diego', in F.R. van Hartesveldt (ed.) *1918–1919 Pandemic of Influenza: the Urban Impact in the Western World*, London: Edwin Mellen Press.

Pettigrew, Eileen (1983) *The Silent Enemy: Canada and the Deadly Flu of 1918*, Saskatoon: Western Producer Prairie Books.

Pettit, Dorothy Ann (1976) 'A cruel wind: America experiences pandemic influenza, 1918–1920: a social history', unpublished PhD thesis, University of New Hampshire.

Pfeiffer, Richard (1931) 'Die Aetiologie der Influenza', in R. Dujarric de Rivière *et al*. (eds) *Premier Congress International de Microbiologie*, Paris: Masson.

Phillips, Howard (1987) 'The local state and public health reform in South Africa: Bloemfontein and the consequences of the Spanish 'Flu epidemic of 1918', *Journal of Southern African Studies*, 13(2): 210–33.

Phillips, Howard (1988) 'South Africa's worst demographic disaster: the Spanish influenza epidemic of 1918', *South African Historical Journal*, 20: 57–73.

Phillips, Howard (1990a) *'Black October': the Impact of the Spanish Influenza Epidemic of 1918 on South Africa*, Archives Year Book for South African History, Pretoria: Government Printer.

Phillips, Howard (1990b) 'The origin of the Public Health Act of 1919', *South African Medical Journal*, 77(10): 531–2.

Phillips, Howard (2004) 'The re-appearing shadow of 1918: trends in the historiography of the 1918–19 influenza pandemic', *Canadian Bulletin of Medical History*, 21(1): 121–34.

Phimister, Ian R. (1973) 'The "Spanish" influenza pandemic of 1918 and its impact on the Southern Rhodesian mining industry', *Central African Journal of Medicine*, XIX(7): 143–8.

Pickles, William N. (1939) *Epidemiology in Country Practice*, Bristol: John Wright & Sons.

Pickrell, J. (2001) 'The 1918 pandemic: killer flu with a human–pig pedigree?', *Science*, 292(5519): 1041.

Pitt, B. (1962) *1918 The Last Act*, London: Cassell and Company.

Pool, D.I. (1973) 'The effects of the 1918 pandemic of influenza on the Maori population of New Zealand', *Bulletin of the History of Medicine*, 47(3): 273–81.

Porras Gallo, M.I. (1993a) 'La profilaxis de las enfermedades infecciosas tras la pandemia gripal de 1918–19: los seguros sociales', *Dynamis*, 13: 279–93.

Porras Gallo, M.I. (1993b) 'The Real Academia Nacional de Medicina and the problems surrounding the etiology of influenza in the 1918–19 epidemic', *Cuadernos Complutenses de historia de la medicina y de la ciencia*, 1: 103–28.

Porras Gallo, M.I. (1994a) 'The fight against "avoidable" diseases and the 1918–1919 influenza epidemic in Spain', *Dynamis*, 14: 159–83.

Porras Gallo, M.I. (1994b) 'La prensa madrileña de información general ante la epidemia de gripe de 1918–19', *Medicina e historia*, 3(574): I–XVI.

Porras Gallo, M.I. (1996) 'Repercussions of the influenza pandemic in 1918–1919 on mortality in Madrid', *Boletín de la Asociacíon de Demografía Histórica*, 14(1): 75–116.

Porras Gallo, M.I. (1997) *Un reto para la sociedad madrileña: la epidemia de gripe de 1918–19*, Madrid: Editorial Complutense.

Porter, Katherine Anne (1964) *Pale Horse, Pale Rider: Three Short Novels*, New York: Harcourt Brace & World.

Potter, J. (1997) '"A great purifier": the Great War in women's romances and memoirs 1914–1918', in S. Raitt and T. Tate (eds) *Women's Fiction and the Great War*, Oxford: Clarendon Press.

Potter, J. (2000) '"I alone am left to tell the tale. . .": memoirs by women on active service, 1914–1919', paper presented at The Memory of Catastrophe, University of Southampton, 14–17 April.

Puklin, Diane A.V. (1992) 'Paris', in F.R. van Hartesveldt (ed.) *1918–1919 Pandemic of Influenza: the Urban Impact in the Western World*, London: Edwin Mellen Press.

Pyle, Gerald F. (1986) *The Diffusion of Influenza: Patterns and Paradigms*, Totowa: Rowman and Littlefield.

Quiney, L.J. (2002) '"Filling the gaps": Canadian voluntary nurses, the 1917 Halifax explosion, and the influenza epidemic of 1918', *Canadian Bulletin of Medical History*, 19(2): 351–73.

Radford, Tim (1995) 'Vaccination warning as winter influenza arrives', *Guardian*, 4 October: 8.

Radford, Tim (1996) 'Flu Lazarus', *Guardian*, 10 October, 'Online' section: 8.

Radford, Tim (1998) 'Scientists find flu killer trigger', *Guardian*, 18 August: 9.

Radford, Tim and Ezard, John (1997) 'Hunt for the Satan bug crosses the world', *Guardian*, 9 October: 2.

Ramanna, Mridula (1998) 'Coping with the influenza pandemic, 1918–1919: the Bombay experience', paper presented at The Spanish 'Flu 1918–1998: Reflections on the Influenza Pandemic of 1918 after 80 Years, Cape Town, 12–15 September.

Ranger, Terence (1988) 'The influenza pandemic in Southern Rhodesia: a crisis of comprehension', in D. Arnold (ed.) *Imperial Medicine and Indigenous Societies*, Manchester: Manchester University Press.

Ranger, Terence (1992) 'Prophetic responses to epidemic in Africa', in Terence Ranger and Paul Slack (eds) *Epidemics and Ideas*, Oxford: Oxford University Press.

Ravenholt, R.T. (1993) 'Encephalitis lethargica', in Kenneth F. Kiple (ed.) *The Cambridge World History of Human Disease*, Cambridge: Cambridge University Press.

Ravenholt, R.T. and Foege, William H. (1982) '1918 Influenza, Encephalitis Lethargica, Parkinsonism', *The Lancet,* 16 October: 860–4.

Reddi, Sadasivam (1998) 'War, influenza and public health: a case study of the influenza of 1919 in Mauritius', paper presented at The Spanish 'Flu 1918–1998: Reflections on the Influenza Pandemic of 1918 after 80 Years, Cape Town, 12–15 September.

Registrar-General (1920) *Supplement to the Eighty-First Annual Report of the Registrar-General, Report on the Mortality from Influenza in England and Wales During the Epidemic of 1918–19*, London: HMSO.

Registrar-General (1921) *Registrar-General Decennial Supplement England and Wales 1921*, London: HMSO.

Registrar-General for Scotland (1919) *Report on the Mortality from Influenza in Scotland during the Epidemic of 1918–19: a Supplement to the Annual Reports of the Registrar-General for Scotland*, Edinburgh.

Reid, Alice (2005) 'The effects of the 1918–1919 influenza pandemic on infant and child health in Derbyshire', *Medical History*, 49: 29–54.

Reid, A.H. and Taubenberger, J.K. (1999) 'The 1918 flu and other influenza pandemics: "over there" and back again', *Laboratory Investigation*, 79(2): 95–101.

Reid, A.H. and Taubenberger, J.K. (2003) 'The origin of the 1918 pandemic influenza virus: a continuing enigma', *Journal of General Virology*, 84(9): 2285–92.

Reid, A.H., Fanning, T.G., Hultin, J.V. and Taubenberger, J.K. (1999) 'Origin and evolution of the 1918 "Spanish" influenza virus hemagglutinin gene', *Proceedings of the National Academy of Sciences of the United States of America*, 96(4): 1651–6.

Reid, A.H., Fanning, T.G., Janczewski, T.A. and Taubenberger, J.K. (2000), 'Characterization of the 1918 "Spanish" influenza virus neuraminidase gene', *Proceedings of the National Academy of Sciences of the United States of America*, 97(12): 6785–90.

Reid, A.H., Fanning, T.G., Janczewski, T.A., McCall, S. and Taubenberger, J.K. (2002) 'Characterization of the 1918 "Spanish" influenza virus matrix gene segment', *Journal of Virology*, 10717–23.

Reid, A.H., Taubenberger, J.K. and Fanning, T.G. (2001) 'The 1918 Spanish influenza: integrating history and biology', *Microbes and Infection*, 3(1): 81–7.

République Française (1921) *Annuaire Statistique,* Paris: Mininstère de Travail, Statistique Générale de la France.

Rice, Geoffrey W. (1979) 'Christchurch in the 1918 influenza epidemic: a preliminary study', *New Zealand Journal of History,* 13: 109–37.

Rice, Geoffrey W. (1983) 'Maori mortality in the 1918 influenza epidemic', *New Zealand Population Review*, 9(1): 44–61.

Rice, Geoffrey W. (1985) 'Crisis in a country town: the 1918 epidemic in Temuka', *Historical News*, 51: 7–13.

Rice, Geoffrey W. (with assistance from Linda Bryder) (1988) *Black November: the 1918 influenza pandemic in New Zealand*, Wellington: Allen & Unwin.

Rice, Geoffrey W. (1989) 'Australia and New Zealand in the 1918–19 influenza pandemic', in H. Attwood, R. Gillespie and M.J. Lewis (eds) *New Perspectives on the History of Medicine. First National Conference of the Australian Society of the History of Medicine*, Melbourne: University of Melbourne.

Rice, Geoffrey W. (1998) 'Japan and New Zealand in the 1918 influenza pandemic: comparative perspectives on responses and crisis management', paper presented at The Spanish 'Flu 1918–1998: Reflections on the Influenza Pandemic of 1918 after 80 Years, Cape Town, 12–15 September.

Riley, James C. (1989) *Sickness, Recovery and Death: a History and Forecast of Ill Health*, Iowa City: University of Iowa Press.

Riordan, Patricia (1986) 'Spatial modelling of epidemiological events: geographical aspects of world influenza epidemics 1945–1977', unpublished PhD thesis, University of Bristol.

Rioux, Denise (1983) 'La grippe espagnole à Sherbrooke et dans les Cantons de l'Est, Collection Histoire des Cantons de l'Est 9', thesis, Université de Sherbrooke, Quebec.

Risse, Guenter B. (1991) 'Epidemics before AIDS: a new research program', paper presented at the AIDS and the Historian: Proceedings of a Conference at the National Institutes of Health, 20–21 March 1989.

Roberts, N.A. (2001) 'Treatment of influenza with neuraminidase inhibitors: virological implications', *Philosophical Transactions: Biological Sciences*, 356(1416): 1895–7.

Rockafeller, N. (1986) ' "In gauze we trust": public health and Spanish influenza on the home front, Seattle, 1918–1919', *Pacific Northwest Quarterly*, 77(3): 104–13.

Rodies, K.E. (1998) 'That great call: the pandemic of 1918', *Nursing and Health Care Perspectives* 19(5): 204–5.

Rodriguez, Francisco Herrera (1996) 'Incidencia Social de la Gripe de 1918–1919 en la Ciudad de Cadiz', *Llull* 19(37): 455–70.

Rosenberg, Charles E. (1992) *Explaining Epidemics and Other Studies in the History of Medicine*, Cambridge: Cambridge University Press.

Rosenberg, Charles E. and Golden, Janet (eds) (1992) *Framing Disease: Studies in Cultural History*, New Brunswick, NJ: Rutgers University Press.

Royal Society of Medicine (1918) *Influenza: a Discussion*, London: Royal Society of Medicine.

Sabatier, Renee (1988) *Blaming Others: Prejudice, Race, and Worldwide AIDS*, Philadelphia: New Society Publishers.

Sage, M.W. (1995) 'Pittsburgh plague – 1918: an oral history', *Home Healthcare Nurse*, 13(1): 49–54.

Sage, M.W. (1998) 'Pandemic influenza, Pittsburgh – 1918', paper presented at The Spanish 'Flu 1918–1998: Reflections on the Influenza Pandemic of 1918 after 80 Years, Cape Town, 12–15 September.

Sanford, W.L. (1983) 'The influenza epidemic of 1918 and its effects on the military', *Indiana Medical History Quarterly*, 9(4): 16–22.

Sattenspiel, Lisa and Herring, D. Ann (1998) 'Structured epidemic models and the spread of influenza in the central Canadian subarctic', *Human Biology*, 70(1): 91–115.

Sattenspiel, Lisa and Herring, D. Ann (2000) 'Modelling the influence of settlement structure on the spread of influenza among communities', *American Journal of Human Biology*, 2(6): 736–48.

Sattenspiel, Lisa and Herring, D. Ann (2003) 'Simulating the effect of quarantine on the spread of the 1918–19 flu in central Canada', *Bulletin of Mathematical Biology*, 65: 1–26.

Schickel, R. (1984) *D.W. Griffith*, London: Pavilion.

Schild, Geoffrey C. (1977) 'Influenza', in G. Melvyn Howe (ed.) *A World Geography of Human Diseases*, London: Academic Press.

Schoch Spana, M. (2001) ' "Hospital's full-up": the 1918 influenza pandemic', *Public Health Reports*, 2: 32–3.

Schoenbaum, Stephen C. (2003) 'Transmission of, and protection against, influenza: epidemiologic observations beginning with the 1918 pandemic and their implications', in H. Phillips and D. Killingray (eds) *The Spanish Flu Pandemic of 1918–19: New Perspectives*, London: Routledge.

Schofield, Alfred T. (1928) *Behind the Brass Plate*, London: Sampson, Low, Marston & Co.

Scholtissk, C., Koennecke, I., and Rott, R. (1978) 'Host range recombinants of Fowl Plague (influenza A) virus', *Virology*, 91: 79–85.

Scott, K.A. (1988) 'Plague on the homefront: Arkansas and the great influenza epidemic of 1918', *Arkansas Historical Quarterly*, 47(4): 311–44.

Scott, S. (1938) *The Influenza Mystery*, London: Stanley Paul & Co.

'Scrutator' (1890) *The Coming Epidemic. Influenza: Its History, Symptoms, Treatment, &c.* London.

Sebald, W.G. (2003) *On the Natural History of Destruction: with Essays on Alfred Andersch, Jean Améry and Peter Weiss*, London: Hamish Hamilton.

Selby, Philip (ed.) (1982) *Influenza Models: Prospects for Development and Use*, Lancaster: MTP Press.

Sena, Rājendra-Kumāra (1923) *A Treatise on Influenza with Special Reference to the Pandemic of 1918*, Assam: self-published, Hurmutty Tea Estate.

Shope, R.E. (1931) 'Swine influenza. III: Filtration experiments and etiology', *Journal of Experimental Medicine*, 54: 373–85.

Shortridge, K.F. (1999) 'The 1918 "Spanish" flu: pearls from swine?', *Nature Medicine*, 5(4): 384–5.

Slack, Paul (1985) *The Impact of Plague in Tudor and Stuart England*, Oxford: Clarendon Press.

Smallman-Raynor, M., Johnson, N.P.A.S. and Cliff, A.D. (2002) 'The spatial anatomy of an epidemic: influenza in London and the county boroughs of England and Wales, 1918–19', *Transactions of the Institute of British Geographers*, 27(4): 452–70.

Smith, F.B. (1995) 'The Russian influenza in the United Kingdom, 1889–1894', *Social History of Medicine*, 8(1): 55–73.

Smith, W., Andrewes, C.H. and Laidlaw, P.P. (1933) 'A virus obtained from influenza patients', *The Lancet*, ii: 66.

Snacken, R., Kendal, A.P., Haaheim, L.R. and Wood, J.M. (1999) 'The next influenza pandemic: lessons from Hong Kong, 1997', *Emerging Infectious Diseases*, 5(2): 195–203.

Snacken, R., Lavanchy, D., Wood, J., Kendal, A.P., Haaheim, L.R. and Lighart, G.J. (1998) 'What can be learned from 1918 to help plan for the next influenza pandemic?', paper presented at The Spanish 'Flu 1918–1998: Reflections on the Influenza Pandemic of 1918 after 80 Years, Cape Town, 12–15 September.

Sontag, Susan (1988) *AIDS and its Metaphors*, New York: Farrar, Strauss, and Giroux.

Spears, John V. (1979) 'An epidemic among the Bakgatla: the influenza of 1918', *Botswana Notes and Records*, 11: 69–76.

Spicer, C.C. and Lawrence, C.J. (1984) 'Epidemic influenza in Greater London', *Journal of Hygiene*, 93: 105–12.

Spink, W.W. (1979) *Infectious Disease: Prevention and Treatment in the Nineteenth and Twentieth Century*, Folkestone: Dawson.

Starr, Isaac (1976) 'Influenza in 1918: recollections of the epidemic in Philadelphia', *Annals of Internal Medicine*, 85: 516–18.

Statistics Norway (annual) *Statistical Yearbooks of Norway*, Oslo: Statistics Norway.

Steiner, Z. (2005) *The Lights That Failed: European International History 1919–1933*, Oxford: Oxford University Press, Clarendon Press.

Stöhr, K. (2002) 'Influenza – WHO cares', *The Lancet Infectious Diseases*, 2: 517.

Stöhr, K. (2005) 'Avian influenza and pandemics – research needs and opportunities', *New England Journal of Medicine* 352(4): 405–7.

Stuart-Harris, C.H. (1960) ' "Twenty years of influenza epidemics", International Conference on Asian Influenza, Feb. 17–19, 1960', *American Review of Respiratory Disease*, 83, 2(Part 2): 54.

Stuart-Harris, C.H. (1965) *Influenza and Other Virus Infections of the Respiratory Tract*, 2nd edn, London: Edward Arnold.

Stuart-Harris, C.H., Schild, G.C. and Oxford, J.S. (1985) *Influenza: the Viruses and the Disease*, 2nd edn, London: Edward Arnold.

Sweden (annual) *Statistisk Årsbok för Sverige*, Kristiania and Stockholm: Statistika Centralbyrån.

Taksa, L. (1994) 'The masked disease: oral history, memory and the influenza pandemic, 1918–19', in K.D. Smith and P. Hamilton (eds) *Memory and History in Twentieth Century Australia*, Melbourne: Oxford University Press.

Tanner, A. (2002) 'The Spanish Lady comes to London: the influenza pandemic 1918–1919', *The London Journal*, 27(2): 51–76.

Taubenberger, J.K. (1998) 'Genetic characterization of the 1918 influenza virus', paper presented at The Spanish 'Flu 1918–1998: Reflections on the Influenza Pandemic of 1918 after 80 Years, Cape Town, 12–15 September.

Taubenberger, J.K. (2002) 'The 1918 influenza pandemic and lessons for the future', *Inside Influenza*, 2(2): 7.

Taubenberger, J.K., Reid, A.H. and Fanning, T.G. (2000) 'The 1918 influenza virus: a killer comes into view', *Virology*, 274(2): 241–5.

Taubenberger, J.K., Reid, A.H., Krafft, A.E., Bijwaad, K.E. and Fanning, T.G. (1997) 'Initial genetic characterization of the 1918 "Spanish" influenza virus', *Science*, 275(5307): 1793–6.

Taubenberger, J.K., Reid, A.H., Janczewski, T.A. and Fanning, T.G. (2001) 'Integrating historical, clinical and molecular genetic data in order to explain the origin and virulence of the 1918 Spanish influenza virus', *Philosophical Transactions of the Royal Society of London. Series B: Biological Sciences*, 356(1416): 1829–39.

Thalman, Hans (1968) *Die Grippeepidemie 1918/19 in Zürich*. Vol. Neue Reihe Nr. 50, *Zürcher Medizingeschichtliche Abhandlungen*. Zürich: Juris Druck and Verlag Zürich.

Thomas, Christine (1998) '"All at sea": Spanish influenza, maritime quarantine and Australian troopships 1918–1919', paper presented at The Spanish 'Flu 1918–1998: Reflections on the Influenza Pandemic of 1918 after 80 Years, Cape Town, 12–15 September.

Thomson, James C. (1927) *Influenza: the New Treatment Fully Explained*, Edinburgh School of Natural Therapeutics, Monograph No. 1. London: C.W. Daniel Company.

Tomkins, Sandra M. (1989) 'Britain and the influenza pandemic of 1918–19', unpublished PhD thesis, University of Cambridge.

Tomkins, Sandra M. (1992a) 'The failure of expertise: public health policy in Britain during the 1918–19 influenza epidemic', *Social History of Medicine*, 5: 435–54.

Tomkins, Sandra M. (1992b) 'The influenza epidemic of 1918–19 in Western Samoa', *Journal of Pacific History*, 27(2): 181–97.

Tomkins, Sandra M. (1994) 'Colonial administration in British Africa during the influenza epidemic of 1918–19', *Canadian Journal of African Studies*, 28(1): 60–83.

Townsend, John F. (1933) 'History of influenza epidemics', *Annals of Medical History*, V: 533–47.

Tumpey, T.M., Garcia Sastre, A., Mikulasova, A., Taubenberger, J.K., Swayne, D.E., Palese, P. and Basler, C.F. (2002) 'Existing antivirals are effective against influenza viruses with genes from the 1918 pandemic virus', *Proceedings of the National Academy of Sciences of the United States of America*, 99(21): 13849–54.

Underwood, J.H. (1984) 'Effects of the 1918 influenza pandemic mortality experience on subsequent fertility of the native population in Guam', *Micronesica*, 19: 1–10.

Union of South Africa (1919) *Report of the Influenza Epidemic Commission*, Pretoria.

United States of America (n.d.) 'Historical estimates of world population', Bureau of the Census. Available from: www.census.gov/ipc/www/worldhis.html.

United States of America (1920) *Special Tables of Mortality from Influenza and Pneumonia: Indiana, Kansas and Philadelphia, PA, September 1 to December 31, 1918*, Washington, DC: Department of Commerce, Bureau of the Census.

United States of America (1960) *The Study of Influenza: a Translation of Ucheniye O Grippe by Zhdanov et al.* Translated by U.S. Department of Health, Education and Welfare, Public Health Service, National Institutes of Health, Division of General Medical Sciences, Russian Scientific Translation Program. Bethesda, Maryland: U.S. Department of Health, Education and Welfare, Public Health Service, National Institutes of Health, Division of General Medical Sciences, Russian Scientific Translation Program.

van Hartesveldt, F.R. (ed.) (1992) *1918–1919 Pandemic of Influenza: the Urban Impact in the Western World*, London: Edwin Mellen Press.

van Helvoort, Ton (1993) 'A bacteriological paradigm in influenza research in the first half of the twentieth century', *History and Philosophy of the Life Sciences*, 15: 3–21.

Vasold, Manfred (1996) 'The influenza epidemic of 1918: nursing personnel was doubly involved', *Pflege Zeitschrift*, 49(2): 112–15.

Vasold, Manfred (1998) 'The influenza pandemic of 1918/19 in Nuremburg/Germany', paper presented at The Spanish 'Flu 1918–1998: Reflections on the Influenza Pandemic of 1918 after 80 Years, Cape Town, 12–15 September.

Victoria: Board of Public Health (1918) *'Spanish' influenza*, Melbourne: H.J. Green, Acting Government Printer.

Vincent, C.P. (1985) *The Politics of Hunger: the Allied Blockade of Germany, 1915–1919*, Athens, OH: Ohio University Press.

Voigt, Ellen Bryant (1995) *Kyrie: Poems*, New York: W.W. Norton.

Wakimura, Kohei (1998) 'The Indian experience of influenza pandemic 1918–19: why the mortality was so huge?', paper presented at The Spanish 'Flu 1918–1998: Reflections on the Influenza Pandemic of 1918 after 80 Years, Cape Town, 12–15 September.

Wardlaw, H.S.H. (1919) 'The venous oxygen content and the alkaline reserve of the blood in pneumonic influenza', *Proceedings of the Linnean Society of New South Wales*, Part III: 514–24.

Watts, Sheldon (1997) *Epidemics and History: Disease, Power and Imperialism*, New Haven: Yale University Press.

Wauchope, Gladys Mary (1963) *The Story of a Woman Physician*, Bristol: John Wright & Sons.

Webby, R.J. and Webster, R.G. (2003) 'Are we ready for pandemic influenza?', *Science*, 302: 1519–22.

Webster, Robert G. and Laver, W.G. (1972) 'The origin of pandemic influenza', *Bulletin of the World Health Organisation*, 47(4): 449–52.

Webster, Robert G., Bean, William J., Gorman, O.T., Chambers, T.M. and Kawaoka, Y. (1992) 'Evolution and ecology of influenza A viruses', *Microbiological Reviews*, 56(1): 152–79.

Weiler, Jo-Anne (1988) 'One more battle: Kitchener fights influenza, October, 1918', BA Honours thesis, Wilfrid Laurier University.

Weindling, P. (ed.) (1995) *International Health Organisations and Movements, 1918–1939*, Cambridge: Cambridge University Press.

Werner, Barry (1987) 'Fertility statistics from birth registrations in England and Wales, 1837–1987', *Population Trends*, 48: 4–10.

Weymouth, A. (1936) *Who'd Be a Doctor?* London: Rich & Cowan.

White, K.A. (1985) 'Pittsburgh in the great epidemic of 1918', *The Western Pennsylvania Historical Magazine*, 68(3): 221–42.

WHO (1980) 'A revision of the system of nomenclature for influenza viruses', *Bulletin of the WHO*, 58: 585–91.

WHO (1998a) *Fact Sheet No. 188 – Influenza A(H5N1)*. Available from: www.who.ch/inf/fs/fact188.html.

WHO (1998b) *Press release WHO/1: Investigation of Origins of H5N1 Influenza Virus Stepped up in Hong Kong*. Available from: www.who.int/inf-pr-1999/en/pr98-01.html.

WHO (1999a) *Fact Sheet No. 211 – Influenza*. Available from: www.who.int/inf-fs/en/fact211.html.

WHO (1999b) *Fact sheet No. 212 – the WHO Influenza Programme*. Available from: www.who.int/inf-fs/en/fact212.html.

WHO (1999c) *FluNet* (Website). Available from: oms.b3e.jussieu.fr/flunet.

WHO (1999d) *Influenza Pandemic Plan: the Role of WHO and Guidelines for National and Regional Planning*, Geneva: World Health Organisation.

WHO (1999e) *Press release WHO/11: 50 Years of Influenza Surveillance: Much Still to do to Stop a Common Killer*. Available from: www.who.int/inf-pr-1999/en/pr99-11.html.

WHO (1999f) *Press release WHO/17: Increased surveillance for Influenza Should be Continued*. Available from: www.who.int/inf-pr-1999/en/pr98-17.html.

WHO (1999g) *Press release WHO/66: Experts Decide Content of 1999 'Southern Hemisphere' Influenza Vaccine*. Available from: www.who.int/inf-pr-1999/en/pr98-66.html.

WHO (2002) 'Global priorities in influenza surveillance and control', speech by Dr Gro Harlem Brundtland, Director-General. Geneva: World Health Organisation.

WHO (2003) *Fact Sheet No. 211 – Influenza*. Available from: www.who.int/mediacentre/factsheets/fs211/en/.

WHO (2004a) *Avian Influenza Fact Sheet*, Geneva: World Health Organisation. Available from: www.who.int/csr/don/2004_01_15/en.

WHO (2004b) *Estimating the Impact of the Next Influenza Pandemic: Enhancing Preparedness*, Geneva: World Health Organisation. Available from: www.who.int/csr/disease/influenza/preparedness2004_12_08/en/.

WHO (2005a) *Cumulative Number of Confirmed Human Cases of Avian Influenza A/(H5N1) Reported to WHO*, Geneva: World Health Organisation. Available from: www.who.int/csr/disease/avian_influenza/country/cases_table_2005_08_05/en/index.html.

WHO (2005b) *Influenza Pandemic Preparedness and Response*. Executive Board. Geneva. 2005: Executive Board, 115th session, Agenda item 4.17. Available from: www.who.int/gb/ebwha/pdf-files/EB115/EB115_44-en.pdf.

WHO (2005c) *WHO Global Influenza Preparedness Plan. The Role of WHO and Recommendations for National Measures Before and During Pandemics*, Report WHO/CDS/CSR/GIP/2005.5, Geneva: World Health Organisation.

Wilshere, Jonathon (1986) *Leicester's Great Influenza Epidemic 1918–1919*, Leicester: Chamberlain Music and Books.

Wilson, Alistair (1981) 'Oddity remembered: 1918 influenza pandemic', *British Medical Journal*, 282: 1766.

Wilson, S. (1980) *Egon Schiele*, Oxford: Phaidon.

Winter, J.M. (1980) 'Military fitness and civilian health in Britain during the First World War', *Journal of Contemporary History*, 15(2): 211–44.

Winter, J.M. (1982) 'Aspects of the impact of the First World War on infant mortality in Britain', *Journal of Economic History*, 11(3): 713–38.

Winter, J.M. and Baggett, B. (1996) *1914–18: the Great War and the Shaping of the 20th Century*, London: BBC Books.

Witte, W. (1998) 'The influenza epidemic of 1918–19 in Baden – the plague that was not allowed to happen', paper presented at The Spanish 'Flu 1918–1998: Reflections on the Influenza Pandemic of 1918 after 80 Years, Cape Town, 12–15 September.

Wolfe, Thomas (1929) *Look Homeward, Angel: a Story of the Buried Life*, New York: Scribner's.

Wood, J.M. (2001) 'Developing vaccines against pandemic influenza', *Philosophical Transactions: Biological Sciences*, 356(1416): 1953–60.

Woolf, Virginia (1979–85) *The Diary of Virginia Woolf*, Harmondsworth: Penguin.

Woolf, V. (2000) *Mrs Dalloway*, London: Penguin.

Worobey, M., Rambaut, A., Pybus, O.G. and Robertson, D. (2002) 'Questioning the evidence for genetic recombination in the 1918 "Spanish flu" virus', *Science*, 296(5566): 211.

Yuen, K.Y. *et al.* (1998) 'Clinical features and rapid viral diagnosis of human disease associated with avian influenza A H5N1 strain', *The Lancet*, 351: 467–71.

Zhdanov, Viktor Mikhailovich, Solov'ev, V.D. and Epshtein, F.G. (1958) *Ucheniye o Grippe*, Moscow: Medgiz. Read in translation *The Study of Influenza: a Translation of Ucheniye O Grippe by Zhdanov et al.* Translated by U.S. Department of Health, Education and Welfare, Public Health Service, National Institutes of Health, Division of General Medical Sciences, Russian Scientific Translation Program. Bethesda, Maryland: U.S. Department of Health, Education and Welfare, Public Health Service, National Institutes of Health, Division of General Medical Sciences, Russian Scientific Translation Program.

Zinsser, Hans (1919) *A Textbook of Bacteriology*, New York: Appleton and Co.

Zylberman, P. (2003) 'A holocaust in a holocaust: the Great War and the 1918 Spanish influenza in France', in H. Phillips and D. Killingray (eds) *The Spanish Flu Pandemic of 1918–19: New Perspectives*, London: Routledge.

内容简介

　　《帝国黯然谢幕:1918—1919 年大流感与英国》以第一次世界大战刚刚结束后在全球暴发的 1918 年大流感疫情为主线,从英伦三岛与欧洲大陆写到北美和大洋洲,以及英属殖民地的南非,作者尼尔·约翰逊博士基于上千份翔实的历史文献和档案资料以多角度多层面的笔触深入探讨和分析了一场基于医学而又跨越医学的疫情,以及它所触发的文化、心理、社会、政治、国家利益等问题,书中既有宏大的全景描述,也有细致的聚焦。1918 年大流感为什么被习惯性地称作"西班牙大流感"? 第一次世界大战与那场大流感有着怎样千丝万缕的联系? 美军军营的疫情怎么被发现的? 英国军队在西线战场上是怎样感染疫情后成批病倒的? 英国政府对疫情的处理是如何影响其国内外政治关系,进而引发多米诺骨牌效应的? 法国和比利时交界处盛名远播的弗朗德高地到底有着怎样的传说? 大流感中的名人之死——画家埃贡·席勒、诗人纪尧姆·阿波利奈尔如何在疫情中罹难? 大英帝国的属地、南半球的自治领澳大利亚、南非、新西兰如何在这场大流感中尽显"自治能力",让这场疫情成其独立的转折点? 世界版图是怎样被一场疫情重绘的? 为什么说南非当局对于世界卫生组织的建立功不可没? 15 年前,作者是怎样专业性地警示了全球再次暴发疫情的必然性? 世界未来的格局又会怎样?

　　阅读本书,了解那段真实的历史,在思索中前行,在前行中思索,让历史告诉未来。

作者简介

尼尔·约翰逊是一位研究英国近代医学社会发展史的专家,他在剑桥大学完成了对英伦三岛在1918—1919年大流感中的经历的研究课题,经过10余年的资料搜集整理、分析工作,发表了内容丰富的见诸于重要医学史学术期刊的学术论文和学术报告,并帮助媒体普及相关知识而撰文。约翰逊博士曾任英国格林纳达第四频道纪录片的专家顾问,现任澳大利亚国家公众健康安全与标准部高级研究员。

译者简介

阿德莱德·朱莹,本名朱莹,生于辽宁鞍山,博士毕业于澳大利亚阿德莱德大学,研究植物学和葡萄酒学,后研修翻译学与跨文化交流,为澳大利亚国家翻译局认证专业翻译。除发表在生物学领域的数十篇科研论文,朱莹博士二十多年来笔耕不辍,撰写了越百万字的随笔、诗歌、散文、评论,涉及自然科学以外的文学、艺术诸多领域。在翻译本书之前,已完成一部专题史《美第奇家族与意大利文艺复兴》的翻译。朱莹博士的翻译风格被誉为"意思上忠实于译出语、表达上精妙于译入语"(fidelity to the source text and felicity of the target language)。在本书的翻译中,朱莹博士以扎实的专业知识和精湛的语言表达在中文版中再现了原著的风貌和品质。这本书是医学史研究和翻译学研究不可多得的优秀作品。